“十五”国家重点图书

中国百年百名中医临床家丛书

# 周信有

周信有　著

李永勤　薛盟举
申永寿　王君杰　协编

中国中医药出版社

·北京·

图书在版编目（CIP）数据

周信有 / 周信有著. -- 北京：中国中医药出版社，2007.2（2025.8 重印）

（中国百年百名中医临床家丛书）

ISBN 978-7-80231-123-7

Ⅰ. ①周… Ⅱ. ①周… Ⅲ. ①中医学临床–经验–中国–现代 Ⅳ. ①R249.7

中国版本图书馆 CIP 数据核字（2007）第 017472 号

中国中医药出版社出版

北京经济技术开发区科创十三街 31 号院二区 8 号楼

邮政编码 100176

传真 010-64405721

廊坊市佳艺印务有限公司印刷

各地新华书店经销

开本 850×1168 1/32 印张 11.75 字数 274 千字

2007 年 2 月第 1 版 2025 年 8 月第 2 次印刷

书号 ISBN 978-7-80231-123-7

定价 39.00 元

网址 www.cptcm.com

**服务热线 010-64405510**

**购书热线 010-89535836**

**维权打假 010-64405753**

**微信服务号 zgzyycbs**

**微商城网址 https://kdt.im/LIdUGr**

**官方微博 http://e.weibo.com/cptcm**

**天猫旗舰店网址 https://zgzyycbs.tmall.com**

如有印装质量问题请与本社出版部联系（010-64405510）

# 出版者的话

祖国医学源远流长。昔岐黄、神农，医之源始；汉仲景、华佗，医之圣也，在祖国医学发展的长河中，临床名家辈出，促进了祖国医学的迅猛发展。中国中医药出版社为贯彻卫生部和国家中医药管理局关于继承发扬祖国医药学，继承不泥古、发扬不离宗的精神，在完成了《明清名医全书大成》出版的基础上，又策划了《中国百年百名中医临床家丛书》，以期反映近现代即20世纪，特别是新中国成立50年来中医药发展的历程。我们邀请卫生部张文康部长做本套丛书的主编，卫生部副部长兼国家中医药管理局局长佘靖同志、国家中医药管理局副局长李振吉同志任副主编，他们都欣然同意，并亲自组织几百名中医药专家进行整理。经过几年的艰苦努力，终于在21世纪初正式问世。

顾名思义，《中国百年百名中医临床家丛书》就是要总结在过去的100年历史中，为中医药事业做出过巨大贡献、受到广大群众爱戴的中医临床工作者的丰富经验，把他们的事业发扬光大，让他们优秀的医疗经验代代相传。百年轮回，世纪更替，今天，我们又一次站在世纪之巅，回顾历史，总结经验，为的是更好地发展，更快地创新，使中医药学这座伟大的宝库永远取之不尽、用之不竭，更好地服务于人类，服务于未来。

本套丛书第一批计划出版140种左右，所选医家均系在中医临床方面取得卓越成就，在全国享有崇高威望且具有较高学术造诣的中医临床大家，包括内、外、妇、儿、骨伤、针灸等各科的代表人物。

本套丛书以每位医家独立成册，每册按医家小传、专病论治、诊余漫话、年谱四部分进行编写。其中，医家小传简要介绍医家的生平及成才之路；专病论治意在以病统论、以论统案、以案统话，即将与某病相关的精彩医论、医案、医话加以系统整理，便于临床学习与借鉴；诊余漫话则系读书体会、札记，也可以是习医心得，等等；年谱部分则反映了名医一生中的重大事件或转折点。

本套丛书有两个特点是值得一提的：其一是文前部分，我们尽最大可能地收集了医家的照片，包括一些珍贵的生活照、诊疗照，以及医家手迹、名家题字等，这些材料具有极高的文献价值，是历史的真实反映；其二，本套丛书始终强调，必须把笔墨的重点放在医家最擅长治疗的病种上面，而且要大篇幅详细介绍，把医家在用药、用方上的特点予以详尽淋漓地展示，务求写出临床真正有效的内容，也就是说，不是医家擅长的病种大可不写，而且要写出“干货”来，不要让人感觉什么都能治，什么都治不好。

有了以上两大特点，我们相信，《中国百年百名中医临床家丛书》会受到广大中医工作者的青睐，更会对中医事业的发展起到巨大的推动作用。同时，通过对百余位中医临床医家经验的总结，也使近百年中医药学的发展历程清晰地展现在人们面前，因此，本套丛书不仅具有较高的临床参考价值和学术价值，同时还具有前所未有的文献价值，这也是我们组织编写这套丛书的初衷所在。

中国中医药出版社

2000 年 10 月 28 日

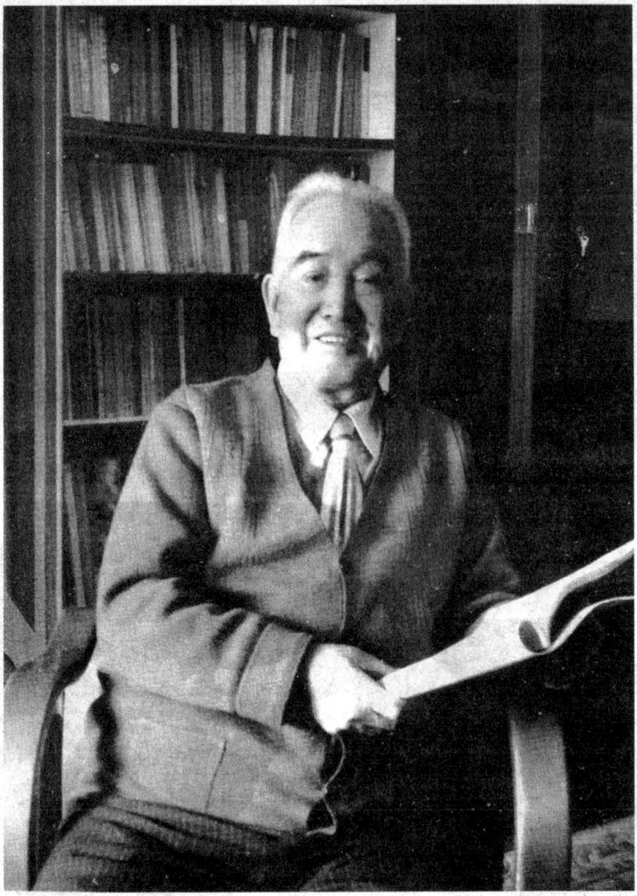

86岁的周信有教授（摄于2006年11月）

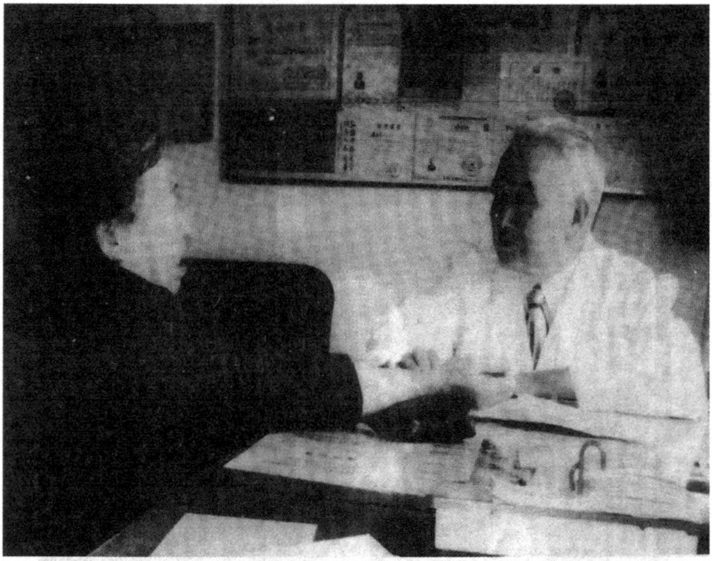

周信有教授在为患者诊病

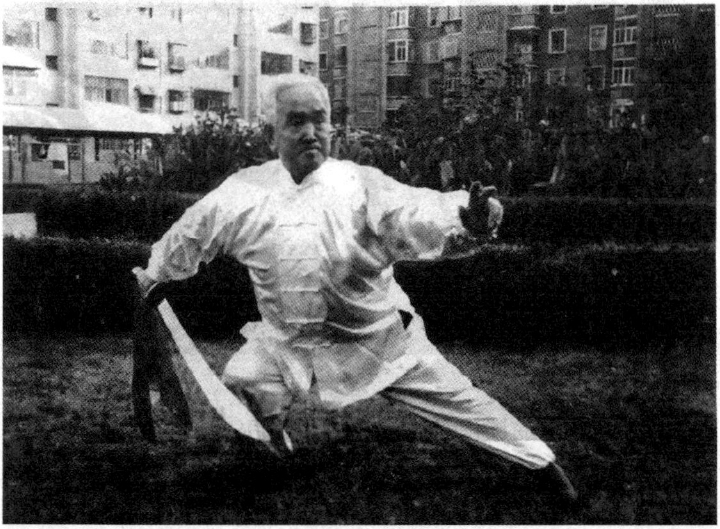

86 岁的周信有教授依然不辍练武

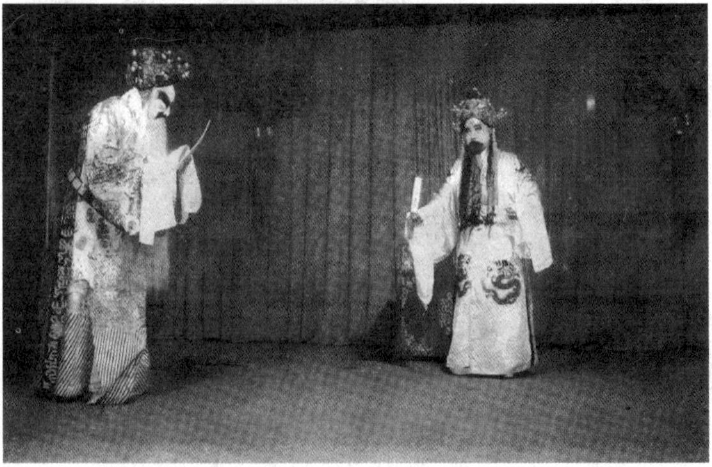

周信有教授（右）与全国著名京剧表演艺术家夏荣庭先生同台表演京剧《上天台》

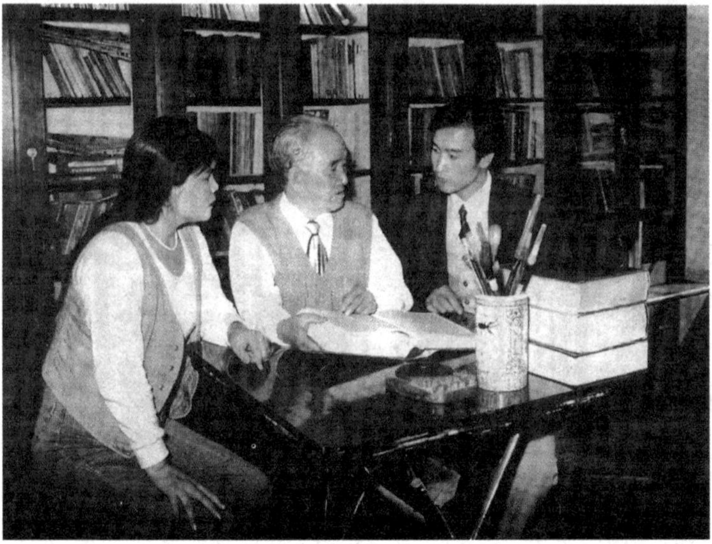

周信有教授指导徒弟学习

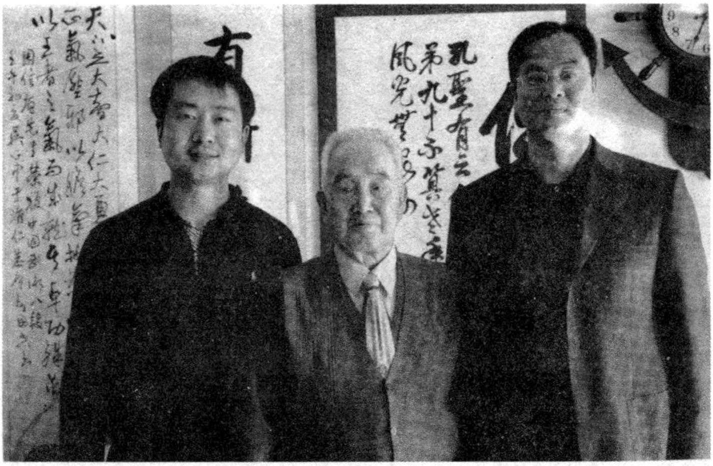

周信有教授与他的中医徒弟、本书的协编者李永勤（右）、薛盟举（左）在家中合影

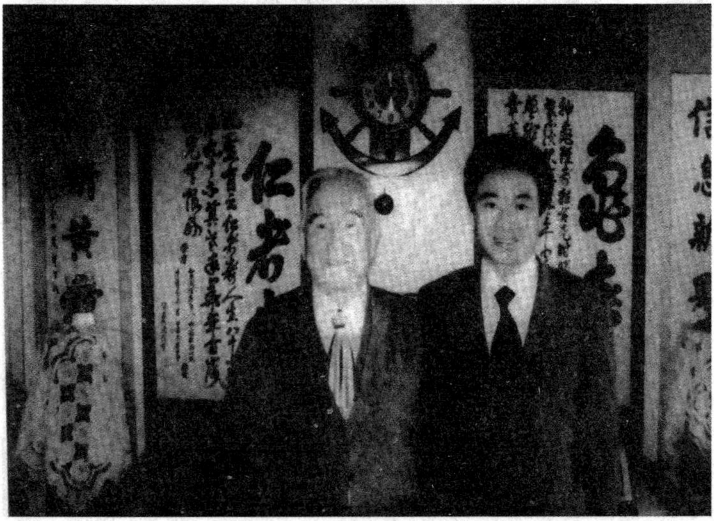

周信有教授与他的弟子、本书的协编者申永寿合影

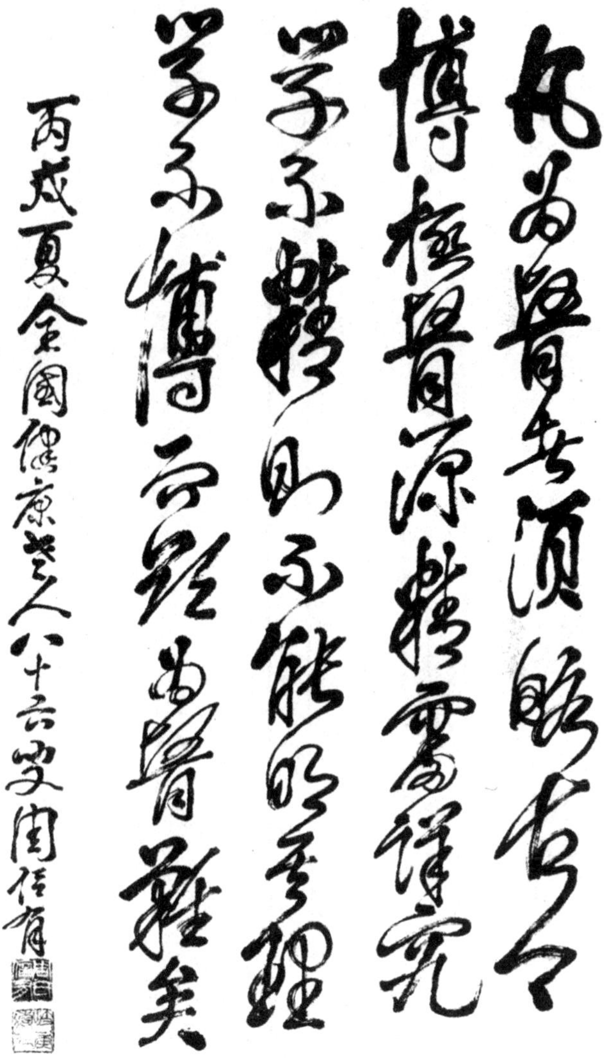

周信有教授的书法作品

# 目　录

# 医家小传

周信有，男，1921年2月出生，山东省牟平县人。中共党员，民盟盟员，甘肃中医学院教授，政协甘肃省第五、第六届委员，全国《内经》专业委员会顾问，全国首批和第二批、甘肃省第三批老中医药专家学术经验继承工作指导老师，享受政府特殊津贴。2001年被评为“全国健康老人”；2004年被评为“才艺长寿星”；2005年6月被国家选定为“十五”国家科技攻关计划“基于信息挖掘技术的名老中医临床诊疗经验及传承方法研究（名老中医学术思想、经验传承研究）”的名老中医药专家之一。

## 志存高远　师从名医

周信有少年所处的时期，正值日本帝国主义入侵中国，战争频起，民不聊生，国家的耻辱、民众的苦难激发了他精研国医、悬壶济世的责任感。虽然当时中医学的生存与发展阻力极大，但怀着一颗赤子之心，周信有立志为国家的强盛、为人民的健康、为中医学的发展贡献自己一生的心血。

15岁时，他投拜当时安东名医李景宸、顾德有门下学习中医之术。通过临床侍诊，亲聆教诲，耳濡目染，深得师传，在师父指点下，刻苦攻读中医书卷，数易寒暑。1941年，日本统治下的伪满政府实行汉医考试，他应试合格，获得《汉医认许证》，取得中医师资格，从此开始了一生的中医生涯，时年20岁。

## 博学众览　博闻强识

中医药学是一个伟大的宝库，书籍繁多，浩如烟海。少年的周信有在老师的指导下，开始从《药性赋》《濒湖脉诀》《汤头歌诀》《医学三字经》等启蒙书开始学习。学习的方法便是熟读强记，在背诵上狠下功夫，直到背得滚瓜烂熟的程度之后，再请老师讲解，以便加深理解。接下来研读《医宗金鉴》和《温病条辨》。周信有对于《医宗金鉴》最为偏爱，说这部书“俾学者易考求，便诵习，实用价值极大，实乃学医者必修之重要书籍，对后来的临证思路的形成产生了深远的影响。”

晋代医家皇甫谧“耽玩典籍，忘寝与食，时人谓之书淫”。李时珍“长耽典籍，若啖蔗饴，遂渔猎群书，搜罗百氏。”周信有也是这样的一位喜好读书的学者。他认为，学习中医有一个由约到博、由博返约的过程，多读书为自己能更好地学习和领悟中医创造了必要的条件。首先，书读得多了，久而久之，自然就有一些感受。初学中医的秘诀在于背诵，不仅要背歌诀，而且还要背经典著作的重要原文。要养成背诵、默读的习惯。背，并不是死记硬背，而是要在熟读深思和理解的基础上背。一篇文章如果能够反复不断地熟读、背诵、深思、联想，不仅能够加强记忆，而且能够悟出其中奥妙所在，领会其精神实质。“书读千遍，其义自见”讲的就是这个道理。其次，为全面掌握中医学的理论体系，不仅要重点研读中医经典，浏览古今大量医书，还要读一些文、史、哲等著作。特别是要学习古代哲学和马克思主义哲学原理。有了渊博的知识，视野宽阔，基础牢靠，进而再在某一专题上深入研究，才能攻关克险，勇攀高峰。古代成名的医家都遵循的是这条路。

## 业精于勤　行成于思

周信有有一句格言，作为座右铭，以勉励自己，不敢稍懈。此格言是：“凡为医者，须略古今，博极医源，精审详究，学不精则不能明其理，学不博而欲为医难矣！”从初学中医开始，周信有在读书的过程中就非常注意勤查、勤写、善思。凡遇到古典医籍中的生字、难解之词及文义不明之处，便随时查阅字典、辞典，并参考历代各家注释，务求弄懂文义。对于其中不同的学术见解，仔细进行比较，择优而从，以求领会其精神实质。

此外，周信有还勤于记卡片和心得笔记，每读完一本书、一篇文章或一个病证，都随时把自己的收获和体会，以及见解写下来。周信有说：“不可忽视这只言片纸。俗话说：‘好记性不如烂笔头’。它一可帮助记忆，二可帮助理解，更重要的是，通过多写多记，可以开阔新思路，有触类旁通之妙。周信有在以后的治学过程中，之所以能笔耕不辍，著述众多，与这一时期勤读、善记、收集和积累了大量资料是分不开的。但在写心得笔记时，切忌不加选择地、机械地抄写，要善于思考，善于归纳分析，并提出个人见解，即使是不成熟的见解也要记录下来。这些做法的目的是锻炼自己的独立思维能力。唯如此，方能进益良速，不断进步。”孔子曰：“学而不思则罔，思而不学则殆”。孟轲云：“尽信书，不如无书”。此皆指“思”在读书中的重要性。

## 教研《内经》 登堂入室

有了一定的中医学基础知识之后，周信有把学习重点放在攻读《内经》一书上。接触《内经》后，周信有便被其博大精深之学术思想所陶醉，对其喜爱尤佳，曾数遍阅览、研习。1960 年调入北京中医学院（现为北京中医药大学）后，周信有担任《内经》课教学，从此便开始对《内经》进一步系统、全面、深入地研究。随着研究的深入，他越发体会到中医学有其自身一整套从基础到临床、从预防到治疗的完整的理论体系，从中体会到“学习与研究《内经》，就是要研究它的学术思想，研究它认识问题所运用的系统观、整体观、辩证观的思维方法，研究它的理论体系及其对医疗实践具有指导作用的重要理论原则。”通过精钻深究《内经》原著，加之数十年的临证经验，周信有对中医学的认识达到了一个新的境界，为今后《内经》治学上取得成功打下了坚实的基础。周信有说：“我深刻体会到，攻读《内经》是每个有志于中医事业者的必由之路，也是青年中医取得事业成功的必修课。我在学术上所取得的成就，与这一时期的勤奋攻读、精钻深究《内经》经旨是分不开的。《内经》是我学术思想形成的渊源。”

## 阐发经意　推陈致新

《内经》原著卷帙浩繁，内容庞杂，医理幽微，文辞古奥。周信有毕生致力于《内经》研究，深谙《内经》旨意。他认为：尽管《内经》博大精深，涉猎广泛，但自始至终贯穿一条主线，这就是统领全书的整体观、系统观和辩证观的哲学思想。这一基本观点，使中医学形成了一套完整而独特的理论体系，形成了中医在认识疾病和处理疾病时的独特的思维方法：即从宏观的、联系的、动态的角度去观察人体生理和病理，用整体调节的方法去协调阴阳，以达恢复机体平衡、治疗疾病的目的。整体系统观和辩证恒动观是《内经》学术思想的精髓和核心，是中医学术独有的、区别于其他任何医学的理论特色。作为现代中医，不论是从事临床、科研，还是教学和理论研究只有时时处处突出这一特点，才能有所建树，取得成绩。

关于藏象学说，早在20世纪70年代后期周信有便指出："藏象学说把人体看成最复杂的自动控制系统，对各个脏腑的认识，不受脏腑实体即形态学的束缚，而是以功能系统为单位，着重研究它们之间的联系，并用五行归类和生克制化的理论，阐明机体内脏与外界环境的统一性和机体整体统一性，以及机体各系统自控调节的复杂关系。"藏象学说从阴阳对立统一的辩证观点出发，分析生命活动的实质，认为人体的生命现象和所进行的功能活动，无不包含阴阳对立的两个方面，而这相互对立的阴阳双方，又都无时无刻不处在"阴静阳躁""阳化气，阴成形"的相反相成的矛盾统一运动规律之中，从而促进了人体的生长发育，产生了气化的能动作用，推动了人体的生命活动。藏象学说体现了中医学在生理上的系统观、整体观和方法上的辩证思维理论特点。

对于病机学说的研究，周信有同样强调要突出整体观和系统观。其主编出版的《决生死秘要》一书，就是力求突出中医诊治急症从整体观念出发这一理论特点。此书的序言中说："中医诊断疾病，决断生死，不论望色、辨神、察舌、切脉、审证，都要着眼于整体，了解全身的变化情况，如精神的得失、四肢的寒温、色泽的荣枯、舌色的死活及脉象的虚实等，而且还须结合自然变化，昼夜变化，四时气候变化以及年、月、日、时变化等对疾病的影响，以窥测病机，决断生死预后。""这些诊断依据，是患者在整体平衡失调的疾病状态下不断表现出来的动态信息群。医者站在宏观角度上，将这些信息群作为一个整体来认识，进行望、闻、问、切，归纳分析，这本身就是一个复杂的、系统分析的过程，这样分析所得出的结果必然是人体整体功能失调的高度概括。这些活的、不断变化的信息群，往往是现代医学在诊断疾病时不够重视甚至忽视之处，但它却体现了中医理论的独特和科学之处”。

周信有对《内经》经意的阐发，内容丰富、实用；见解独到、新颖、深邃。他将自己毕生研究《内经》的学术成果及治学经验汇总成《内经讲义》《内经类要》和《内经精义》等著作，以期对后学者学习、领悟《内经》要旨有所帮助。

## 西为中用 微观辨证

周信有的学术思想渊源于《内经》。他说：“中医学的形成是在长期医疗实践的基础上，又接受了《内经》唯物观、辩证观的哲学思想的影响，以及由这一思想延伸而成系统论、整体论的观点，这就构成了中医学的方法与理论特点。中医的发展必须承袭其自身的理论特点和长处。”

虽然时时强调“发展中医，必须保持中医特色，发挥所长，推陈致新”，但他认为这并不是说中医的发展可以离开现代科学的轨道，而是说中医的发展必须承袭其自身的理论特点和长处，同时亦要与现代科学的成就相联系，使之逐渐转移到中医现代化道路上来。这是历史发展的必然规律。中医、西医两种医学体系共同存在，互相结合与渗透，这反映了时代的特点。西医是建筑在近代科学的基础上，中医是建筑在长期医疗实践的基础上，又接受了古代辩证唯物主义思想，两者各有所长，亦各有其不足。我们的态度应该是用彼之长，补己不足，以促进中医理论与临床的发展。

关于中西医结合，周信有的观点是：在现代科学发展的时代，中医传统“宏观辨证”的方法，应与建立在现代科学基础上的“微观辨证”的方法有机结合，互相补充，这对发展中医很有必要。但必须明确，中医运用微观辨证，同中医运用传统宏观辨证一样都必须突出中医特色，以中医整体系统的方法为指导，运用中医理、法、方、药来辨证施治，不能走西医诊断、中医治疗的道路。

怎样才能正确理解微观辨证，周信有认为应从思想上明确两个概念：首先，应正确理解中医所谓的“宏观”，其确切含义是对疾病的认识，不是孤立地、片面地只看局部病变，只重视实验室的微观指标，而是应重视局部病变同整体的关系，着重从宏观方面来动态地观察和分析机体在致病因素作用下所引起的整体性病理反应；在治疗上注重调节机体阴阳，使之恢复相对平衡的关系。也就是通过对机体平衡失调的整体调节，恢复体内自控性，使机体自稳系统达到最佳状态。中医的“宏观理论”不能简单理解为“宏观辨证”，它包含了比宏观辨证更广博、更深刻的内在含义，体现了中医观察人体、研究生命实质的一种认识观和方法观。

其次，要明确“证”是处于一定阶段时的病因、病位、病变性质和邪正力量对比等各种因素的整体反应。这个整体反应，既然有肉眼可见的宏观变化，也必然存在肉眼所看不见的微观变化。因此，宏观变化和微观变化都可作为机体整体反应的组成部分，二者关系是相互补充而绝不是相互取代。微观辨证是在传统宏观辨证基础上的进一步发展和深化，是传统辨证在更深层次上对机体整体病理反应的微观认识，它同样体现了中医的整体观和辩证思想。两种辨证的结合可使我们获得更加广泛、更加深入的信息群，这是对以往四诊的深化和补充，是对中医整体观念的深化和补充。它必将使传统辨证更完整，更准确，更能本质地阐明“证”的实质。

在临床上周信有既重视宏观辨证，又不忽视微观辨证。如他认为肝病患者尽管病程不同，证型各异，但在微观辨证方面，常有共同的病理基础，如肝细胞不同程度的变性与坏死、肝纤维组织的增生、肝微循环的障碍等。这些微观病理变化，可以贯穿肝脏病变的始终，有的可以同时反映于宏观表现之中，有的却未能及时得到反映。辨证时，只有既重视宏观证候表现，又不忽略微观病理变化，才能准确把握病机，抓住共性，区别个性，进而采取更有针对性的治疗措施。这一见解，为临床采取综合措施治疗各种肝病提供了理论依据。

另外，周信有还认为，“微观辨证”对中医判断临床疗效提出了更为明确的客观指标。以往中医没有实验室指标参照，对疾病疗效的认识只能根据症状改善或消除来判定。现在有了微观指标，对疗效标准的认识就更加客观全面。

综上所述，周信有对发展中医的认识，既强调必须保持中医特色、承袭其自身的特点和长处，又重视同现代科学成就相联系，使现代的科学成就更好地为中医临床服务。

## 不辍临床　学验俱丰

在周信有的一生中，无论是在丹东、北京，还是在兰州；无论是少时学医，还是后来任教；无论是天气的风雨暑凉，还是当教务长的公务繁忙；无论是从早年临证处方多宗《医宗金鉴》《温病条辨》，还是到自己“复方多法、综合运用、整体调节”的思想形成，他从未间断过临床诊疗工作。现已86岁高龄的周信有，每周仍坚持5天以上的临床诊疗工作，每天接诊数十位患者。对于中医临证，他感受颇深。他认为，理论来源于实践，理论离不开实践，实践是检验真理的唯一标准。周信有认为，临床诊疗是中医药最重要的实验室，中医不能没有临床，离开了临床中医搞不出新的东西。

他说：中医药是一个伟大的宝库，我们当代中医药工作者的任务，或者说是历史使命，是继承并发展中医药，使中医药更好地为世界人民的健康服务。但如何发展，还应该从临床诊疗工作做起。

首先，中医学形成与发展的历史告诉我们，中医学来源于实践，并根植于实践。中医药学有数千年的历史，是中国人民长期和疾病作斗争的极为丰富的经验总结，脱离了临床的中医是无本之木、无源之水。

其次，古人早就告诫我们“纸上得来终觉浅，绝知此事要躬行”。要发展中医首先要深刻地、深入地认识中医。中医理论博大精深，光凭研习中医书籍是远远不够的，只有将从书本上所学的知识付诸临证诊疗，才能验证自己的认识是否正确。

再次，对于中医学有了一定的认识以后，怎样发展这些认识，怎样让它开花，并且结出丰硕的果实，还必须通过临证诊疗。光从理论上总结是不会“升华”出新的、有用的理论的。

最后，临证诊疗能建立中医人的自信心。当前一些不懂中医之人认为中医“不科学”，甚至批判中医。我们的一部分中医人，由于未接触过中医临床，未见识过中医“神奇”的疗效，更未感受过每个因现代医学未能治愈，但经过中医药治疗痊愈的患者们对中医学的无限敬仰，及对中医大夫无比的感激，因而对中医信心不足，对中医缺乏感情，而解决这一矛盾的关键和唯一办法就是临证诊疗。

在临证之余周信有手不释卷，不断地丰富和充实自己的医学理论。攻、补、寒、养各家，内、外、妇、儿各科，从中医到西医，周信有无不精通。长期的临证也使他对各家学说及《内经》思想有了更为客观的认识。他认为，临床一切病证都可运用病机十九条作为认识上的指导原则进行辨证施治。

以“诸风掉眩，皆属于肝”为例，他不但从理论上进行阐发，揭示其“自然人体观”的实质，而且还密切联系临床实际，指出肝风内动所表现的“掉眩”病证有实风与虚风两端：实风之证，总的来说，是肝阳偏亢，肝气疏泄太过，以致阴不制阳，风阳扰动，阳动风生。在临床上，实风一般又可分为两种证型：一为外感热炽，热盛动风，风火兼化，而致拘挛抽搐、神志昏愦。此热为本，风为标，治宜针对邪热炽盛投以苦寒清泄，以治其本，如大青叶、龙胆草、芩、连等，再酌情辅以甘缓柔润，以柔制刚，缓痉息风，兼顾其标；一为肝失条达，风阳扰动，气血上壅，瘀阻清窍，或气升痰壅，蒙蔽清窍，而致昏仆无识，治宜舒肝解郁，平肝降逆，镇肝息风。对眩晕昏厥之证，尚须考虑上实下虚的病理特点，重视上病下取，一般宜七分下取，以治其本，三分上取，以治其标，投以育阴潜阳、潜镇降逆之品。虚风之证，总的来说，多为肾阴亏损，肝血不足，阴不涵阳，血不荣筋，阴虚阳亢，阳动风生。在临床上，虚风一般又可分为3种证型：①邪热久羁，阴虚风动。②阴虚阳泛，风阳上扰。③血虚生风，肢体震颤。凡此均以虚为本，以实为标，一般应以治虚为主，兼治其标。治宜滋水涵木，育阴潜阳，柔肝息风。可见，由于周信有对“诸风掉眩，皆属于肝”的深刻领会以及在临床上的灵活运用，构成了他对痉病和中风的临证思路和用药特点。

多年来，经常有从事中医临床的青年登门或来函向周信有索求取得事业成功之“秘诀”。回顾涉足杏林近70载的成功经验，周信有总结这“秘诀”二字，似乎除“勤奋读书，不断实践”之外，别无它矣。

## 德学兼高　大医精诚

在临床实践中，由于周信有不但深谙《内经》旨要，而且兼通诸家之学，所以能在治疗疾病时高屋建瓴，统观全局，注重对整体病变的纠正。他临证，思路开阔明达，不受一方一法的束缚，能够“复方多法、综合运用、整体调节”，使各种药的功效有机结合，相辅相成，互相配合。用药上他还善于寒温并用，润燥并用，升降同调，攻补兼施；善于融合温散、疏化、宣导、渗利、祛瘀、清理、扶正祛邪等诸般治法，集于一方而兼顾之。这种遵古而不泥古、辨证灵活、化裁多变、不拘一格的遣方用药方法，体现了他的学术观点与临证思路特点。他的“复方多发、综合运用、整体调节”

的遣方用药原则，使其在处理诸多疑难重症时往往得心应手，左右逢源，收到意想不到的效果。

周信有不但医术精湛，而且医德高尚。

“以光明存心，以正大立身；交友以诚信，接人以谦和。守此四则，循而勿失，乃为人之道也。”“对病人要有大慈恻隐之心，无欲无求，视同至亲，努力探求，研理务精，处方严谨，一心赴救，乃不失为医之道也。”这便是周信有的人生信条和临证告诫。他用一生的为人处世和治学行医行为对这两句话作了最好的诠释。

治病救人是周信有最大的快乐，患者的康复是周信有最大的满足。他把患者当成亲人，对前来求医的人一视同仁。本着大慈恻隐之心，不论在诊室还是在家中，不论白天还是夜晚，他总是热情地接待着络绎不绝慕名就诊的每一位患者，一顿饭常常要被打断好几次。周信有就是这样年复一年，赢得越来越多的人的爱戴。他的患者朋友遍及全国各地。

周信有以他精湛的医术给了无数患者第二次生命。患者们感激他，视他为亲人，每送匾牌、锦旗谢曰：“再造之恩”“重生父母”；患者们爱戴他，将他当作自己的朋友，许多被他治愈的患者，常常到诊所去看望他。他们不求医，不索药，只是去探望探望，表达一个曾经是病者对妙手回春的医生的心意。

# 治学有方　桃李遍地

从1960年到现在，在近半个世纪的时间里，从北京执教到兰州办学，周信有把多半生奉献给了中医教育事业。常言道，传授一杯水的知识，必须有一桶水的知识作基础。作为一名中医教师，周信有不但知识广博，医学底子深厚，而且具有丰富的临床经验。

在讲授《内经》时，他注重突出中医的整体性、哲理性和实践性特点。他认为，只有牢牢掌握这一总的原则，才能启发学生从更广阔的角度去领会《内经》的深刻含义。理论联系实际是他讲课的一大特色。讲过《内经》的老师都觉得这门课难讲，学生们不易接受；听过《内经》课的学生都觉得这门课抽象、难懂。但周信有以其渊博的学识，丰富的临床、教学经验，把《内经》中那些高深古奥的经文讲解得生动自然，有条不紊，有理有据，切合实际，不但使学生易于接受，而且使平淡的课堂教学变得生动活泼、跌宕起伏，增加了学生学习的兴趣。学生们说："他把枯燥的经文讲活了。"周信有不但课讲得好，而且和蔼可亲，在他的课堂上，你会有这样的感觉——看他的笑，如沐春风；听他的声，似淋甘雨！

周信有十分重视中医人才的培养。把自己几十年积累的经验，毫无保留地传授给更多的学生，是他一生的心愿。对于学生请教的问题，或是让他修改的论文，他总是详尽入微地给予回答和批改。如今已耄耋之龄的他还常常要求给学生作学术报告。

周信有一生教过的学生无数，他的学生不仅仅接受了他的学术思想和治病救人的本领，更多地受到了他那大家的风范和治学行医中点滴事例的熏陶和感染。今天他的弟子遍及海内外，他早年的学生多已成为教授，对周信有来说真可谓桃李遍地。

## 多才多艺　春华秋实

周信有是一位誉满杏林、闻名遐迩的中医。除了中医外，四大国粹他样样精通，个个成就非凡。很少有人知道，这位赫赫有名的老中医还是一位曾叱咤武坛、显名一时的武林高手；是一位力透纸背、入木三分的书法家；是一位余音绕梁、誉满金城的京剧界著名票友。

周信有出生在一个武术世家，其父周德玉（1889—1959）系名扬山东与关外的少林秘宗拳师，曾在山东牟平，辽宁沈阳、鞍山、安东（现丹东市）等地开馆授徒，其拳法当时有“安东之最”的美称。周信有自幼随父习武，他聪明好学，练功刻苦，极具武学天赋。在父亲的严格督导下，他闻鸡起舞，朝夕苦练，坚持不懈，十易寒暑，终于完整地继承了父亲所传秘宗拳（也叫“迷踪拳”）的全部内容。

1953 年 11 月，首届全国民族形式体育大赛在天津隆重举行，盛况空前。时年 32 岁的周信有代表东北区武术队参赛，其精彩表演赢得掌声如雷，叫好如潮。最终他以过硬的功夫及完美的动作获得了“武术表演优秀奖”和“东北区第一名”。1957年，在辽宁省武术表演赛上他被聘为总裁判长；1960年，他兼任北京中医药大学（原北京中医学院）武术队教练；1980年，他被聘为甘肃省武术协会副主席；2002年，中国武术协会为他颁发了《中国武术段位证书》，其所获段位为最高级别的八段。“中国武术八段”，这是对周信有在武术领域所取得的成绩的最终总结。

周信有自幼酷爱书画，其书法自颜楷入门，广泛涉览历代名家碑帖，尤擅行书。一生中虽然医务、教学工作繁忙，但从无间断临池。他的书法用笔严谨规范，书风遒劲浑厚，不乏秀润和洒脱。在2006年由中国书法家协会等单位举办的“纪念红军长征胜利70周年中国书法美术大展”中，他的书法作品《毛泽东词·采桑子重阳》，在两万余件参赛作品中脱颖而出，获得铜奖。

周信有博学多才，兴趣广泛，还喜欢唱京戏，且颇有功底，在兰州京戏票友界名声显赫。他的唱功以须生见长。他的京剧表演技艺精湛、板眼准确、韵味醇厚，所演唱的《打渔杀家》《武家坡》《空城计》《坐宫》《上天台》等剧目，听后余音绕梁，回味无穷，令人叹为观止。

周信有多彩的人生也得到了社会的认可。2001年，他被中国老年人体育协会、中国老龄协会等单位评为“全国健康老人”；2004年，被甘肃省政府授予“甘肃省名中医”荣誉称号；2004年又被兰州市民政局等单位授予“才艺长寿星”。

# 注重养生 耄耋不老

周信有至2006年已是86岁高龄，但行动轻健、敏捷，耳不聋，眼不花，体格检查无任何异常，不但读书、开方时不戴花镜，而且还能天天脚踏自行车往返于距家约3公里之遥的诊所，十数年未曾间断。耄耋之龄的他仍能武一套秘宗拳。

这样的健康人生，除了与他淳朴善良、宽恕仁厚、忠恳平和、淡泊本真的性格及童子习武、终生坚持运动有关外，主要还是得益于他精通岐黄之术，深谙《内经》养生之道。

《素问·阴阳应象大论》谓："是以圣人为无为之事，乐恬淡之能，从欲快志于虚无之守，故寿命无穷，与天地终，此圣人之治身也。"周信有一生为人豁达，处世乐观，谦恭达礼，不逐权利。他爱好广泛，尤其在步入老龄之后，想方设法扩大爱好范围，寻找生活乐趣，培养乐观情绪。同中医一样，书法亦讲"精、气、神"，是一项很好的涵养精神、陶冶性情的养生之法。周信有酷爱书法，每天都要抽出一定的时间临池挥毫。他把书法当作一种气功运动。

周信有爱好唱京戏，每周有两三个下午，约几位票友，相聚家中，引吭高唱，有时还粉墨登场。他认为，通过演唱，可以陶冶性情，培养乐观情绪。在引吭高唱之时，悠然自得，其乐融融，任何忧郁烦闷的情绪均化为乌有。同时，在唱的过程中，气运丹田，声发于腔，神气相随，招式相伴；吐纳之间，清气得升，浊气得降，精气得化，气机得顺，形神得养。

周信有饮食有节，起居有常，生活规律。他食量少，不挑食，喜食稍肥之肉，但不多吃。步入老年，他每餐喜饮少量自配保健药酒。他喜爱运动，除了自幼坚持习武之外，还爱好游山玩水，赏花观景。

周信有还强调，老年人形体老化是自然规律，是无法抗拒的，但心理不能老化。老人最怕心理老化，意志消沉，无所作为，精神空虚，无所寄托。他至今不辍工作、学习，并时时告诫自己："患者离不开我，中医学上还有很多宝贵的内容有待我进一步研究。"

观上所为，周信有"法于阴阳，和于术数，食饮有节，起居有常，不妄作劳，故能形与神俱"，并且"恬淡虚无，真气从之，精神内守"。其法合于"真人"，故定能年度百岁而不老！

## 桑榆不晚　微霞满天

周信有老有所为。步入花甲之年以后，他仍然坚持门诊医疗，为广大患者服务，每日接诊数十人，并出版 7 部著作，发表文章近百篇。近年来，他对病毒性肝炎、肝硬化、老年病、血液病等进行专题研究，相继研制出治疗病毒性肝炎和冠心病的国家级三类中药新药"舒肝消积丸"和"心痹舒胶囊"，为人类的健康事业做出了贡献。

多年来他一直不断地组织、参加各种义诊活动，他的义诊足迹遍及兰州的大街小巷，受到了兰州社会各界广泛的赞扬。2006 年 8 月，甘肃科技鑫报等单位为他颁发了"甘肃中医名家大型义诊特别贡献奖"。

# 专病论治

## 病毒性乙型肝炎

病毒性乙型肝炎属中医“胁痛”范畴。乙型肝炎的辨证分型和用药如下：

### 一、辨证分型

乙型肝炎辨证分型，诸家见解各有不同。根据乙型肝炎的临床症状、体征和病理特点，可分为湿热未尽型、肝郁脾虚型、气阴两虚型和虚瘀癥积型 4 型。

**1. 湿热未尽型**

本型表现突出的是一种“湿热蕴结”现象，主要出现口苦、口干等，大多转氨酶升高，有的有瘀胆现象，出现黄疸。湿热、湿毒，实际是指引起乙型肝炎的外邪，即乙肝病毒，它实际存在于疾病的全过程。

**2. 肝郁脾虚型**

一般病情变化较轻，其症状特点突出表现为肝强脾弱、脾虚不运所出现的胁痛、纳差、疲乏等，此型的症状表现和病理变化特点一般为各型所共有。因此，可以看作是本病辨证分型中的基本证型。一般来说，本型的病情变化还比较轻，其肝脏损害尚不严重，肝功能变化也比较轻，属慢性乙型肝炎的迁延型或慢性活动型。

**3. 气阴两虚型**

一般比肝郁脾虚型要严重。突出的是以虚为主，如身体虚羸、疲乏无力，其病理变化本为各型所共有。本型疲乏无力的程度是由轻转重，甚至感到严重疲乏不支，而且有的还气损及阴，出现口燥咽干、心中烦热等阴津不足现象。

**4. 虚瘀癥积型**

这是 4 型中最严重的一型，此型突出的是“虚”与“瘀”交互出现的病理特点。如证见虚羸不足、疲倦乏力、胁下癥积、面黧舌暗、腹水鼓胀、腹壁青筋等，多见于慢性活动型肝炎或兼肝硬化者。《内经》谓：“勇者气行则已，怯者着而为病也”，说明了虚与瘀互为因果的关系。肝络阻塞、血瘀肝硬、肝脾肿大之“瘀”是与肝脏抗病能力低下、正气严重虚损不足之“虚”密切相关的，而肝脾肿大、瘀血不行又可导致新血不生，成为促进气血虚损不足的因素。这突出体现了“虚”与“瘀”互为因果、形成恶性循环的病理特点。

另外，肝硬化腹水潴留也是“虚”“瘀”互为因果而致。

其发病机制，一由脾肾两虚，肾虚不化，脾虚不运，而致水液潴留，此因虚而致；一由肝失条达，气血瘀滞，血不循经，津液外渗而成腹水，即《金匮要略》所谓："血不利则为水"。此又因瘀所致，体现了虚与瘀的辩证关系。

特别需强调指出的是，尽管临床上证型分类各异，但由于都属于"肝系疾病"，因此，4 型之间在病理变化上常互为因果，在症状表现上也往往是交互出现。如 4 型的临床表现都可出现胁痛，以及由肝及脾，肝强脾弱而致的纳差、疲乏等症。又如"湿热夹毒"是湿热未尽型的主要致病因素，但湿毒留恋持续存在又贯穿于乙肝疾病的全过程，为 4 型所共有。气阴两虚型和虚瘀癥积型病情变化都比较严重，二型之间，前者是以"虚"为主，后者更侧重于"瘀"的表现。实际在临床中，"虚"与"瘀"之间多不是孤立地出现，常表现出互为因果、错综复杂的特点。如肝硬化按证型分类属于"虚瘀癥积型"，突出表现为胁下癥积、腹水鼓胀等"瘀"的证候特点，但由于肝硬化晚期代偿失调出现腹水，水邪潴留而不化津，体液循环中之有效体液量减少，亦常出现口燥咽干、舌质红绛等阴津严重亏涸的现象。此时预后较差，应警惕有出现肝性脑病之可能。

此外，对本病还要宏观辨证与微观辨证相结合，既重视望、闻、问、切所得出的宏观指标，又不忽视借助现代诊疗技术所得出的微观指标。在分析证型时，将两者有机结合起来，从而使证型分类更加准确和深入。如湿热未尽型，其微观表现大多伴有血清胆红素及 SGPT 的增高，而作为肝炎主症的"乏力"，其程度常与肝功能损害之微观指标相一致。肝功能损害严重的，全身乏力也严重；肝功能稳定或好转时，乏力也减轻。这是由于肝病引起的肝功能损害使肝脏对糖类、脂肪、蛋白质的中间代谢受到障碍，以致能量产生不足所致。虚瘀癥积型，其胁下癥积的形成是由于肝络阻塞、结缔组织增生及假小叶生成，肝血流障碍而导致肝脾肿大。这些微观方面的深入分析，能使在处理肝系疾病，尤其是病情危重时，更能统观全局、深入细致，遣方用药时更具针对性和预见性，从而起到防微杜渐、转危为安的效果。

## 二、清解、补虚、祛瘀综合运用的治疗原则

乙型肝炎的病机不外湿热、虚、瘀为主，而表现正虚邪实、虚实夹杂的特点。湿热夹毒、邪毒留恋、乙型肝炎病毒持续存在是致病的主要病因；正气虚损、免疫功能紊乱低下是发病的重要病机；肝失调达、气滞血瘀、微循环障碍是本病的基本病理变化。本病治疗总的原则不外清解、补虚、祛瘀3法。

清解祛邪是针对湿热邪毒而施治，有清除病因、抑制肝炎病毒和促使乙肝表面抗原转阴的作用。另外，通过清热解毒还可以减轻肝实质炎症，防止肝细胞坏死和促进肝细胞修复与再生，进而使血清转氨酶恢复正常。

补虚扶正的目的是增强正气，提高免疫功能。根据中医学“肝病传脾”“乙癸同源”的理论，肝病补虚当以培补脾肾为主。脾肾为气化之源，补益脾肾不仅可以增强正气、提高免疫功能和机体抗病能力，而且亦能促进病毒的清除，使乙肝表面抗原转阴，滴度下降。

活血祛瘀的目的是针对“瘀”而施治。“瘀”包括了肝络阻塞、微循环障碍和纤维形成。纤维形成是各类肝炎向深重发展的重要因素。活血化瘀具有扩张肝脏血管、改善血液流变、改善肝微循环和抑制纤维形成的多方面作用，可减少

病变部位缺血，改善肝脏营养及氧气供应，防止肝细胞的坏死和纤维组织增生，加速病灶的吸收和修复，软缩脾脏，降低门静脉高压。活血化瘀是治疗急、慢性肝炎和肝硬化的重要方法。

根据乙型肝炎是湿热、虚、瘀等综合因素而形成，湿热、虚、瘀的病理变化贯彻于疾病的全过程，构成乙型肝炎正虚邪实、虚实夹杂的病理变化特点，在确定治疗原则和遣方用药时必须清解、补虚、祛瘀3种方法综合运用，整体调节。在此基础上，再按证型的不同，各有侧重，灵活掌握。在治疗上，仅用一方一法都会影响治疗效果。根据三法合用的治疗原则，确定一基本处方，通治各种病毒性肝炎。再按证型的不同，随证加减。

基本处方：柴胡9g，茵陈20g，板蓝根15g，当归9g，丹参20g，莪术9g，党参9g，炒白术9g，黄芪20g，女贞子20g，五味子15g，茯苓9g。水煎服。亦可共碾为末，炼蜜为丸。每丸重9g，日服3丸。

方中以柴胡调达肝气；茵陈、板蓝根、茯苓清解利湿，抑制病毒。当归、丹参、莪术养血调肝、和血祛瘀，扩张肝脏血管，增强肝内血液循环，增加肝脏血流量，改善肝脏营养及氧气供应，防止肝脏细胞损害、变性和纤维组织增生，防止肝病的发展，促使肝病恢复。党参、白术、黄芪、女贞子、五味子为扶正补虚之品。参、术、芪健脾益气，有利于血浆蛋白的提高，可改善肝功能。女贞子、五味子补益肝肾，促使肝细胞功能的恢复，其中五味子酸收入肝，可使转氨酶不致释放出来，从而起到降酶作用。上方配伍，具有全面兼顾、综合运用和整体调节的作用。

在随证加减方面，有湿热证候或瘀胆现象的，方中茵陈可重用 40 ～ 60g，以利于清利湿热退黄，再加赤芍、栀子是出于祛瘀利胆退黄的目的。虚羸不足严重的，如偏阳虚，酌加淫羊藿、仙茅、肉桂等，以温补肾阳。偏阴虚酌加生地、枸杞子等，以滋补肾阴。根据长期的临床经验，治疗乙型肝炎，如果单纯从病原学观点出发，选用对乙肝病毒有抑制作用的苦寒药组方治疗，往往效果不够理想。根据辨证，重用扶正培本，补益肝、脾、肾之品，无论证候表现、肝功化验和免疫指标，一般都能得到相应改善。这说明扶正补虚药可调控机体免疫机制，改善肝细胞功能，促进蛋白合成，在治疗上是降浊和提高血清蛋白的关键。对于肝硬化代偿失调、血脉瘀滞、阳虚不化所出现的腹水，根据“去菀陈莝”、温阳利水的治疗原则，在重用补益脾肾和活血祛瘀之品的基础上，尚须酌加理气利水之品，如大腹皮、茯苓皮、泽泻、白茅根等。如此标本兼治，有利于腹水消除，恢复肝脏代偿功能。若转氨酶升高，可服五味子粉，每次 2.5g，日服 3 次。

## 三、病案举例

**案 1：** 王某，男，37 岁，2002 年 5 月 26 日初诊。患者 2001 年 8 月初，感觉疲乏无力，气短，纳差，腹胀，两胁胀痛。时在当地医院进行检查，被确诊为病毒性活动性乙型肝炎，服肝泰乐、维生素等药治疗半年余，但症状逐日加重。2002 年 3 月 10 日到兰州某三甲医院进一步检查。诊断结果为：肝硬化腹水，胃多发性溃疡，萎缩性胃炎，食管炎，食管溃疡，食管静脉曲张，脾脏肿大，大量腹水，血小板减少（$40\times10^9$/L）等。住院治疗 3 月余，病情未见明显好转，尤其是腹胀、腹水、胁痛、疲乏有加重之势。诊见患者重病面容，精神萎靡，肚大青筋，脾大平脐，按之硬如石块，有触痛，脘痞纳呆，泛恶厌油，疲倦乏力，肢体消瘦，食纳不佳，口渴不欲饮，大便秘，小便少，舌质暗，边有齿痕、紫斑，舌下静脉怒胀，苔白腻，脉弦细。化验乙肝三系统大三阳，肝功能异常，血浆蛋白倒置，肝纤维化4项指数高。证属虚瘀交错，血瘀气滞，脾肾两虚，水不化津，水邪潴留。治宜清解祛邪、培补脾肾、祛瘀化癥。处方：虎杖20g，茵陈20g，板蓝根20g，白花蛇舌草20g，苦参20g，赤芍15g，丹参20g，莪术15g，元胡20g，枳实20g，淫羊藿20g，仙茅20g，仙鹤草20g，党参20g，炒白术20g，黄芪20g，海螵蛸30g，砂仁9g，鳖甲30g（先煎），茯苓20g，猪苓20g，泽泻20g，车前子20g，三七粉5g（分两次服），水蛭粉10g（分两次服）。水煎服，每日1剂，并配服“舒肝消癥丸”，每日早、中、晚各服45粒。服药期间，药味略有加减，但主方不变，治守前法。

连续服药至2002年10月28日（4诊），服药80余剂，经B超检查肝弥漫性病变，脾大，胆囊炎，腹腔声像未见异常。肝功能和蛋白化验正常，乙肝三系统小三阳，血小板$6.9 \times 10^9/L$。肝脏回缩，质地变软，自觉症状明显减轻，皮肤较前光滑，腹壁青筋隐隐消退，精神如常，脉弦，苔薄，舌质淡，舌边仍有少许紫斑。此为病势渐退，正气将复，治当补消兼施。前方去利水之猪茯苓、泽泻、车前子，加制附片9g，持续服药400余剂（2003年6月18日第20次诊病），诸证悉去，病告痊愈。继服“舒肝消癥丸”，以巩固疗效。2003年12月3日电话随访，病情稳定，身体健康，病情无反复，在家从事轻微的生产劳动。

**案2**：张某，男，36岁，2005年10月15日初诊。1998年单位体检时查乙肝三系统：HBsAg、HBeAg、抗HBc均阳性，肝功正常，时未作治疗。2002年初因不明原因出现腹胀，继而渐见身体乏力、纳差、右胁疼痛等症，曾多处治疗，但未获寸效。近来因病情加重，来我处求治。体查可见：面色黧黑，口唇紫暗，巩膜轻度黄染；肝肋下两指，质硬，触痛，脾未触及；舌质淡暗，边有齿痕，苔黄腻，脉弦长。化验检查：三系统“大三阳”，ALT：290U/L，总胆红素36μmol/L，系慢性活动性肝炎。中医辨证属肝郁脾虚兼有血瘀，治当疏肝健脾，解毒化瘀，方用“舒肝化癥汤”加减。处方：茵陈20g，虎杖20g，板蓝根15g，贯众20g，柴胡9g，枳实20g，当归9g，丹参20g，莪术9g，党参9g，炒白术9g，黄芪20g，女贞子20g，五味子15g，茯苓9g。服药1个月后复诊，诸证基本消除，上方加元胡20g，半枝莲20g继续服用。3个月后诸证消失，B超示肝、胆、脾正常，化验除HBsAg阳性外，余均正常。

# 肝炎后肝硬化

引起肝硬化的原因很多，主要有病毒性肝炎、慢性乙醇中毒、营养失调、药物或工业毒物中毒及慢性心功能不全等。本文主要指病毒性乙型肝炎所致肝硬化，属中医“胁痛”“癥积”“鼓胀”范畴。

## 一、病因病机

肝炎后肝硬化大多因乙型肝炎迁延不愈转变而成。其病理特点表现为肝细胞变性、坏死、新生，同时伴有弥漫性炎症及结缔组织增生，最后演变成肝硬化。中医认为，其病因病机主要是由正气虚亏，复感邪毒，内外合因，导致乙肝发生。乙肝迁延不愈，肝失疏泄，肝气郁结，肝络阻塞，因致血瘀肝硬。而正气虚损，脾肾虚弱，肝脏抗病能力低下又是招致乙肝邪毒感染，气虚血瘀，肝络阻塞，血瘀肝硬，引起鼓胀、癥积的内在因素。此即《内经》谓："勇者气行则已，怯者着而为病也"。李中梓谓："积之成者，正气不足，而后邪气踞之"。而胁下癥积，瘀血不行又可导致新血不生，成为促进气血虚损不足的因素，形成"虚"与"瘀"互为因果，造成恶性循环，使病情日益加重。所以本病主要表现为邪实正虚、虚实夹杂的病理共性。其症状特点，亦是虚实杂见。胁下癥积，腹水潴留，此为邪实，伴随出现的虚损不足病候，如疲乏，倦怠，食少纳呆，实验室检查有红、白细胞及血小板减少，蛋白倒置等，此又为正虚。作为肝炎主症的"乏力"，其程度常与肝功能损害这一微观指标相一致。肝功能损害严重时，全身乏力也严重，肝功能稳定或好转时，乏力也减轻。这是由于肝病引起的肝功能损害使肝脏对碳水化合物、脂肪、蛋白质的中间代谢受到障碍致能量产生不足所致。肝病所表现的正虚邪实、虚实夹杂的病理共性与症状特点，贯穿于疾病的全过程。

## 二、治疗的基本方法

肝硬化临床分期可分为肝功能代偿期和肝功能失代偿期。

（一）肝功能代偿期。肝功能代偿期多为肝硬化初期。临床辨证分型多属肝郁脾虚型和肝郁血瘀型，主要表现肝失条达、气滞血瘀，证见胁下癥积（肝脾肿大）、面黧舌暗等。

肝木旺则乘脾土，引起脾虚气弱，生血无源，气血亏损，表现出疲乏无力、食少纳呆等症。临证治疗宜针对邪实正虚，予攻补兼施之法。对此，古人早有明训。《内经》谓："因其重而减之""坚者削之""血实宜决之"。张洁古谓："养正积自消"，故对胁下癥积，血瘀实邪，当予活血祛瘀、削坚破积之法。近代实验表明，活血祛瘀类药物具有明显的抗肝纤维化增生作用，可以改善肝脏微循环，促进肝内胶原纤维的加强及纤维蛋白溶解，或可抑制肝内胶原纤维的合成，使肝脏回缩，活血祛瘀是治疗肝硬化的重要原则。但在祛瘀泄实的基础上，亦要顾护正气，辅以健脾益气、调养气血之品，以增强机体的抗邪能力，即所谓："扶正以祛邪"。这又是中医治疗肝病所必须遵循的标本兼顾、整体调节的治疗原则。另外，乙肝邪毒感染是致病外因；肝失条达、肝气郁滞而致气滞血瘀为本病的主要病机，故在扶正益气、活血祛瘀的基础上，尚须辅以疏肝理气、清解祛邪之品。如此复方多法，综合运用，才能达到整体调节之目的。基本经验方通治本病，再根据病情不同，随证加减。

处方1号：虎杖20g，茵陈20g，板蓝根20g，党参20g，炒白术20g，黄芪20g，赤芍20g，丹参20g，莪术20g，元胡20g，制鳖甲30g，枳实20g，炙甘草6g。水煎服。

方药浅析：本方适于正气虚损、肝失疏泄、肝络阻塞、血瘀肝硬的病症。一般属于肝郁脾虚型、肝郁血瘀型。证见右胁胀痛、胁下癥积（肝脾肿大）、脘痞纳呆、体倦神疲、舌质暗淡、脉沉弦等。

本病证属肝郁气滞，血瘀肝硬，肝木乘脾，脾虚气弱。治当祛瘀削坚，健脾益气，辅以清解祛邪，疏肝理气。方中以党参、白术、黄芪健脾益气，扶正培本。据现代研究，党参、白术能扩张毛细血管，增加组织灌流量，改善微循环，促进肝细胞修复，调节蛋白比例，能较好地升高白蛋白，纠正白蛋白/球蛋白比例倒置，而且有抗血凝和明显而持久的利尿作用，有利于腹水消退。黄芪、党参、白术均为扶正益气常用之品，其功效有相近之处，临床常相伍为用，其效益显。黄芪除有补气利水之功外，尚有补气活血之力，有利于改善微循环，促进血脉流量，起到护心、保肝的作用。血瘀肝硬是本病的症结所在，故方中用赤芍、丹参、莪术、元胡等活血祛瘀，消坚破积。鳖甲一味，软坚散结，回缩肝脾。枳实理气消滞。因肝硬化是由乙型肝炎迁延不愈转变而成，病因是内外合邪，故以虎杖、茵陈、板蓝根等以清解祛邪，内外合治。在加减运用上，为了加强祛瘀破积之疗效，可加生水蛭，研粉吞服，每日服4～5g。若证偏肝肾阴虚，口苦舌干，手足心热，舌质红绛，可加滋养肝肾之品沙参、麦门冬、生地等。肝脏是人体内最重要的代谢器官，是人体物质代谢的中枢。肝病严重时，每引起肝脏代谢功能障碍，如絮浊试验异常、血清白蛋白减少、球蛋白增高。这时的治疗要通过改善肝细胞功能，促进蛋白质的合成，以降絮浊和调整蛋白比例异常，把降絮浊和调整蛋白比例异常的着眼点放在补虚与祛瘀的综合运用、整体调节上。通过补虚与祛瘀，以调整机体免疫功能，改善肝细胞功能，增进肝脏微循环，以促进蛋白的合成，达到降絮浊的目的。在上方的基础上，重用培补脾肾和活血之品，如淫羊藿、仙茅、巴戟天、党参、黄芪、白术、鳖甲、鹿角胶、三棱、水蛭等，常可收到满意的效果。

（二）肝硬化失代偿期。肝硬化失代偿期多为肝硬化晚期阶段，临床辨证分型多属脾肾阳虚型和虚瘀癥积型，主要表现为脾肾阳虚、气化失司、血瘀肝硬、胁下癥积、腹水潴留、身体虚羸等。此证的特点主要表现为虚实夹杂，虚瘀交错，互为因果。胁下癥积之瘀与腹水鼓胀之邪实，是与肝脏抗病能力低下、脾肾之气严重虚损不足密切相关的。因此，临证治疗，根据虚实夹杂的特点，再根据病情不同，随证加减。

处方2号：党参20g，炒白术20g，黄芪20g，淫羊藿20g，仙茅20g，仙鹤草20g，制鳖甲30g，赤芍20g，丹参20g，三棱15g，莪术15～30g，鹿角胶9g（烊化），大腹皮20g，猪苓、茯苓各20g，泽泻20g，车前子20g（包煎），益母草20g，柴胡9g。水煎服。生水蛭粉5g（早、晚吞服）。

方药浅析：本方适于脾肾阳虚、气化失司、血瘀肝硬、腹水蛊胀之证，一般属肝功能失代偿期，常并发功能性肾衰竭（肝肾综合征）。证属脾肾阳虚型、虚瘀癥积型。

本病证属脾肾阳虚，气化失司，血瘀癥积，腹水蛊胀，表现为虚瘀交错、本虚标实之特点。此病《内经》称“鼓胀”，后世亦称蛊胀，即形容腹胀如鼓皮之绷急，乃气滞、血瘀、积水等综合因素形成。一般多见于肝硬化、血吸虫等疾病所出现的腹水体征，乃肝功能进行性恶化的结果。此病所表现出的邪实正虚、血瘀肝硬、腹水潴留乃脾土衰败、脾虚失运、肾阳衰微、阳虚不化的结果，故本方首以三仙（淫羊藿、仙茅、仙鹤草）、党参、白术、黄芪、鹿角胶扶正培本，补益脾肾，健脾渗湿，温阳化水；以赤芍、丹参、三棱、莪术、益母草、水蛭活血祛瘀，消坚破积，以达到祛瘀利水的目的。

中医认为，肝硬化腹水一由脾肾阳虚，肾虚不化，脾虚不运而致水液潴留，此因虚而致。一由肝失条达，气血瘀滞，血不循经，津液外渗而成腹水，此又因瘀而致，即《金匮要略》所谓："血不利则为水"。西医认为，血浆白蛋白减少，且伴有门静脉压力增高时，可引起血浆胶体渗透压下降，毛细血管床的滤过压增加，使血管中的水分外渗，而致腹腔积液。中西医道理是一致的，故本方补虚与祛瘀综合运用，既可改善微循环，促进肝细胞修复，调整肝脏代谢功能，促进蛋白合成，又可攻坚破积，回缩肝脾，达到利水消肿的目的。祛瘀利水的方法，即《内经》所谓"去菀陈莝"的治疗原则。水蛭的化瘀通络与利水消肿作用远胜于它药，而且软化回缩肝脾亦较它药为胜，具有明显的利胆退黄之功。临床上治疗肝硬化腹水，每重用党参、白术，轻则15～30g，重则30～50g。现代药理研究表明，白术具有较好的升高白蛋白、纠正白蛋白/球蛋白比例倒置的功能。丹溪治鼓胀"必用大剂参术"。再配合祛瘀利水之水蛭、益母草，伍以大队利水消肿之品猪苓、茯苓、泽泻、车前子等，以达消除腹水之目的。本方以鳖甲一味，软坚散结，回缩肝脾。柴胡、大腹皮疏肝理气消滞。在随证加减方面，若证偏肾阳衰微、肢冷神疲、呼吸气促、面色黧黑、腹水鼓胀等，加制附片9～15g，桂枝9g，以补肾益火，温阳化水。早期肝硬化患者，少数有瘀黄出现。瘀黄必从瘀论治，乃治黄之变法，加水蛭治瘀黄有显效。若食管静脉曲张、血小板减少、有出血史者，破血祛瘀重品宜少用或不用，但活血祛瘀轻品如当归、丹参等一般要用，而且最好加服有散瘀止血作用的三七粉。肝硬化病变主要表现门静脉循环障碍、结缔组织增生，此属气滞血瘀，只有通过活血祛瘀，才能减轻或降低门静脉高压引起的血脉瘀滞状态，回缩肝脾，消除腹水，达到止血目的。在用中药利水渗湿、温阳化气、祛瘀利水的基础上，再配西药利尿剂氢氯噻嗪和保钾利尿剂螺内酯，可加强腹水消退，较单一的中药或西药利尿法优越。有的难治性腹水患者，输入适量的人体白蛋白，可以提高血浆胶体渗透压，增加循环血容量，从而加强利尿作用，减少腹水量。另外，肝硬化腹水虽多表现为脾肾阳虚的证型特点，但有的晚期肝硬化腹水，由于水邪潴留而不化津，体液循环中之有效体液量减少，亦常出现口燥咽干、舌质红绛、阴津严重亏涸的阴虚之象，此时预后较差。须警惕阴虚风动，而出现肝性脑病之可能。对本病之辨证分型与治疗，既要有所侧重，抓住各型的特点，施以针对性的治疗，又要统观全局，综合分析，进行整体调节，始为得当。

## 三、肝硬化失代偿期治验

**案1**：李某，女，33岁，2003年8月3日初诊。患者于1996年4月被诊断为乙型肝炎、早期肝硬化，曾3次因病情反复，出现腹水而住院治疗。2001年3月又因吐血和肝硬化腹水再次住院。经西医治疗，症状缓解，由于家庭经济困难，寻求用中医诊治。2003年7月25日出院时化验，表面抗原1∶512，谷丙转氨酶325U/L，黄胆指数134μmol/L，麝香草酚浊度21U/L，血清总蛋白6.2%，白蛋白2.6g%，球蛋白3.6%，血小板计数$38\times10^9$/L，乙肝三系统小三阳，蛋白倒置。B超检查：肝大，门静脉14mm，脾大（64mm）。证见重病面容，巩膜黄染，两胁痛，胁下癥积（肝脾肿大），触痛，腹胀如鼓，腹水叩诊鼓音明显，全身浮肿，饮食不进，牙龈出血，小便不利，舌质暗淡，舌下静脉怒胀，舌苔厚腻，脉弦涩，诊系肝硬化失代偿期。中医辨证为虚瘀交错，血瘀肝硬，脾肾两虚，水不化津，水邪潴留。治宜清热解毒，培补脾肾，活血消癥，利水消肿。药用：虎杖20g，茵陈40g，板蓝根20g，白花蛇舌草20g，仙茅20g，仙鹤草20g，仙灵脾20g，党参20g，炒白术60g，黄芪20g，女贞子20g，五味子20g，赤芍40g，丹参20g，莪术20g，枳实20g，元胡20g，猪茯苓各20g，泽泻20g，车前子20g，白茅根20g，大腹皮20g，三七粉5g（分两次服用），生蛭粉5g（分两次服）。水煎，每日1剂，连煎两次兑在一起分3次服。另配服“舒肝消癥丸”，每次45粒，日服3次。嘱其服药期间不饮酒，少食辛辣刺激食物，避免情绪刺激。

2003年12月15日来诊（第6次），服药120余剂，腹胀、腹水消除，牙龈出血止，黄疸退，余证大减，肝功化验已接近正常。上方茵陈、赤芍减半，去白茅根、大腹皮。因脘腹痞闷，故加砂仁9g，焦三仙各9g，继服。以后依此方稍施加减，连续服丸、汤药7个月，诸证悉除。又服药治疗半年多，各项检查指数均在正常范围，身体亦无任何不适，已能正常上班工作。

**案2：**韩某，女，43岁，2004年1月15日初诊。患者查有慢性乙型肝炎两年多，且有家族史。因反复乏力、纳差1年，伴黄疸持续性不退，加重40余天，于2004年1月7日在当地医院进行身体检查，化验结果报告：TBIL：231μmol/L，TP：70g/L，A：23g/L，G：47g/L，A/G：0.49，HB：7.6g/L，ESR：60mm/h，ALT：440U/L，AST：460U/L，PTA：35%，HBsAg（+），抗-HBe（+），抗-HBc（+）。B超报告：肝脏缩小，被膜不整，回声光点较粗，血管纹理不清，门静脉1.5cm，脾厚4.7cm，腹腔内探及大量腹水。医院诊断为：慢性乙型重型肝炎；肝炎后肝硬化（失代偿期），腹水形成；弥漫性腹膜炎。经西医抗感染、补充能量（输注人血白蛋白、复合氨基酸、维生素）及口服双氢克尿噻、安体舒通等利尿药物症状缓解后，前来求中药治疗。诊见：面色晦暗，目身橘黄，形体消瘦，食欲差，肋下有癥块，腹水、腹胀如鼓，面、胸部多处见蜘蛛痣，肝掌，舌质紫暗，有瘀点，脉细弦。证属气阴两虚，虚瘀癥积，水不化津。治当培补脾肾，祛瘀化癥，利水消肿。药用：虎杖20g，茵陈40g，板蓝根20g，白花蛇舌草20g，苦参20g，仙茅20g，仙鹤草20g，淫羊藿20g，党参20g，炒白术80g，黄芪20g，五味子20g，赤芍40g，丹参20g，莪术20g，郁金20g，枳实20g，金钱草20g，元胡20g，猪茯苓各20g，泽泻20g，车前子20g，鳖甲30g，制附片9g，三七粉10g（分两次服用）。水煎，每日1剂，连煎两次兑在一起分3次服。另配服“舒肝消癥丸”，每次45粒，日服3次，西药利尿剂不变。

治疗3周后，病情好转，精神较前稍好，食量增加。以后据病情变化稍加减上方，服药半年，诸证悉除，身体恢复正常，不再服汤剂与西药利尿药，单服“舒肝消癥丸”。每次45粒，日服3次。三七粉10g（分两次服用），生蛭粉5g（分两次服）。服药1年后，医院复查，各项指标均正常。2005年5月电话随访，其病未再复发，身体健康。

**案3：**方某，男，38岁，2002年6月20日初诊。患者2000年初诊断为乙型肝炎、早期肝硬化，曾多次出现腹水、吐血。2006年3月因大量吐血和腹水住进兰州某医院。住院治疗3个月，病情未见明显好转。患者精神负担沉重，焦苦万分，欲求中医药治疗，遂出院来诊。B超示：肝脏弥漫性病变，肝、脾大，腹水。证见两胁疼痛，肝脾肿大，触痛，腹胀腹水，腹大如鼓，全身浮肿，饮食不进，面色黧黑，牙龈出血，小便不利，舌质暗淡，苔黄腻，脉弦细，诊系肝硬化失代偿期，病情危重。中医辨证为虚瘀交错，血瘀肝硬，脾肾两虚，水津不化，水邪潴留，拟培补脾肾，祛瘀化癥，利水消肿。处方：柴胡9g，茵陈20g，丹参20g，莪术12g，党参15g，炒白术20g，炙黄芪20g，淫羊藿20g，仙茅20g，女贞子20g，醋鳖甲30g，五味子15g，大腹皮20g，猪苓、茯苓各20g，泽泻20g，白茅根20g。水煎服，配服“舒肝消积丸”。上方稍施加减，连续药3个月，腹胀、腹水消除，诸证悉减，肝功能已接近正常。又服药治疗1年多，于2003年8月14日化验，除乙肝表面抗原滴度为弱阳性外，肝功能和蛋白电泳、血小板计数已完全恢复正常，脾肿大已回缩，诸证悉除，身体无任何不适。

病案分析：该患者为肝硬化失代偿期，中医辨证应属虚瘀癥积型。其腹水形成一由脾肾两虚，肾虚不化，脾虚不运而致水液潴留，此因虚而致；一由肝失条达，气滞血瘀，血不归经，津液外渗而成腹水，即所谓“血不利则为水”，此又由瘀所致。虚与瘀互为因果，形成恶性循环，终于导致证情复杂、险象丛生的危急重症。对本患者的治疗仍遵循“全面兼顾、整体调节”的宗旨，采取攻补兼施的治疗原则，予培补脾肾、祛瘀化癥、利水消肿之品。方中以党参、白术、黄芪、淫羊藿、仙茅、女贞子、五味子扶正培元，补益脾肾。根据实验提示，此类药有利于血浆蛋白的提高，可促使肝细胞功能恢复，此为扶正之一面；以丹参、莪术、鳖甲、大腹皮、猪苓、茯苓、泽泻、白茅根行气祛瘀、通脉利水，此又为祛邪之一面。再配合服用“舒肝消积丸”，诸药配合，相得益彰，起到攻邪而不伤正、补虚而不恋邪的效果。

以上病例可以看出，治疗慢性肝炎和肝硬化腹水应始终掌握攻补兼施的原则。重用培元补虚、补益脾肾之品，以增强机体的抗邪能力，恢复肝功能，即所谓“扶正以祛邪”。对活血祛瘀药物，往往轻重药物并用。每以当归、丹参、赤芍、元胡等轻缓药物为常用之品，辅以三棱、莪术等重品以破血祛瘀，磨削癥积，增强化瘀消积效果。祛瘀与行气利水药同用，是治疗各型肝硬化腹水所常遵循的用药准则，故上方在大队利水药中佐一味行气药大腹皮，更能起到通利水道、消除水肿的目的。

## 冠心病

冠心病是临床常见的多发病，好发于中老年人，尤其是老年人，属于老年病范畴。有关研究资料表明，本病发病率居内科疾病之首，而且占病死原因的首位。在欧美发达国家，因冠心病死亡的人数几乎占病死总数的1/2。这说明，冠心病已成为危害人类心身健康的一大魁首。

冠心病全称冠状动脉粥样硬化性心脏病，简称冠心病。基本病机是由于冠状动脉粥样硬化引起管腔狭窄，血流瘀塞不畅，甚至闭塞不通，而致心肌缺血、缺氧，严重的可由心肌缺血而引起局部坏死，又称心肌梗死，故冠心病又称缺血性心脏病。冠心病的主要症状是心绞痛。其疼痛特点是压迫性、窒息性、放射性，伴有濒临死亡的恐惧感。每次发作历时1～5分钟，偶尔可持续15分钟。其疼痛发生的机理是由于冠状动脉瘀塞不通，而致心肌缺血、缺氧，引起心绞痛。

中医称冠心病心绞痛为“胸痹”“心痹”。《内经》谓：“心痹者，脉不通”。《金匮要略》谓：“胸痹不得卧，心痛彻背”。痹者闭也，顾名思义，即心脉闭塞不通，不通则痛，故引发“心痛彻背”。对冠心病心绞痛的病理分析，西医认为是缺血，中医认为是瘀血。缺血与瘀血实际是统一体的两个方面，在人体一处血瘀必然会引起另一处血虚。在治疗方法上，只有通过通脉祛瘀的方法，使心脏血脉通畅，才能驱除病机，消除心肌的病理损害，消除心肌的缺血状态，达到止痛的效果。中医临床所确立的治疗原则有祛瘀止痛、温经止痛、理气止痛、疏风止痛，这些都是在辨证的基础上确立的，即辨证施治。

## 一、辨证分型与病理

冠心病属中医“胸痹”范畴。其诸家见解不同，根据冠心病的临床症状、体征和虚实交错的病理特点，可分为气虚血瘀、痰浊阻滞型，气阴两虚、心脉瘀阻型，阴虚阳亢、血脉瘀滞型和心肾阳虚、寒滞血瘀型 4 种（这 4 型皆表现了虚实交错的特点，一般都是虚实分开）。

（1）气虚血瘀、痰浊阻滞型：突出表现为心前区疼，痛有定处，心脉瘀阻，常见的血瘀气滞也是心肺气虚的表现，表现为气短乏力、胸闷、气憋、疲乏、舌质紫暗、脉弦细或结代等。此型为临床所常见，主要表现“虚实夹杂”的特点。“虚”为气虚，“实”为痰瘀交结为患。气虚不运，血脉瘀滞（血瘀的机理）；胸阳不振，脾阳不运，痰浊内生（生痰的机理）。痰瘀交结，阻痹心脉，发为胸痹。

（2）气阴两虚、心脉瘀阻型：表现为心前区痛、胸闷、气短、心悸、疲乏、自汗、五心烦热、口干、舌质红或淡红胖嫩，脉细数或结代。此型虚的症状比较突出，不仅气虚，而且气损及阴，表现为阴虚内热的症状特点。

（3）阴虚阳亢、血脉瘀滞型：表现为心前区痛、胸闷、心悸、五心烦热、口干、头晕、耳鸣、颜面潮红、舌质红、脉弦数等。此型之“虚”是以阴虚阳亢为主，证见头晕、耳鸣、颜面潮红等，此型患者一般伴有高血压病史。

（4）心肾阳虚、寒滞血瘀型：表现为心前区持续疼痛、胸闷、气憋、心悸、精神疲倦、身寒肢冷、面色苍白、冷汗、舌质紫暗、脉沉细或结代等。此是4型中最严重的一型。突出表现为“虚”与“瘀”交错出现的症状与病理特点。如神疲肢冷、冷汗淋漓、持续心绞痛、面紫舌暗等。一般多见于心肌梗死或呈现心源性休克的病证。

综上分析，4型的症状表现和病理变化主要表现为虚实夹杂、本虚标实的特点，而且贯穿于疾病的全过程。本虚以气虚为主。如冠心病大多表现出气短、疲乏、心悸、心慌、自汗及脉细或结代的症状。有的气损及阴，表现为阴虚内热或阴虚阳亢。虚证进一步严重时，可表现为气虚阳脱，心阳不振，肾阳衰微，如证见四肢厥冷、面色苍白、冷汗淋漓、脉微欲绝等。标实主要表现为心血瘀阻，血脉不通。《内经》谓：“心痹者，脉不通”。不少病例兼有痰浊阻滞。张仲景对本病的辨证论治颇重痰说，此从瓜蒌薤白半夏汤等组方中可以看出。痰浊之生可由瘀血内停、津液涩渗、停而不去所致。《诸病源候论》谓：“诸痰者，此因血脉壅塞，饮水结聚而不消散，故能痰也。”《血症论》亦谓：“血积既久，亦能化成痰水”，此由血而及痰。随着人们生活水平的提高，多进膏粱厚味，食油腻醇酒，损伤脾胃，运化失健，水液不归正化，变生痰浊。痰浊既生，影响气机，病殃及血，致血行迟滞，瘀血内停。此又由痰及血。不论痰生于先，影响气机，病殃及血，血行瘀滞；或血瘀于先，变生痰浊，两者终致痰瘀交结，兼挟为患。金元四大家朱丹溪曾云："痰挟瘀血，遂成窠囊"当属真知灼见。痰瘀交结，使病情错综难治，故近代医家颇重视痰瘀交结之说。

## 二、常用的四种治则

本病的发病机理，气虚血瘀、痰浊阻滞是其共性，而又以气虚为主，表现为本虚标实、虚实夹杂的特点。针对其病机特点，对本病的治疗，可采用益气补肾、活血祛瘀、宣阳通痹、芳香开窍4法。

（1）益气补肾法是通过扶正培本调治整体功能，从而增强抗邪能力，此法针对气虚而治。肾为先天之本，脾为后天气血生化之源，故扶正培本当以培补脾肾为主。常用药如黄芪、淫羊藿等。在实际运用中，扶正与祛瘀孰轻孰重，尚须根据标本缓急的原则，随证而治。患者刚入院时，邪气正盛，宜以芳香开窍、活血祛瘀、宣阳通痹等祛邪之法为主，但亦不可忽略扶正。待病情缓解，进入慢性期，就宜扶正祛邪，标本兼顾，而顾护正气。益气补肾之法要坚持始终。

（2）活血祛瘀法。瘀是指心血瘀阻、心脉闭阻不通而言。"瘀"包括冠状动脉的粥样硬化斑、冠状动脉血栓的形成，以及高脂血症、高凝血症等所形成的病理解剖与病理生理的有效变化。这些有形的东西闭阻了心脉，因此，使用活血祛瘀药的目的是疏通血脉，改善微循环，增加冠状动脉血流量，改善心肌供血状态，恢复心肌生理功能。活血祛瘀法是治疗冠心病的重要方法。

（3）宣阳通痹是指宣发阳气，通调气机，消除痹阻，这实际是指温经通脉、利肺化痰的治则，也是治胸痹重痰说的理论根据，因为心肺同居膈上胸中，故胸中为心肺之府，为阳气所居，心主血脉，肺司呼吸，有理气化痰之功。今胸阳不振，肺气不宣，寒凝气滞，而致痰瘀交结，闭塞主脉，阻滞气机，发为胸闷、胸痛，故张仲景《金匮要略》谓之“胸痹”，亦称“心痹”。痹者闭也，即痰瘀交结、闭塞心脉之意。张仲景治疗胸痹，一重通调气机，利肺化痰，用瓜蒌薤白半夏汤、瓜蒌薤白枳实之类。方中瓜蒌、薤白、半夏、枳实、厚朴等通调肺气，理气化痰，可改善心肺功能，有利于胸闷、胸痛症状的消除。它体现了心肺、气血并重的两点论原则。一是用宣发阳气、温经散寒止痛的治法，如张仲景治胸痹用薏仁附子散、枳实薤白桂枝汤之类，其中桂枝、附子是为了宣发阳气，达到温经散寒止痛的目的（张仲景治胸痹，忽略了祛瘀法是他的不足之处，扶正法用人参汤）。

（4）芳香开窍法适于本病急性发作。瘀血、痰浊闭塞心窍，病势危急，刻不容缓，宜急用芳香走窜之品，如苏合香丸可化险为夷。待病情缓解，还须坚持上述治疗原则。

## 三、综合运用、整体调节的治疗原则

以上4法，根据冠心病气虚血瘀、虚实夹杂的病理共性，多是综合运用。任何仅用一法一方，或以祛邪为主、忽略扶正或以扶正为主、忽略祛邪都必然会带某种局限性，影响治疗效果。因此，临床常用心痹1号，通治本病，再按证型不同，随证加减。药用：瓜蒌9g，川芎15g，赤芍15g，丹参15g，郁金15g，元胡20g，生山楂20g，广地龙15g，桂枝6g，降香6g，黄芪30g，淫羊藿20g，三七粉5g（早、晚分冲），水蛭粉5g（早、晚分冲）。水煎服。

本方基本适用于正气亏虚，痰瘀交结（即气虚血瘀、痰浊阻滞型），证属本虚标实。证见胸闷不适，时发心前区疼痛，可放射至左肩、左臂，伴疲乏无力，气短懒言，心慌自汗，脉细涩或结代等。适用于冠心患者缠绵难愈，时轻时重，反复发作，是治疗冠心病的基本方。

方药浅析：本方组成体现了治疗冠心病通补兼施、标本兼顾的综合性治疗原则（即体现了综合运用、整体调节的特点）。方中以黄芪益气运血生肌，恢复心肌细胞活力（黄芪既有益气扶正作用又有通脉作用，并有扩张血管和冠状动脉、改善微循环，增强人体免疫功能和强心、降压、利尿的作用）。淫羊藿补肾助阳，上煦心阳，以统血脉，疏通瘀阻。医书记载，淫羊藿辛温偏燥，阴虚相火易动者忌用，其性甘温而偏平，温而不燥，升中有降，无升阳动火之作用，对一切寒证、虚实夹杂之证均可用之。近代研究其还有降血压、血脂、血糖和扩张冠状动脉治疗心绞痛的作用。治疗一切虚证用淫羊藿，并配合黄芪，一治先天一治后天，此治其本。赤芍、丹参、元胡、郁金、川芎、山楂、广地龙、三七、水蛭活血祛瘀，通脉止痛。瓜蒌豁痰散结，宽胸理气（治肺理气，心肺并重）。桂枝、降香（温经止痛）辛香温通，通阳宣痹，以止顽痛。此治其本（这体现了复方多法、综合运用、整体调节的原则，药味多而不乱）。现代药理学亦证实，上述多数药物具有扩张血管、改善微循环、增加冠状动脉血流量、改善心肌供血、抑制血小板黏附聚集等作用。现代医学认为，冠心病除心脏本身的病变外，尚涉及全身各系统，使之发生病理改变。本方组成既注重调治心脏本身的病变特点，亦从整体入手，照顾全身各器官的病理变化，不但符合中医学整体与局部相结合的原则，亦符合以中医辨证论治为主，兼顾辨病论治、辨证辨病相结合的原则，也体现了中医辨证与西医辨病相结合的原则。

在随证加减方面，冠心病心律失常可出现期前收缩、房颤、结代脉。这一般属于心肝两虚，肾阳不足。由于阳虚不摄，心神不守，脉失统运致心律失常，可原方去瓜蒌、桂枝、降香等，加党参20g，五味子20g，苦参30g，生地20g，首乌藤20g。据临床经验和实验提示，苦参、黄连有很好的抗心律失常作用。

冠心病久治不愈可出现慢性心衰，表现出下肢浮肿、一派脾肾阳虚之象。这时可重用益气温阳之品。原方可加红参9g，五味子9g，制附片9g。再加猪茯苓、泽泻、车前子等利水之品，原方重用水蛭粉10g，分两次服用。益气温阳、祛瘀利水是治疗心衰的主要原则。值得一提的是，用附子治疗冠心病。张仲景治疗胸痹用薏仁附子散，即用附子的温经散寒止痛的效果。治冠心病用附子，一是冠心病表现心衰，脾肾阳虚，而出现心绞痛时用之；一是病情严重，表现为四肢厥逆、脉微欲绝时用（即亡阳时用）之。用时多从9g开始，如无反应，逐渐加到20～30g。在随证加减方面，若证偏阴虚阳亢，或血压偏高，表现为烦热、心悸、口干、头晕、耳鸣症状者，可减去温经散寒之桂枝、降香，温经助阳之淫羊藿，加生地、黄连、茺蔚子、首乌藤等品。如果血压偏低，表现为气短、虚弱无力、脉沉细弱、舌质淡嫩等阴虚气脱之象，则原方去桂枝、降香，加生脉散以补气阴。肾阳衰微，证见四肢厥冷、面色苍白、冷汗淋漓、舌质胖淡或暗紫、脉微欲绝等，宜急用四逆汤回阳救逆，或急服人参粉、独参汤，或在原方基础上加红参9g（加重益气温阳之品），五味子9g，制附片15g，干姜9g，肉桂6g。上方加减是以治本为主，属缓治之法。若遇“急则顾命”为主时，宜急则治标，予芳香开窍药物。芳香开窍是以开窍为能事。假设“心窍”是指冠状动脉的管腔，包括广泛分布在心肌中的冠状动脉管腔。本病急性发作之时，瘀血痰浊闭塞心窍，病势危急，故开通心窍刻不容缓。此时一般疏瘀化浊，药物嫌其药性缓慢，宜用苏合香丸芳香走窜，开窍醒神。临证可见患者口含一粒后，大多在半小时内剧痛得到缓解，胸廓即有开朗流畅之感。实验研究认为，苏合香丸中苏和香脂和冰片是芳香开窍的主要成分。其药理学表明，此中多数药物具有相当的挥发性，对口腔、鼻腔黏膜，神经末梢和呼吸道神经末梢，特别是冷觉感受器有选择性兴奋作用，可促进心脏血流供求矛盾的暂时性解决，从而化险为夷。

值得一提的是三七、水蛭这二味药，是治疗一切血瘀证的佳品。三七既具祛瘀活血之功，又可补血止血，具有虚瘀并治、双向调节的作用。根据久病必虚、久病必瘀的病理特点，凡治疗一些久病不愈、虚实夹杂、气虚血瘀的慢性疾患，多使用三七有一定效果。如消化道溃疡出血、萎缩性胃炎、各种病毒性慢性肝炎、肝硬化腹水、冠心病心绞痛、高脂血症等，三七有祛瘀抗纤维化、修复细胞组织病理损害的作用。在治疗冠心病由于缺血、缺氧引起的心肌损害，心肌变性、坏死上，其疗效是非常满意的。三七再与有扶正培本作用的党参、黄芪、淫羊藿及活血化瘀作用的赤芍、丹参、莪术等相伍为用，通补兼施，其效果相当满意。清代《本草新编》认为，三七能补虚。现代药理研究证实，三七含有大量人参皂苷，具有类似人参的药理效应，能增强人体的新陈代谢和免疫功能。

水蛭有祛瘀消癥、通利水道的作用，临床上可用于瘀水交结引起的病症。如肝硬化腹水、心衰水肿、肾功能不全引起的水肿。水蛭的利水消肿作用优于其他一切中药。利水效果比西药慢一些，但效果稳定可靠，无副作用。另外，也用于血脉瘀滞引起的一些病证，如肝病出现肝脏弥漫性病理改变，肝脾肿大，水蛭抗肝纤维化、预防肝硬化的效果非常明显。另外，水蛭还用于冠心病引起的心肌损害和冠心病心绞痛，以及缺血性脑卒中和萎缩性胃炎等。水蛭一般是晒干研粉，装入胶囊吞服。每次 2 ～ 3g，日服 2 ～ 3 次。水蛭不宜加热煅干或煎服，这样容易破坏有效成分。

## 四、病案举例

**案 1**：张某，男，66 岁，1987 年 9 月 14 日初诊。患者自诉 15 年前不明原因心前区疼痛，经某医院诊断为冠心病心绞痛，服用多种药物（具体不详）效果欠佳。2005 年年初以来，心绞痛发作频繁，甚则有濒死感。每次发作常持续数分钟，服硝酸甘油可获缓解，但难以根除。证见胸部憋闷疼痛，牵及左肩臂，并感心悸、气短，疲乏无力，头晕自汗，面色苍白，舌暗淡，苔腻，脉结代。证属心气亏虚，痰瘀互结。治以补益心肾，活血化瘀，温经止痛。药用“心痹舒胶囊”，每服 4 粒，日服 3 次，并辅以汤剂，以心痹 1 号加减。处方：黄芪 30g，淫羊藿 20g，瓜蒌 9g，赤芍 15g，半夏 9g，丹参 20g，元胡 20g，川芎 5g，广地龙 15g，桂枝 9g，细辛 4g，荜茇 9g，三七粉 5g（分冲）。10 剂，日 1 剂，水煎服。9 月 25 日 2 诊：自述胸部憋闷疼痛、气短乏力有所缓解，大便稍干，舌脉同前。继服“心痹舒胶囊”，原方加麻子仁20g，继服20剂。10月15日3诊：诸证消失，心律正常，但活动后仍有气短、胸闷感。以后单服“心痹舒胶囊”，续服半年，诸证未再复发。

**案2**：边某，男，53岁，2000年6月2日初诊。患者于1996年诊断为冠心病、心律失常。其间经多方治疗，病情时好时坏。刻下证见：胸部窒闷、疼痛、憋气，心悸怔忡，心中难受，有恐惧感，神疲体倦，面色晦暗，语言低微，手心微汗，舌暗淡，脉结代，苔薄白。心电图提示：频发室性期前收缩，部分成二联律。中医诊断为胸痹，证属脾肾阳虚，寒凝气滞，痰阻血脉。治以补益脾肾，宣阳通痹，理气活血，养心安神。方药用益元通痹汤加减：党参20g，炒白术9g，黄芪20g，淫羊藿20g，赤芍15g，川芎9g，丹参20g，地龙20g，五味子20g，苦参20g，生地20g，首乌藤20g，制附片9g，桂枝9g，炙甘草9g，三七粉5g（冲服）。水煎服，日1剂，连服10剂。服后患者自感胸闷、憋气减轻，心前区疼痛的次数和期前收缩频率明显减少。上方继服20剂，胸疼未发作，期前收缩消失，继续服用上方巩固治疗1月，诸证皆除，病情稳定，随访1年未复发。

病案评析：“冠心病”属中医“胸痹”范畴。本病基本病机多为本虚标实，多表现为心悸、气短、心前区疼痛、动则加重，并伴神疲乏力、易汗、脉沉细等，皆为气虚、阳虚之证。

气虚不运则血脉瘀滞，心脉痹阻，心阳不振；脾阳不运则寒凝血瘀，痰浊内生。可见，痰浊与瘀血皆为在本虚基础上产生的标实。痰浊和瘀血闭塞心脉，不通则痛，从而产生心前区闷痛不适，故治疗时采取心痹1号为基本方加减化裁，以达标本兼顾、通补兼施、综合治疗之目的。方中重用活血化瘀、通络止痛之赤芍、丹参、川芎、红花、郁金、元胡、三七粉等，以扩张血管，改善微循环，增加冠状动脉血流量，改善心肌供血状态。在治疗冠心病上应重视活血化瘀药物的作用。方中瓜蒌与半夏同用，目的是通调肺气，祛痰化浊，以进一步改善肺循环，提高心肺功能。根据冠心病“本虚标实”“气虚血瘀”的病理共性，方中以益气健脾补肾之黄芪、淫羊藿，以及通阳温经之桂枝、沉香，以达扶正培本、温经止痛之目的。上方诸药配伍合理，针对性强，所以能切中病情，取得良好的效果。

# 再生障碍性贫血

再生障碍性贫血（简称再障）是一种获得性骨髓造血功能衰竭症，主要表现为骨髓造血功能低下、全血细胞减少和贫血、出血、感染综合征。

再障属于中医“血证”“虚劳”和“虚损”范畴。按中医辨证，可分为阴虚、阳虚、肝肾阴虚、脾肾两虚、气血两虚等不同证型。从临床表现来讲主要有贫血、发热、出血3个方面。但这些证型的临床表现，都是以气血两虚为基础的。发热与出血是在贫血的基础上产生的。认清病机，在治疗上就能有的放矢，制定出针对性较强的施治方案，不被疾病复杂现象所迷惑。

## 一、抓住本质，突出培补脾肾，调和气血灶

再障是骨髓造血功能障碍引起的严重的血液病，临床表

现主要为重度贫血、白细胞及血小板减少。根据中医辨证，属于气血两虚，故其基本证候表现为头晕、心悸、面色苍白、气短、乏力、神疲等气血不足之征象。现代医学认为，骨髓是造血组织。中医认为，营血的生成主要与脾肾的功能有关。肾主藏精，主骨生髓，而精血同源，肾气不足，肾精亏损，则骨枯髓减，血无生源；脾主运化，摄取水谷精微，化赤为血，脾虚失运，生化无权，血无以生。因此，治疗再障宜从调补气血入手，而调补气血，从其根本来讲，又不能离开培补脾肾。培补脾肾更应以培补脾肾之阳为先。《素问·阴阳应象大论》云："阳生阴长"，"阳化气，阴成形"。后世医家张景岳云："生化之机，则阳先阴后，阳施阴受"。在治疗上，《素问·阴阳应象大论》则指出："形不足者，温之以气。"《素问·至真要大论》又有"劳者温之""损者益之"之说。后世医家李中梓指出："补气在补血之先……而养阳在滋阴之上"。说明对于气血阴阳虚损不足的治疗，应以温阳益气为先。通过温补脾肾阳气，促进气化功能，则自能生精化血，填补有形之精血，此无形生有形也。需特别指出的是，治疗再障所用之补阳益气之品，宜甘辛温润，切忌辛燥刚烈，助阳伤阴。

在临证中，根据再障的基本证候，可把健脾益气之人参、黄芪、黄精与补肾助阳之补骨脂、巴戟天、山茱萸、鹿角胶等为基本方药，将其运用于疾病发生、发展的全过程。据实验观察，这些药品对红细胞系统的造血功能有促进作用，符合中医"阳生阴长"的理论。同时，根据"血以和为补"的原理，亦每加入功兼补血和血作用的丹参、鸡血藤、当归等，这类药有改善微循环、扫除病损处代谢障碍的作用。当然，所谓侧重温补脾肾之阳，并不是不重视滋补阴血。因为再障的发病机制是气血两虚，而且多表现为阴虚内热之候。因此，在温阳益气的基础上，尚应根据伴随出现的不同症状，佐以滋阴养血、育阴潜阳之品。如生地、玄参、女贞子、枸杞子、桑椹、龟甲、鳖甲等。根据“阳生阴长”“阳施阴受”的气血阴阳生化之机，在治疗上必须把温阳益气放在首位，而且要贯彻于疾病之全过程，不可因阴虚有热候而有所顾忌。

## 二、甘温除热，清解祛邪，重视内外合治

再障发热一为本病引起，多表现为低热，系气血两虚、气虚阳泛、阴虚内热所致，治当甘温益气，滋阴养血，以治其本。一为外邪内侵，一般表现为高热烦渴、饮水不多，常伴恶寒。此属内外合邪，虚中夹实。内虚是本，邪实是标，即《素问·评热病论》所谓“邪之所凑，其气必虚”，《素问·刺志论》所谓的“气虚身热”。其证候特点，热势虽高，貌似盛候，但伴随出现的是一派气血衰微之象，如面色苍白泛红、困倦乏力、精神委顿、语言低微等。对本证的治疗，宜内外合治，补清兼施。针对气血两虚，大胆使用甘温除热法，投温阳益气，佐滋阴养血，以治其本；再根据外邪内侵引起邪盛的证候特点，选用清解祛邪之品，以治其标，寓祛邪于扶正之中。切不可因邪盛而对使用补药有所顾忌，以贻误病机。在临床上，对再障感邪热盛之候，应用人参、黄芪、补骨脂、山茱萸等甘润温补和生地、玄参、女贞子、桑椹等甘润滋补之品，再根据病情，选用金银花、连翘、蒲公英、黄连、黄芩、山豆根、板蓝根、牡丹皮等清解祛邪之品，标本兼治，均可收到良好的效果。“正气存内，邪不可干”。只有正气恢复，营血再生，抗病能力增强，方能抵御

外邪，不再出现发热之象。

## 三、分清标本缓急，灵活运用止血方药

再障出血同再障发热一样，也是在贫血的基础上发生的。其出血机制是气虚不摄，血不循经。贫血是本，出血是标。一般在临床上，遇到突然大出血或各类慢性出血、热象不明显且无外邪者，仍应抓住疾病本质，培补脾肾，益气摄血。但要在上述培补脾肾的方药内加入相应的止血药，如阿胶、龙骨、牡蛎、赤石脂、白及、生地炭、侧柏炭、地榆炭、仙鹤草等。如系外邪内侵，邪热炽盛，阳盛乘阴，血热妄行，则必须把治疗的重点放在止血和祛邪方面，宜清热泻火，凉血止血。常用药物如金银花、连翘、黄芩、黄连、板蓝根、犀角、生地、牡丹皮、大蓟、小蓟、侧柏叶等。总之，治疗出血当分清标本缓急，灵活运用补益药和各种止血方药。

## 四、病案举例

**案1**：宋某，男，14岁，2002年9月27日初诊。患者于2001年秋开始出现乏力、头昏、心悸、活动后气短、面色苍白、牙龈易出血、易感冒，且感冒难愈等症。后症状逐渐加重。2001年11月29日在兰州某三甲医院检查，诊断为再生障碍性贫血，遂在该院住院治疗，病情好转后出院。出院后病情又加重，服用西药效果不明显。经人介绍，来我处求中医药治疗。时血常规示：WBC：$3.9\times10^{19}$/L，RBC：$4.2\times10^{12}$/L，PLT：$18\times10^{19}$/L，MPV：5.9fL，PCT：0.047，PDW：14.6。骨髓报告分析示：①髓有核细胞增生尚活跃。②粒系统增生减少，以成熟细胞增生为主，少数细胞浆中颗

粒粗大。③淋巴细胞比例明显增高。诊见患者面色苍白、精神倦怠、气短头晕、口唇色淡、舌淡苔白、脉沉细。中医辨证属脾肾不足，气血两虚，治当健脾益肾，益气补血，和血养阴。处方：红参9g，白术9g，黄芪15g，淫羊藿15g，仙茅15g，仙鹤草15g，补骨脂15g，当归9g，丹参12g，鸡血藤15g，女贞子15g，枸杞子15g，五味子15g，鳖甲20g，甘草6g。10剂，水煎服，每日1次，分3次服。

2002年10月8日2诊，诉上药3剂后精神状况好转，体乏减，10剂后，目下诸证皆明显好转，以上方稍施加减继续服用。1月后3诊，患者诉服药30余剂诸证已基本消除，学习效率较前明显提高，血常规示各项大多正常，血小板$64 \times 10^{19}/L$。嘱其继续服前药。3个月后，2002年12月27日来诊，诉诸证已完全消除，身体状况良好，化验单各项已全都正常，患者要求继续服药巩固疗效。后多次随访，身体状况一直良好，并于2006年6月考入某大学。

**案2**：王某，男，30岁，1975年7月初诊。患者自诉当年5月间因肺结核复发住进医院，用链霉素及异烟肼治疗后，肺结核痊愈出院。但面色逐渐发黄，全身乏力。后因发高烧、面黄乏力、口腔溃疡又住进医院。当时体温为40.5℃；外围血象为血红蛋白54g/L，红细胞$1.14 \times 10^{12}/L$，白细胞总数$202 \times 10^{9}/L$。经3次骨髓穿刺，确诊为再生障碍性贫血。

诊见：患者面色萎黄泛红，壮热不退，口舌干燥，渴饮不多，头晕目眩，心慌气短，语言低微；精神委顿，疲乏不支，口腔黏膜溃疡多处，皮肤有散在血斑，尿短赤，舌质淡红而干，苔薄黄，脉虚数。中医辨证为气血两虚，外邪侵袭。法当内外合治，扶正祛邪，培补脾肾，以滋化源，益气养阴，清热祛邪。处方为：党参 30g，黄芪 30g，生地 30g，玄参 15g，牡丹皮 15g，女贞子 15g，山茱萸 30g，丹参 15g，鸡血藤 30g，连翘 15g，大青叶 15g，蒲公英 15g，青蒿 9g，地骨皮 9g。水煎服，每日 1 次，分 3 次服。

服药 3 剂，外邪已解，热势大衰，但仍有低烧持续在 37.2 ～ 37.5℃。针对疾病的本质，突出培补脾肾，调养气血。处方为：党参 30g，黄芪 30g，黄精 30g，熟地 15g，女贞子 15g，补骨脂 15g，巴戟天 15g，山茱萸 30g，丹参 30g，鸡血藤 30g，龟板 15g，鹿角胶（烊化）9g，大枣 10 枚。水煎服，每日 1 剂，分 3 次服。另加人参 1.5g，研末吞服，每日早、晚各 1 次。以后在上方基础上，随证加减，继续服药。1 个月后，化验血象基本稳定。3 个月后，除血小板尚偏低外，血象已基本恢复正常。仍以上方加减坚持服药，1 年后血象完全正常，身体恢复健康。以后数次随访，患者直到目前健康状况一直良好。

评析：再障发热原因一为本病引起，为气血两虚，气虚阳泛，或阴虚内热所致；一为在气血双虚基础上，复感外邪，入里化热。本例患者当属后者。其证候表现，初起虽壮热不退，貌似盛候，但伴随出现的却是一派气血衰微之象，如面色萎黄、困倦乏力、心悸气短、精神委顿，语言低微等。患者虽口舌干燥，却渴饮不多。可见本病当属内外合邪，虚实错杂。气血两虚为本，外邪乘虚侵入，导致高热邪盛为标，而皮肤血斑、口腔黏膜溃疡当属邪毒入营，腐血蚀肉，营阴内耗而致。依据《内经》“治病求本”“阳生阴长”“阳先阴后”的理论，大胆使用甘温除热法，投温阳益气佐滋阴养血之品以治其本。再根据外邪内侵，邪热炽盛，投清解祛邪之品以治其标。方中重用党参、黄芪益气养血；生地、女贞子、山茱萸甘润滋补，以滋化源；再辅以连翘、大青叶、蒲公英清热解毒；丹参、鸡血藤养血活血之品内外合治，标本兼顾，故获良效。“正气存内，邪不可干。”通过以培元调补为主的遣方用药，以增强抗邪能力，再辅以清热解毒之品，自能抵御外邪，力挫热势，收到显著效果。热退以后的治疗更是针对该病的本质，突出温阳益气、培补脾肾、调养气血之法，把健脾益气的党参、黄精与补肾助阳之补骨脂、巴戟天、山茱萸、鹿角胶等作为基本方药运用于疾病的全过程，故获得治愈的效果。

# 肺心病

肺心病属中医“咳嗽”“喘息”“痰饮”“水肿”等范畴。其基本病机仍是本虚标实。本虚以肺、脾、肾气虚为主，标实以痰盛、水泛、血瘀为主。不同阶段，由于本虚标实侧重不同，临床证型也不尽相同。常见的有急性发作时的痰热壅肺型、稳定缓解期的肺肾气衰型，以及心肺功能衰竭时的瘀血阻络型、水气凌心型和终末期的阳气亡脱型等等。肺心病的证候表现也是错综复杂、变化多端的。治疗本病，同样应注重从整体着眼，辨证求本，在疾病发展的不同阶段，针对各时期的基本病机和证候特点，采取不同的治疗措施。

## 一、急性发作期首当清热化痰，控制感染

急性发作期一般指痰热壅肺型，多由感受外邪而使痰湿

化热、痰热壅肺所致，即西医所谓的“感染”。“痰浊化热”是感染的重要标志，感染常是肺心病急性发作的诱因。心肺功能不全多由感染激发或加重。因此，感染、肺功能不全和心功能不全是肺心病急性发作期的3大基本矛盾，其中尤以感染为主要。按急则治标的原则，此时当以清热解毒、控制肺部感染为主。如果肺部感染能够有效控制，则心肺功能也能随之好转。控制感染是急性发作期的治疗关键。控制感染的有效措施应在中医辨证论治的基础上，以排痰为主。痰出不利，感染难以控制，故而使痰排出通畅是控制感染的重要环节。排痰、止咳、平喘之法，无论急、慢性肺心病都是必然要遵循的治疗原则，但是也要根据病情的寒热、虚实、轻重、缓急、主次、先后等化裁适宜，用药得当。

排痰之法在辨证的基础上，较大剂量地应用千金苇茎汤，对痰液的排出大有裨益。痰多不易排出，可应用利肺、化痰、平喘之品，如半夏、杏仁、桑皮、紫菀、款冬花、白前等。若痰少而黏稠、咯出不易，亦可酌加甘寒苦润、润燥化痰之品，如沙参、麦门冬、知母等，以使痰液增加，由稠变稀，容易咳出。也可用单味药竹沥水蒸气20～30ml，日服2次；猴枣散0.6g，日2～3次，此对喉中痰涎壅盛者有良效。另外，清热解毒之法亦是控制感染所必用之法。西医抗生素以青链霉素为首选，中药多用金银花、连翘、蒲公英、鱼腥草、大青叶、败酱草、黄芩等。它们具有较强的抑菌和抗病毒作用，可根据病情选用。肺心病是本虚标实，因而即使在急性发作期以泻实治标为主时，也不要忽视治本。应在清热解毒的基础上，辅以培补脾肾之品，如太子参、黄芪、五味子、淫羊藿等。因肺心病急性发作必然具有严重的血脉瘀滞证候，因此也要辅以活血通脉之品，以促进血液循环，如当归、丹参、地龙、郁金、赤芍等。

基本处方：麻黄 9g，杏仁 9g，生石膏 60g，黄芩 9g，鱼腥草 20g，金银花 20g，桑白皮 9g，前胡 9g，川贝母 9g，枇杷叶 9g，瓜蒌仁 15g，广地龙 9g，沙参 9g，桃仁 9g，丹参 20g，冬瓜仁 20g，芦根 9g。水煎服。

## 二、慢性缓解期以调补脾肾、培本补虚为主

肺心病缓解期多表现为肺肾气衰型，以肺、脾、肾 3 脏气虚为主，证见咳喘、咳痰、气短乏力，动则加重，呼吸困难，唇绀舌暗等肺气肿或累及心脏之证候。中医有“肺不伤不咳、脾不伤不久咳、肾不伤咳而不喘”之说。说明此期的呼吸困难属肺虚不降、肾虚不纳之虚喘。根据“缓则治本”的原则，应着重培本补虚，补肾纳气。在益肺、健脾、温肾的基础上，辅以祛痰止咳、理气平喘、养心通脉之品，常用的培本补虚之品如党参、黄芪、补骨脂、五味子、淫羊藿等。必要时，党参可改为红参 9g，或红参粉 1.5g，冲服，1 日 2 次。实验证明，人参对心绞痛、心肌梗死、心力衰竭、休克以及慢性呼吸道疾病等伴有组织缺氧的病变均具有改善肺心病低氧血症的良好作用。如果病势缠绵，上盛下虚，肺肾出纳失常则要加重补肾纳气、上病下治之品，如肉桂、沉香等，也可以加对改善呼吸功能有好处的蛤蚧、冬虫夏草等。蛤蚧 4g 冲服，或紫河车粉 9g 冲服。有时也用红参 6g，蛤蚧一对（去头），冬虫夏草 9g，五味子 9g。水煎服，每日 1 剂。情况好转后，改为粉剂。在病情发展过程中，不免要累及心脏，导致血运障碍，因此也要辅以养心通脉之品，如当归、丹参、地龙等。这是治疗肺心病必须坚持心肺、气血并重的两点论原则。

基本处方：党参9g，黄芪20g，五味子15g，淫羊藿20g，茯苓9g，半夏9g，桑白皮9g，杏仁9g，紫菀9g，款冬花9g，白前9g，当归9g，丹参20g，广地龙15g，炙甘草9g。水煎服。

## 三、气虚血涩、心脉瘀阻属瘀血阻络，活血化瘀尤为重要

肺心病的发生会导致血运障碍。因此，治疗各型肺心病都要根据病情辅以养心通脉之品。尤其是瘀血阻络型，更应以活血化瘀为首要治疗措施。因为肺心病在这一阶段多表现出心肺功能衰竭，无力推动血脉运行，从而呈现严重的血脉瘀滞证候。患者可出现口唇发绀、颜面皮肤青紫，尤以指端为甚，并伴心悸、喘促、脉结代、舌紫暗，甚至胁下癥积。或血瘀络损而咯血，或血瘀水停而面肿。本型是因虚致瘀，是由心肺气虚，无力推运，心血失统，血行瘀滞，痰瘀阻碍肺气，又瘀滞心脉所致，故治疗上宜攻补兼施，标本兼顾，以活血化瘀为主。在具体用药上，在培元补虚、益气统血的基础上，复以大队活血化瘀之品，如当归、丹参、赤芍、郁金、红花、虎杖、莪术、三七等，轻重药并用，以促进微循环，推动血液运行，消除血脉瘀滞。活血化瘀与培元益气两法同用可起到标本兼顾、相得益彰的效果。如果血瘀水停，浮肿腹水，再辅以茯苓、泽泻、车前子、白茅根、水蛭、大腹皮等，以利水消胀；如果胁下癥积、肝脾肿大则在活血化瘀的基础上，复加鳖甲、牡蛎，以软坚消癥。

基本处方：党参20g，黄芪20g，茯苓15g，五味子15g，淫羊藿20g，桂枝9g，当归9g，丹参20g，赤芍15g，郁金15g，红花9g，莪术9g，虎杖20g，半夏9g，杏仁9g，

炙甘草 9g，三七粉 5g（分冲），水蛭粉 5g（分冲）。水煎服。

## 四、水气凌心、上逆迫肺，重在温阳利水，祛瘀消肿

肺心病到了后期阶段，不仅由肺及心，表现出气虚血瘀的证候特点，而且严重时亦累及脾肾，引起心、肺、脾、肾四脏之气亏损，此属水气凌心型。其发病机制，一为阳虚不温，蒸化失司，水饮内停，上凌心肺而致喘急、咳逆、不得平卧、心悸、心慌、面目浮肿。一为气虚不运，血脉瘀滞。“血不利则为水”，水饮泛溢肌肤，潴留体腔，而成面浮、肢肿、尿少、腹水诸证。此表现出血与水互病、转化的病理特点。本证除了水饮内停、上凌心肺所致的一系列症状与体征外，尚表现出血脉瘀滞所致胁下癥积的证候表现。对本病的治疗，重在健脾补肾，温阳利水，同时辅以祛瘀利水之法。此为《内经》“去菀陈莝”的治疗原则。在遣方用药方面，一般以真武汤、肾气丸、五苓散加减施治，以党参、黄芪、白术、淫羊藿等益肾健脾益气以消肿；以桂枝、附子温阳利水，复以大队活血祛瘀之品如泽兰、丹参、益母草、莪术、三七、水蛭等，达到祛瘀利水、化瘀消癥之目的。用鳖甲软坚消癥，回缩肿大之肝脾。用茯苓、泽泻、车前子、白茅根、椒目等渗利水道，蠲除水邪。椒目除利水外，尚有劫喘之功，与半夏、杏仁、白芥子、葶苈子同用，祛痰平喘之效益彰。用大腹皮一味，以行气利水。

基本处方：淫羊藿 20g，黄芪 20g，炒白术 15g，猪苓、茯苓各 20g，泽泻 20g，车前子 20g（包煎），制附片 9g，桂枝 9g，川椒目 3g，泽兰 20g，丹参 20g，益母草 20g，莪术 15g，鳖甲 30g，大腹皮 20g，杏仁 9g，葶苈子 9g，水煎服。

另：三七粉 5g（分冲），水蛭粉 5g（分冲）。

## 五、肾虚不纳、气虚阳脱，急予益气敛阴，回阳固脱

肺心病到了终末期，由于肺气虚耗，肾虚不纳，气虚阳脱，由喘致脱，病情陷于危重，濒临死亡。此时证见气短息促、呼吸微弱、时停时续、喉中痰声如鼾、汗出肢冷、神志由烦躁不安转为淡漠，甚至昏迷不醒，面色晦暗，唇甲青紫，舌淡紫或舌红少律，少尿，脉微细欲绝。此时的治疗，当急用生脉散合四逆汤加减，以补肺纳肾，益气敛阴，回阳固脱。经验证明，生脉散有益气、敛阴、固脱的功效。实验提示，生脉散还有强心升压作用。四逆汤中附子、肉桂、干姜温阳补肾，回阳救逆，有改善周围循环作用。可加黄芪健脾益气，淫羊藿温阳益肾，山萸肉酸敛固脱。若烦热、汗出黏手、口干舌红可将人参改为西洋参，去附子、干姜、肉桂，或附子减量加沙参 15g。神迷不清可加丹参 15g，炙远志 9g，石菖蒲 9g。呼吸气短乏力，加蛤蚧一对，或蛤蚧 4g（研末）冲服。若烦躁、足冷、阴火冲逆，真阳暴脱，另服黑锡丹 3 ～ 4g，日服 2 次。

基本处方：红参 9g，麦门冬 9g，制附片 15g，肉桂 6g，干姜 9g，五味子 9g，黄芪 20g，山萸肉 20g，淫羊藿 20g。水煎服。

# 痹证

痹证泛指机体被风寒湿热之邪所闭塞，致使气血凝滞，经脉痹阻，引起肌肉、关节、筋骨等相关系统发生疼痛、麻木、重着、屈伸不利，甚或关节肿大变形。

## 一、痹证的基本病机

痹证的发生一是由外邪侵袭，如风、寒、湿和湿热之邪等，一是由内因正气之虚和营卫气血阻塞不通而致。前者是病因因素，后者是体质因素。二者相合，方可致痹。此即《内经》所谓："营卫之气，亦令人痹乎？……不与风寒湿气合故不为痹。"

根据痹证发生的原因临床分为两大类：一类是风、寒、湿3种外邪合而侵入人体所造成的"行痹""痛痹""着痹"。一类是由风湿外袭，郁而化热，湿邪留滞关节而造成的"热痹"。

## 二、祛邪、和营、补虚的基本治则

治疗痹证的原则是：①针对外因而祛邪，主要有疏风、散寒、除湿、清热等法，但要注意"寒湿宜温化""湿热宜清化"。②针对内因而调和营卫气血，舒筋通络。③根据"久病必虚，久病及肾"的原理，以及痹证后期多呈骨质疏松、关节软骨及骨质破坏等症状，治疗应以补肾为主，辅以祛邪。这一原理运用于临床，还应根据痹证不同时期的不同表现而灵活掌握。

痹证初期多见于西医所谓风湿性关节炎或类风湿性关炎急性期，常表现为湿热偏胜。湿热阻络之热痹宜清化，多以疏风、清热祛湿、通络之法治之，常用药如忍冬藤、连翘、桑枝、豨莶草、海桐皮、防己、生薏仁、秦艽、生石膏、知母、赤白芍、丹参、延胡索等。

处方：忍冬藤 30g，连翘 15g，桑枝 15g，蒲公英 20g，知母 15g，秦艽 20g，麻黄 10g，桂枝 10g，海桐皮 15g，豨莶草 15g，防已 9g，生薏仁 30g，赤白芍各 15g，丹参 20g，延胡索 20g，制乳没各 15g，鸡血藤 20g。水煎服。

寒湿偏胜之痹证，临床多表现为“行痹”“痛痹”“着痹”，多见于风湿性关节炎、类风湿性关节炎慢性期或活动期。治宜温化，多以疏风、散寒祛湿、通络之法，常用药如桂枝、细辛、羌活、桑枝、秦艽、伸筋草、制附片、制川草乌、当归等。

处方：桂枝 9g，制附片 9g，桑枝 20g，羌独活各 9g，秦艽 20g，细辛 6g，当归 9g，丹参 20g，赤白芍各 9g，延胡索 20g，制乳香、没药各 15g，鸡血藤 20g。水煎服。

痹证后期多表现为肾虚阳衰型。患者常因骨质疏松、关节软骨及骨质破坏、增生等原因而呈现肢节畸形、僵直，运动障碍以及肢冷畏寒等病理表现。此时的治疗应以补肾温阳、强筋壮骨为主，佐以疏风祛湿、活血通络，这样才能补而不碍其通，攻而不伐其正。常用药物如补骨脂、熟地、川续断、骨碎补、淫羊藿、巴戟天等。

处方：补骨脂 20g，熟地 9g，川续断 20g，骨碎补 20g，淫羊藿 20g，巴戟天 20g，淮牛膝 15g，桑寄生 20g，狗脊 20g，黄芪 20g，桂枝 9g，羌活、独活各 9g，制附片 9g，制川草乌各 9g，当归 9g，丹参 20g，鸡血藤 20g，伸筋草 20g，全虫 10g，炙猪骨 15g（另煎兑入）。水煎服。正确运用本法，不仅可以明显改善症状，而且可使某些长期服用激素者较快地递减激素量，乃至完全撤除。

另外，治疗痹证还要重视对温热药之运用。温热药在痹证各期、各类型中均不可少，这是因为温热药有辛通开闭之功效，对改善以致消除痹证之经络痹阻、营卫气血凝滞、痰瘀胶结的病理状况是十分有利的。对于痹证不论属寒、属热，均可在基本方基础上加用制附子、制川草乌等药。川草乌善于治痛，附子优于散寒。需注意的是，服药期间不要饮酒，因乙醇能促进乌头碱的吸收，加强附子的毒性，导致中毒。亦不可与麻黄同服，以免产生不良反应，一般用量是制附块、制川草乌、桂枝各 12g，最大剂量不得超过 20g。如果制附块、制川草乌用至 15g 以上，宜先煎。也可采取递增办法，制川乌的用量可以从 7g 开始，以每剂 3g 递增。是否继续增加，取决于两点：一是中病即止，二是出现毒性反应时，应停止递增，或减量。

虫类药具有窜透剔邪、搜风通络、消肿定痛、恢复功能之特性，凡属顽痹，必须草木药与虫类药同用，这样收效始佳。因此时病邪深入经髓骨骱，气血凝滞不行，痰湿浊瘀胶固，经络闭塞不通，非草木之品所能宣达，必借虫蚁之类搜剔窜透，方能使浊去凝开，经络畅通，邪蠲正复。具体用法，一般是关节痛者加全蝎 5g，研粉分吞；或蜈蚣两条，研粉分吞，以搜风定痛。另外，露蜂房、僵蚕、蜣螂虫可以透节散肿。寒湿盛者可用祁蛇、蚕砂以祛风渗湿；热盛者用地龙泄热通络；夹瘀者用土鳖虫破瘀开结。特别是祁蛇、乌梢蛇用于治疗风湿痹证，其效尤佳。

## 三、病案举例

**案1**：刁某，女，61岁，1990年6月17日初诊。自诉患“类风湿性关节炎”10余年，每因劳累或遇寒冷后诱发。每次发作后服中药数剂可缓解。两个月前，因不慎感邪，诸证又起。全身关节疼痛，腰部和两膝关节处尤甚，活动受限，夜寐时辗转反侧，“腿脚无处安放”，影响睡眠，伴畏寒、乏力、纳差。曾在他处服中药10余剂，无明显效果。观其处方，主要以芪桂五物汤加祛风胜湿、散寒治痛之品。检查：年老体弱，形体消瘦，背部微驼，两手关节均有不同程度的变形，屈伸不利，且有压痛，脉沉细，苔薄白，质淡。诸证合参，当属痹证后期，气血已亏，肾精不足，气血失和，闭阻不通。治以益气养血，补肾温阳，佐以疏风祛湿，活血通络。处方：桂枝9g，黄芪20g，当归9g，丹参20g，鸡血藤20g，制附片9g，桑枝20g，羌活9g，独活9g，细辛4g，党参20g，炒白术20g，川续断20g，巴戟天20g，熟地9g，全虫9g。水煎服，连服7剂。1990年7月24日2诊：主诉服药后，“诸证较前好多了”，关节痛、腰痛均减轻，夜寐能安，纳食较差，原方加砂仁9g，继续服7剂。8月1日3诊：诸证明显减轻，关节粗大变形虽无明显改变，但已无压痛，活动也能自如，嘱其按原方继续服用1个月，以巩固疗效。

医案评析：临床上痹症分为两大类：一类是风、寒、湿3种外邪合而侵袭人体所致“风寒湿痹”，一类是湿热留滞关节而致之“热痹”。本证当属风寒湿痹。由于患者病史已长达10余年之久，久病伤气，气血双虚，且年事已高，肾精已亏，故临床表现为本虚标实、以本虚为主的症候特点。

全身关节疼痛是由于外邪久羁，营卫气血阻逆不通；诸关节变形乃因久病及肾、精亏骨无所充盈，骨质疏松、破坏或增生而致；腰膝酸困、畏寒乏力、纳差皆为虚羸不足之症。患者日前服芪桂五物汤虽属对症，但因疏于补肾、强筋壮骨之品，故效果不明显。在治疗上以益气养血、补肾温阳治本为主，兼疏风祛湿、活血通络、温阳散寒治疼为原则，在芪桂五物汤益气、养血、合营的基础上，重用川断、巴戟天、熟地等补肾填精；以制附片助阳散寒，辛通开闭；更加全虫搜风通络。如此，诸药配合，相辅相成，使营卫和调，气血疏通，关节通利，而终获良效。

**案2**：张某，男，42岁，1997年5月12日初诊。平素喜饮酒、恣食膏粱肥甘厚味，体形肥胖，营养过剩。过去有肾炎、糖尿病病史。近1月来足关节剧痛，反复发作，常夜半痛醒。见跖趾关节红肿灼热，压痛明显，活动受限。查血尿酸增高（超过476μmol/L），诊为痛风性关节炎。前医用消炎药外敷，疼痛稍减，随即又发。伴腰痛，尿频混浊，疲乏纳差，舌淡苔白，脉沉弱。证属脾肾虚损，健运失司，气化无权，浊毒滞留经脉，瘀痹不利。治宜调补脾肾，疏风通络，渗泄浊毒。处方：黄芪20g，桂枝9g，土茯苓30g，萆薢20g，生薏仁20g，泽兰9g，泽泻9g，当归9g，丹参20g，赤芍15g，元胡20g，桂枝9g，防己9g，川牛膝9g，木瓜9g。水煎服，日1剂。

服药5剂，足趾关节热痛明显减轻。原方中萆薢加至30g，复加党参20g，淫羊藿20g，继服药10剂，趾关节红肿灼痛消失。又嘱其服药10余剂，以彻底清除残留之浊毒。于1997年7月查血尿酸正常。2年后随访，未见复发。

医案评析：这是一痛风患者，本患者平素喜饮酒、恣食膏粱肥甘厚味，体形肥胖，是一湿盛之体。加之又有肾炎、糖尿病病史，湿浊不得宣泄则蕴结成毒，浊毒留而不去，深伏血脉，滞于关节，阻痹经脉，出现红肿疼痛，发为痛风。本病的病机是以脾肾亏虚为本，湿浊、痰瘀、浊毒闭阻经脉、骨节为标，是一本虚标实之证。来诊时病情处于发作期，故予以疏风通络、渗泄浊毒为主法治疗，乃急则治其标也。5剂后，诸证减轻，加党参、淫羊藿等，缓则治其本也。

现代医学认为，痛风是由于遗传性或获得性病因导致的长期嘌呤代谢障碍、血尿酸增高而引起组织损伤的一组异质性疾病，与中医学的“痛风”某些症状虽有相似之处，但二者有别。现代医学之痛风应属中医学“痹证”“痛风”“历节”等范畴。

# 心律失常

心律失常系心脏冲动的频率、节律、起源部位、传导速度或激动次序的异常。按其发生原理，区分为冲动形成异常和冲动传导异常两大类。其临床主要表现为心动过速、心动过缓、心律不齐、窦性停搏及异位心律等，常见于各种类型的心血管疾病。脉象变化可出现结脉、代脉、促脉、散脉、疾脉、数脉、迟脉等，属中医“心悸”“怔忡”“眩晕”“昏厥”等范畴。

# 病态窦房结综合征

病态窦房结综合征是由于窦房结或其周围组织的器质性病变导致功能障碍，从而产生多种心律失常和多种症状的综合病证，可由多种病因引起，但多继发于冠心病、心肌病和心肌炎。

## 一、病因病机

由于多种病因引起的窦房结起搏与窦房节传导功能障碍而发生心律失常。其症状特点主要是迟脉，通常是小于50～60次/分，或出现结代脉，血压一般为6.55/5.30kPa，并伴随出现疲乏、头晕、心悸、气短、肢冷畏寒，甚至昏厥等的一组综合征。若脉乍疏乍数，迟数交替，即出现西医所谓快－慢综合征时，常提示病情危重。

从中医上讲，本病的发病机制主要是阳虚阴盛，寒从中生。《素问·调经论》谓："阳虚则外寒"，"阴盛则内寒"。阳虚失去温煦作用，寒从中生，故表现肢冷畏寒、四肢厥逆。阳虚则升发不及，气虚则不能统运血脉，而致出现心律慢、脉结代、血压低，甚则出现晕厥险象。此即《灵枢·本神》篇所谓"肾气虚则厥"，《素问·平人气象论》所谓："人一呼脉一动，一吸脉一动，曰少气……脉绝不至曰死，乍疏乍数曰死"。

## 二、辨证施治

本病病机所表现的阳虚阴盛主要是脾肾阳虚，心阳不振，失去温煦肢体、脏腑，统运血脉的作用，故出现身寒肢冷、心律失常的病证。根据《内经》“劳者温之”“虚者补之”“寒者温之”的治疗原则，当以温补脾肾、扶助心阳、回阳救急为主。因本病亦常在冠心病、心肌炎等器质性病变的基础上发生，兼夹瘀血、痰浊，而表现本虚标实、虚实夹杂的特点，故在治疗上，尚须根据病情辅以祛瘀、涤痰之品。

基本处方：炙麻黄10g，制附片15g（先煎1小时），细辛5g，红参20g（另煎服），黄芪30g，淫羊藿30g，仙茅20g，桂枝9g，肉桂6g，五味子20g，当归9g，丹参30g，炙甘草20g。水煎服。

方药浅析：本病表现为心、脾、肾阳虚阴盛，失去温升统运，故以红参、黄芪、炙甘草、淫羊藿、仙茅等品温补心、脾、肾之阳，以培补元气，鼓舞生机，统运血脉。复以麻黄附子细辛汤佐桂枝、肉桂等大队温阳升散之品以助阳升发，升高血压，增加脉速。以五味子益气敛阴。因本病多表现为气虚血瘀，心脉痹阻，故以当归、丹参养心通脉。若迟脉持续不复，血压不升，红参、黄芪、桂枝、附子、炙甘草、淫羊藿、仙茅等均可加大药量。一般黄芪、党参均可加大至50～100g，制附片可加大至30g，但必须先煎1小时。复以肉桂研粉1.5g冲服，每日2～3次。

## 三、病案举例

王某，男，49岁。近20年来，脉搏跳动缓慢，40～50次/分，活动后可升至80～90次/分。曾因爬山劳累出现心慌、气短、胸闷、心前区痛等不适症状，并有逐渐加重的趋势。于1997年6月25日以病窦综合征住进某院。入院时心率45次/分，血压18/12kPa。心电图示：窦性心动过缓，

40次/分，阿托品试验阳性，异常心电图。住院治疗，证有所减，于7月20日出院，但仍感心前区不适，遂前来就诊。自诉胸闷气憋，心前区隐痛，伴疲乏、畏寒、四肢麻木、舌体胖嫩质淡紫，边尖见瘀斑点，苔白滑，脉迟涩。中医辨证属脾肾阳虚，阴寒内盛，心脉失统，血脉瘀滞。治宜扶正培本，温补脾肾，益气扶阳，祛瘀通脉。

处方：炙麻黄9g，桂枝9g，制附片9g，细辛4g，红参9g，黄芪30g，淫羊藿30g，五味子9g，当归9g，丹参20g，川芎9g，炙甘草15g。水煎服，并配服心痹舒胶囊，每服5粒，日服3次。1997年8月1日2诊：连续服药10天。自感症状减轻，但活动后仍气短，心悸，苔脉从前。守方继进15剂，心痹舒胶囊继服。8月18日3诊：胸闷、气憋、心痛明显减轻，自觉心率有所增加，原方加阿胶9g（烊化），继服15剂。心痹舒胶囊继服。9月4日4诊：服药37剂，诸证基本消失。心电图查：正常心电图，心电轴不偏，74°；心率71次/分。以后来诊随证加减，继续服药2个月后，心前区不适症状全部消失。于1997年10月16日复查心电图：心电轴正中，正常心电图，心率70次/分。为巩固疗效，嘱患者坚持连续服药2～3个月，注意生活起居调养。以后多次随访，直到现在健康状况一直良好。

## 频发性期前收缩、心房颤动、心动过速

以上3病的发病机制有共同之处，均系心脏内冲动的形成和传导的不正常使心脏活动的规律发生紊乱，形成心律失常的病证，而且在中医病机分析与辨证治疗上也有共同的特点，故合并一起讨论。

## 一、病因病机

本病的发生首先要区分有无器质性心脏病。发生本病者，多由身体素虚、情志失调、饮食劳伤等因素引起。一般病情较轻，或无任何症状，而偶发期前收缩或心律失常。有器质性心脏病者更易发生，而且往往病情严重。因此，在治疗本病的同时，先要兼顾原发病。

期前收缩亦称过早搏动，可发生于正常人与器质性心脏病患者，证见心悸、气短、乏力、头晕等。心房颤动是心脏的搏动快而不规则，发生极快而细的乱颤，脉呈结、散、代、乱象，绝大部分发生于有器质性心脏病患者。证见心悸不安、疲乏、气短及晕厥等。心动过速多表现于阵发性，每次发作可持续数分钟至数小时或数天。心律常在160～220次/分，平均200次左右。可见于多种病因的心脏病患者，但常发生于没有器质性心脏病的人。证见突发心动过速、心悸、气短，或在发作时精神不安有恐惧感。以上诸病的发病机制有共同特点，一般是虚证居多。多由心脾两虚，肾阳不足，以致阳虚不摄，心神不守，脉失统运，引起心神动悸不安，节律失调，发生期前收缩、心房颤动，或心动过速。此即《内经》所谓："代则气衰"，"乍疏乍数曰死"。本病亦多因虚而致瘀，兼夹瘀血痰浊，阻滞心脉，形成本虚标实、虚中夹实的复杂病机，此多见于由器质性心脏病继发本病的患者，故在治疗上又当标本兼顾。

## 二、辨证论治

本病的基本证型当属脾肾虚损，心阳不振，治宜补益脾肾，益气补血，养心安神。如由器质性心脏病继发本病，兼夹瘀血痰浊，尚须随证选加祛瘀豁痰之品，临床上常用血府逐瘀汤治疗心律不齐就是这个道理。有气阴两虚，阴虚阳动而致心动过速，又当酌加滋阴清热、潜镇安神之品。

基本处方：党参20g，炒白术9g，黄芪30g，淫羊藿30g，当归9g，丹参30g，广地龙20g，五味子20g，苦参30g，生地20g，阿胶9g，首乌藤20g，炒枣仁20g，炙甘草9g。水煎服。

方药浅析：本病系脾肾虚损，心阳不振，脉失统运，故以党参、炒白术、黄芪、炙甘草、淫羊藿等补益脾肾，益气助阳，以统运血脉；五味子益气敛阴；生地、阿胶滋阴养血；首乌藤、炒枣仁养心安神。因本病多表现为气虚血瘀，心脉失统，故复以当归、丹参、地龙等养心通脉。临床经验和实验提示，苦参有较好的抗心律失常作用，对各种快速型心律失常均有一定疗效，故本方重用苦参以抗心律失常。随证加减：胸闷、憋气加瓜蒌、半夏；血瘀加赤芍、郁金、元胡、莪术；血压高加菊花、钩藤、茺蔚子。若表现气阴两虚，阳亢悸动，又当佐黄连以清心宁神，佐生龙骨、生牡蛎、灵磁石以潜镇安神，效果更显。实验提示，黄连的有效成分小檗碱能抵抗肾上腺素类药物（去甲肾上腺素、甲氧胺）等所致的心律失常、心电图改变。若期前收缩频发，病程较长者，使用葛根、常山等抗心律失常中药可以增加疗效。若病势缠绵，累及肾命，表现肢冷、畏寒现象，亦可增加温阳散寒、扶命助阳之品，桂枝、肉桂、附子等品均可选用。

## 三、病案举例

吕某，男，57岁，2003年10月11日初诊。患者诉心悸、胸闷1个月多，不能正常生活，住院西医治疗，病情好转后出院。出院后病情又加重，欲求中医治疗。诊见：胸闷胸痛，心慌心悸，多汗肢凉，气憋背冷，腰膝酸软，脘痞纳呆，神疲乏力，面色晦暗，舌暗淡，苔白腻，脉结代。心脏听诊：心率 68 次 / 分，期前收缩 8 次 / 分。9 月 25 日 24 小时心电图示：房性期前收缩及室性期前收缩，多发于凌晨 1 时至上午 10 时，多为室性期前收缩。中医辨证属脾肾阳虚，心神不守，寒滞血瘀，心脉痹阻，治宜补益脾肾，温经通脉，养心安神，宣痹止痛。药用心痹舒胶囊，每服 4 粒，日 3 次，并辅以汤剂。基本处方：党参 20g，炒白术 9g，黄芪 20g，枣仁 20g，淫羊藿 20g，五味子 9g，当归 9g，丹参 20g，广地龙 20g，苦参 20g，桂枝 9g，瓜蒌 9g，生地 20g，首乌藤 20g，制附片 9g，生姜 3 片，大枣 6 枚，炙甘草 6g。水煎服，日 1 剂。

以上方药服用 1 周，患者心悸、胸闷、疼痛减轻，期前收缩明显减少，精神转佳，情绪稳定。继续服药 10 余剂后，诸证悉除，嘱其继续坚持服用心痹舒胶囊。后多次随访，一直未有复发。

按：心阳根于肾阳，人近老年阳气渐亏，心肾之阳气不足，推动无力，必致心脏搏动节律紊乱，血行迟涩成瘀。中土虚弱，宗气不足，无以走息道而行呼吸，贯心脉而行气血，而致心悸、胸闷、气短，故心脾肾阳虚是本病的本质。阳虚日久，必迁及阴分，“无阴则阳无以生，无阳则阴无以化”，阳不化津，阴液必耗，故本病可见气阴两虚之证，可见脉缓与脉数交替发作，数脉见细涩虚软，沉取无力。张景岳指出：“数脉之病，唯损最多，愈虚则愈数，愈数则愈危”，故认准病机，以温补脾肾、益气补血、活血通脉之法施治，岂有不效之理。

# 病毒性心肌炎

病毒性心肌炎是由柯萨奇病毒、流感病毒及埃可奇病毒等引起的心肌病变。典型病理改变为心肌间质增生、水肿及充血，内有多量炎性细胞浸润等。发病前1～4周内有感冒、流感或其他病毒感染史，病毒感染后随即出现胸闷、胸痛、心悸、气短等症状。本病属中医“胸痹”“心悸”范畴。

## 一、病因病机

本病的发生多由素体虚弱，正气不足，复感于邪，内舍于心而成。即《素问·痹论》所谓：“脉痹不已，复感于邪，内舍于心”；“心痹者，脉不通，烦则心下鼓，暴上气而喘”。本病《内经》称“心痹”，《金匮要略》称“胸痹”。本病发病机制，《内经》有明确记载。如《素问·痹论》谓：“荣卫之气，亦令人痹乎？……岐伯曰：不与风寒湿气合，故不为痹”。说明心痹的发生是风寒湿邪侵入人体，内舍于心，引起心肌荣卫气血阻逆失调，发为心痹。这说明只有外因风寒湿邪气侵入人体，而无内因荣卫二气之阻逆失调，亦不致成痹，必须二者相合，始可成痹。由此可以看出，正气虚损，招致病毒感染，而致心肌荣卫气血阻逆失调，这是引起心肌炎的内因，而风寒湿邪侵犯，病毒感染，这是外因，外因通过内因起作用。在临床上外邪感染留恋不去，常常可从咽喉部发红充血，且长期不易消退反映出来。这就说明本病的病理共性，还是表现虚实夹杂的特点，而且贯穿于疾病之始终。外邪感染而致心肌荣卫气血阻逆失调所表现出的寒热失调，胸闷、胸痛之症状特点，此为实。期前收缩频繁，且有心悸、气短、乏力等症状，此为虚。可以看出，虚多为气阴虚或气阳虚；实则多为邪毒留恋，瘀血、痰浊阻滞脉络，故诊治本病必须抓住虚实夹杂之病理共性特点，始得要领。

## 二、辨证施治

本病前期多表现邪毒留恋，热痰络阻，气阴两虚，治宜清热解毒，养心益气，活血祛瘀。后期往往影响心脏，使心脏功能减退，而表现为心气虚、心阳虚、脾肾不足、寒凝络阻。证见动则心悸自汗、气短乏力、胸闷隐痛等，治宜调补脾肾，温阳益气，温经通络。根据本病虚实夹杂的病理共性，在治疗上必须考虑全面，不可偏执一端，要虚实兼顾，通补兼施，始为得法。

处方1号：板蓝根20g，白花蛇舌草20g，连翘20g，当归9g，赤芍20g，丹参20g，郁金15g，广地龙20g，生地20g，苦参20g，桂枝9g，党参20g，黄芪20g，炒枣仁20g，瓜蒌9g，半夏9g。水煎服。

方药浅析：本方有清热解毒、养心益气、活血祛瘀之功，适于发病初期，邪毒留恋，气阴两虚，热瘀络阻，而表现心悸、气短、乏力、胸痛，伴有咽干咽痛，或有热候。方中以板蓝根、连翘、白花蛇舌草清热解毒。实验提示，此3味药有明显的抗病毒作用；以生地滋阴，苦参清热抑阳，而抗心律失常；以党参、黄芪养心益气；枣仁、柏子仁养心安神；瓜蒌、半夏、桂枝宣阳通痹，以利肺气。复以大队活血祛瘀之品，当归、赤芍、丹参、郁金、广地龙等以促进血液循环，改善心肌供血状态，消除心肌炎性改变，恢复心肌功能。临证加减，咽干而红肿，则加元参、丹皮、山豆根；咽中作阻，则加射干；血压高加菊花、钩藤、茺蔚子等。

处方2号：桂枝9g，黄芪30g，当归9g，丹参30g，广地龙20g，郁金15g，鸡血藤20g，炙麻黄6g，细辛4g，制附片10g，党参20g，黄精20g，淫羊藿20g，瓜蒌9g，炙甘草9g。水煎服。

方药浅析：本方有温阳散寒、温经通脉、活血祛瘀、调补脾肾之功，适用于心气虚、心阳虚、脾肾不足、寒凝络阻，表现为动则心悸自汗、气短乏力、胸闷隐痛、心律缓慢等证。方中以桂枝、麻黄、细辛、附子等助阳温散之品增加脉速，温经通脉；以党参、黄芪、黄精、炙甘草、淫羊藿调补脾肾，益气生肌，达到增加心肌细胞活力、消除心肌细胞炎性改变之目的；以瓜蒌一味宣阳通痹，以利肺气；复以活血祛瘀之品当归、丹参、广地龙、郁金、鸡血藤等，以促进血液循环，改善心肌供血状态，增加心肌营养，消除心肌炎性改变。如果服上方效果不显，可重用温阳益气、养血祛瘀之品，可增量丹参、鸡血藤各30g，黄芪30g，制附片15g，党参30g，淫羊藿30g，再加五味子20g。如此可升高血压，增加心律。

## 三、病案举例

**案1：**姜某，女，43岁，2006年4月初诊。患者2005年11月感冒半月余，继而出现心悸、胸闷、胸痛等证。在某医院诊查为病毒性心肌炎，并住院治疗。病情好转后出院，而后病情又时好时坏，迁延不愈。来诊时心电图示：频发、多源室性期前收缩，短阵室速，偶发房早。伴有心前区疼痛、心悸、气短、胸闷、疲乏等症。唇淡，舌紫暗，苔薄微黄，脉结代。中医辨证为脾肾阳虚，心阳不振，寒凝络阻，心脉痹阻。治宜培补脾肾，通阳宣痹，活血祛瘀，温经通脉。处方：板蓝根20g，白花蛇舌草20g，连翘20g，党参20g，炒白术9g，黄芪20g，淫羊藿20g，丹参20g，五味子20g，赤芍20g，川芎20g，广地龙20g，桂枝9g，荜茇9g，瓜蒌9g，炙甘草9g。水煎服。每日1剂，并辅以“心痹舒胶囊”，每服5粒，日3次。连续服药6天，自感症状减轻。方随证加减，“心痹舒胶囊”继续服用，连续服药1月有余，患者胸部室闷疼痛消失，期前收缩消失，诸证大减。嘱其坚持服药3～4个月，以巩固疗效。2006年2月再次来诊，心电图未见异常，诸证消失，患者已正常上班工作。直到现在，身体健康无恙。

**案2**：李某，女，40岁，2005年9月10日初诊。患者于半月前因过度疲劳出现心慌、心悸、胸前区憋闷不适，因受凉感冒、头痛鼻塞服康泰克等感冒药，症状消失。但仍有咽部不适、心慌、心悸、胸前区闷痛。于9月3日查心电图示：偶发室性期前收缩。服心血康、肌苷等药，症状未见缓解。3天后，兰州某医院进行动态心电图观察提示：频发单纯性期前收缩，诊为病毒性心肌炎。服抗病毒口服液，抗生素等药治疗，效果不明显。诊见神情疲倦、胸闷、心慌、心悸、时作时无、疲倦乏力、脘痞纳差、二便通调、舌质暗淡、边有齿印、苔少脉结代。检查：双肺未闻及干湿啰音，心界不大，心率66次/分，脉律不齐，可闻期前收缩，2～3次/分，未闻及病理性杂音。血常规、类风湿因子、血沉化验均正常。心脏彩超检查提示，各房室腔均不大，各瓣膜形态及活动尚可，左室心肌、心尖部内膜增厚，回声增强，有瘢痕形成，运动减弱。超声诊断：心肌炎改变。ECT：静态心肌显像示心肌前壁病变。既往有风湿性关节炎史，经治疗病情稳定，有慢性咽炎数十年，且常复发，有青霉素、链霉素等药过敏史。诊断：心肌炎、心律失常、频发性期前收缩，证属心悸，气阴两虚，痰瘀内阻。治宜扶正祛邪，补气滋阴，养心安神，祛瘀通脉。方用：党参20g，黄芪20g，淫羊藿20g，麦冬20g，五味子20g，赤芍20g，丹参20g，川芎9g，地龙20g，黄连9g，炒枣仁20g，柏子仁9g，夜交藤20g，三七粉5g（分两次服），生蛭粉5g（分两次服）。水煎服。另配服“心痹舒胶囊”，每次5粒，日服3次。守方服药60余剂，诸证消失，饮食、睡眠均好，舌淡红，苔薄白，脉细弱，心率80次/分，律齐，24小时动态心电图示：窦性心律，偶发性室性期前收缩，仅发早搏4个。继服“心痹舒胶囊”，每次5粒，日服3次，以巩固疗效。

按：病毒性心肌炎之所以发生，邪毒是重要的外在因素。其初得之，风热毒邪，侵犯肺卫，不得宣散，由表入里，致肺经郁热。由于心肺同居上焦，肺朝百脉，与心脉相通，故肺经郁热，浸淫于心，邪热毒邪消灼心阴，耗伤心气，故每见于外感之时或稍后，渐感心慌、胸闷、气短、动则加剧之心伤征象。从广义讲，此病亦即叶天士之谓：“温邪上受，首先犯肺，逆传心包。”同时，邪热毒邪犯心，每与正气不足有关，所谓：“邪之所凑，其气必虚。”《诸病源候论》亦指出：“凡惊悸者，由体虚心气不足，心之府为风邪所乘，或恐惧忧迫，令心气虚，亦受风邪。风邪搏于心，则惊不自安。惊不自已，则悸动不安。”另外，邪毒留恋，热痰络阻，往往易致痰凝血瘀，故诊治本病，必须抓住虚实夹杂之病理特点，标本兼治，始能获得满意疗效。

# 风湿性心脏病

风湿性心脏病是风湿性关节炎急性发作或反复发作后遗留的心脏瓣膜损害所形成的慢性心脏病，以二尖瓣病变或二尖瓣合并主动脉瓣病变为常见。因瓣膜狭窄和（或）、关闭不全，导致血流动力学改变，从而出现心脏杂音及心脏增大，以致心衰等临床表现。病变处于代偿期，患者往往仅有典型的二尖瓣狭窄的体征，而无明显的自觉症状，体力活动不受限制。如果病变长期下去，可发展为心力衰竭，产生体循环静脉瘀血而引起发绀、肝脾肿大、浮肿、腹水、呼吸困难等。

## 一、病因病机

本病属中医“心悸”“怔忡”“水肿”“喘证”范畴。其发生多由风寒湿邪侵犯人体，先引起肢体之痹证，复因治疗不当，反复发作，内舍于心致成本病，故本病《内经》称为“心痹”，《金匮要略》称为“胸痹”。《素问·痹论》谓：“风寒湿三气杂至合而为痹也……脉痹不已，复感于邪，内舍于心……心痹者，脉不通，烦则心下鼓，暴上气而喘”。

本病中医辨证心气虚、心阳虚是其病理基础。心气不足，鼓动无力，而致血脉瘀阻，故本病多证见口唇青紫、或胁下癥块。血脉瘀滞是本病中心病理环节。心病日久，累及脾肾。肾主纳气、肾气虚则摄纳失常，发为喘逆。脾肾阳虚，三焦气化不行，水饮泛滥而为水肿。饮邪内停，凌心射肺，则见气急喘促不得卧，故水饮、痰浊所致水肿、喘逆亦为本病的重要病理变化。由此可见，本病病机常表现虚实夹杂、本虚标实之特点，而且贯穿于疾病始终。心、脾、肾阳气虚损不足是其本，瘀血、水饮、痰浊是为标实之邪。标实之邪是在正气虚损、脏腑代谢功能失常的基础上产生的。正气愈虚则瘀阻愈甚，水饮愈盛。

## 二、治则治法

本病之治当扶正祛邪，以补虚固本为主，兼佐活血祛瘀，行水逐饮，以治其标。宗“劳者温之”之法，基本处方如下。临床上可根据病情，随证加减。

基本处方：党参 20g，炒白术 9g，黄芪 20g，当归 9g，丹参 20g，广地龙 20g，远志 9g，五味子 20g，淫羊藿 20g，桂枝 9g，制附片 9g，葶苈子 20g，猪苓、茯苓各 20g，泽泻 20g，大腹皮 20g。水煎服。

方药浅析：方中以参、术、芪、淫羊藿培补脾肾，五味子益气敛阴，是为治本。治疗本病出现的心衰应时刻注意顾护正气，扶正药宜重用。例如，在应用人参时，可视病情及体质选用太子参、红参、西洋参等。太子参、党参用量可达 30 ～ 60g，红参、西洋参用量可至 10 ~ 30g。对喘咳欲脱的危症，可用高丽参浓煎频服，以补气固脱。方中以当归、丹参、地龙等活血祛瘀。活血祛瘀药可根据病情，轻重药并用，可酌加益母草、莪术、赤芍、三七等，以增强疗效。以猪苓、茯苓、泽泻等利水消肿，葶苈子、远志等蠲饮化痰，大腹皮理气消胀。复以桂枝、附片以通阳宣痹，温阳化水，温经止痛。诸药合用，共奏标本兼顾、综合调节之效。

## 三、病案举例

郑某，男，49岁，2006年4月初诊。患者素体虚弱，有风湿病史，常有四肢关节疼痛不适、下肢屈伸不利等症。心悸、短气2年余，近1周来自感心慌，气短，疲乏无力，肢冷畏寒，时觉心前区憋闷不适，并全身浮肿。查：BP：15.71/8.39kPa（118/63mmHg），端坐呼吸，两腋下可闻及湿啰音。心界扩大，心尖区可闻及收缩期吹风样杂音，向左腋下及心前区传导，心尖区可闻及舒张期雷鸣样杂音，两下肢凹陷性浮肿。诊断为风心病，二尖瓣关闭不全及狭窄，心界向左扩大，心衰Ⅲ度。中医证见：面及下肢浮肿，尿少纳差，心慌心悸，唇绀，舌暗淡，边尖瘀，苔白滑，脉弦涩。中医辨证为风湿阻络，心脉痹阻，阳虚水泛，气虚血瘀。治宜培补脾肾，活血祛瘀，蠲饮化痰，利水消肿。

处方：党参20g，炒白术9g，黄芪20g，当归9g，丹参20g，广地龙20g，远志9g，五味子20g，淫羊藿20g，猪苓、茯苓各20g，益母草20g，桂枝9g，制附片9g，葶苈子20g。水煎服，每日1剂。辅以心痹舒胶囊，每服5粒，日3次，并口服生水蛭粉（亦可装入胶囊），每次服2.5g，每日早、晚服。服药5天，诸证大减，守方继服，随证加减，连续服药2月，患者病情稳定，诸证消失，已能正常上班工作。

按：综其脉证，本病例病机以“虚”“瘀”“水”为特点，故用黄芪、党参、炒白术、淫羊藿等药补益脾肾，扶助正气。另外，健脾亦可除水，如朱丹溪云：“治水肿大法，宜调中健脾，脾气实自能升降运行，则水湿自除，此治其本也。”又以当归、丹参、地龙、水蛭等药活血祛瘀；以猪苓、茯苓等利水消肿；葶苈子、远志蠲饮化痰；大腹皮理气消胀。复以桂枝、附片以通阳宣痹，温阳化水，温经止痛。诸法综合运用，标本兼治，使瘀化水消痹除，故病可速愈也。

# 高血压病

高血压病又称原发性高血压，是以血压升高为主要临床表现的综合征，临床颇为常见，是多种心、脑血管疾病的重要病因和危险因素，影响心、脑、肾等重要脏器的结构与功能，最终可导致这些器官的功能衰竭。该病属中医学“眩晕”“头痛”等范畴。

## 一、病因病机

中医认为，肾在下，为阴阳水火之宅，下为本，上为标。肝肾精血同源，肾精充足则肝有所养，肾精亏则肝失所养。本病患者多见年事渐高，肾精渐亏，肝肾阴虚于下，阴不敛阳，阳亢气逆，则变化为风，扶摇而上，间或夹痰夹瘀，上扰清空，而见头痛、头晕、耳鸣、耳聋，血压波动不定。《素问·五脏生成篇》谓：“是以头痛癫疾，下虚上实”。《素问·脉要精微论》亦谓：“上实下虚，为厥巅疾”可谓一语中的。是故下虚上实、阴虚阳亢、虚实夹杂为本病之病理共性。

## 二、辨证论治

治疗之法遵经所言："肾虚气逆，非滋不纳"之旨，治疗以"滋潜"为主要治法，亦即育阴潜阳，潜镇降逆。

高血压和动脉硬化两者常相互联系，互相影响，而致血脉瘀滞，浊瘀闭络，故养血活血通络亦当为治疗高血压和防治变证的主要治法。

肾中精气亏损，蒸化无力，脾失健运，精化为浊，痰浊入血，又可导致血脂升高，故化浊降脂亦为治疗本病常选用的治法。

总之，在治疗上，对本病所表现的上下升降和阴阳虚实偏颇失调的病理状态，要分轻重、先后，化裁适宜，用药得当。要充分发挥中药复方的综合运用和整体调节的作用。任何偏执一法一方的治疗原则，不综合考虑上下升降、阴阳虚实之间的辩证关系，都必然会带来某种局限性，影响疗效。

处方1：夏枯草20g，黄芩9g，桑叶9g，菊花20g，钩藤20g，茺蔚子20g，决明子20g，泽泻9g，生龙骨、生牡蛎各30g，石决明30g，生地20g，元参20g，怀牛膝9g，桑寄生15g，丹参20g。水煎服。

方药浅析：本方有清泄肝胆、明目止眩、育阴潜阳、养血通络之功，适用于阳亢、阴虚阳亢、肝肾阴虚型高血压。方以夏枯草、黄芩之苦寒清泄肝胆，泻火降压；以桑叶、菊花、钩藤、茺蔚子、决明子明目止眩；生地、玄参、龙骨、牡蛎育阴潜阳；泽泻利水降脂；怀牛膝、桑寄生培补下元；复以丹参一味，养血通络，以防瘀塞。诸药合用，共奏清肝明目、育阴潜阳、养血通络之功。

加减运用：血热上攻、颜面潮红、肝阳上亢显著者，可酌加川连、龙胆草、山栀、青黛等苦降之品，以泻火降阳；大便燥结者加生大黄以通便；头痛、眩晕明显者，加珍珠母、生赭石、明天麻、僵蚕、蝉衣等重镇肝阳，息风止眩；血压长期波动，或持续升高，表现头重脚轻、腰膝酸软等肝肾阴虚之候者，可酌加女贞子、旱莲草、石斛、玉竹、桑椹、何首乌等滋肾养液；胸闷、胸痛、肢麻者，加广地龙、赤芍、红花、桃仁、郁金以宣阳通痹，活血通脉；心悸者加远志、酸枣仁、柏子仁等养心安神。

处方2：夏枯草20g，桑叶9g，菊花20g，钩藤20g，决明子20g，茺蔚子20g，何首乌20g，桑椹15g，生山楂20g，川芎15g，丹参30g，当归9g，赤芍30g，地龙20g。水煎分服。

方药浅析：本方有清肝明目、滋肾培元、降脂通脉之功，适用于阴虚阳亢，血压升高且伴有浊瘀闭络、中风、胸痹发展趋势之高血压病证。方中夏枯草、桑叶、菊花、钩藤、茺蔚子、决明子有清肝明目之功，是针对肝阳上亢、血压升高而施治。何首乌、桑椹有填精益髓、滋补阴津作用。现代药理研究表明，何首乌有降低胆固醇及抗动脉硬化作用。根据整体调节的原则，养血活血通络属治疗本病的主要治法之一，以丹参、川芎、当归、赤芍、山楂、地龙等活血化瘀，养血通络能明显改变血流动力学、血液流变性，具有明显改善微循环障碍及抗血栓形成的作用，且地龙尚能息风止痉，可防肝风上扰而致中风之变。

加减运用：肝阳上亢、血压升高显著者，可酌加黄芩、龙胆草、山栀子等苦寒清降之品；视物昏花者加枸杞、菊花；头项强痛者加葛根；肢麻者加豨莶草；面部麻木者加僵蚕、全蝎；肌肉跳动者加白芍、木瓜；胸闷、胸痛者加瓜蒌、半夏；头重脚轻、腰膝酸软者加女贞子、旱莲草、怀牛膝、桑寄生。

处方3：何首乌20g，桑椹20g，女贞子20g，桑寄生20g，怀牛膝15g，炒白术15g，黄芪20g，枸杞15g，菊花20g，益母草20g，钩藤20g，泽泻20g，猪苓、茯苓各15g，车前子20g（包），丹参20g。水煎分服。

方药浅析：本方有培补脾肾、滋潜降压、利水通脉之功，适用于阴阳两虚型，见于高血压长期不愈、病累及肾、出现肾功能不全者。方以何首乌、桑椹、女贞子、桑寄生、牛膝、白术、黄芪、枸杞大队调补脾肾之品，以冀扶正培元，恢复肾脏功能，以治本；复以菊花、钩藤清肝明目，潜阳降压，以治标；以泽泻、猪苓、茯苓、车前子利水泄浊；以丹参、益母草活血化瘀。诸药合用，共奏调补脾肾、育阴潜阳、利水通脉之功。

## 三、病案举例

刘某，女，55岁，2006年5月13日就诊。患者有高血压病史4年，平时性情急躁易怒，手脚心热，睡眠差。1周前因生气后出现明显头痛、眩晕、耳鸣、失眠。就诊时见舌质暗红，少苔，脉弦细。血压23/13kPa（180/105mmHg）。中医辨证为肝肾阴虚，阴虚阳亢。治宜育阴潜阳，清泄肝胆，养血通络，明目定眩。处方：何首乌20g，桑椹20g，女贞子20g，元参20g，桑叶9g，菊花20g，茺蔚子20g，车前子9g（包），决明子20g，广地龙20g，钩藤20g，生龙骨、生牡蛎各30g，石决明30g，丹参20g，香附15g。水煎服。连服5剂，诸证悉减。2诊加枸杞15g，怀牛膝9g，继服药

15 剂，证除病愈，血压稳定在 16/10kPa（125/80mmHg）左右。嘱其继续服药以巩固疗效。

按：该患者年逾“七七”，肝肾精血已亏，虚阳易于浮越，而出现眩晕、耳鸣诸证。《灵枢·海论篇》提出了肾精不足、脑髓空虚发为眩晕的观点，即“髓海不足，则脑转耳鸣，胫酸眩冒，目无所见，懈怠安卧”。治疗时应抓住肝肾亏虚这一病理关键，在补益肝肾、育阴潜阳的基础上，再给以清泄肝胆、养血通络、明目定眩之品综合治疗，往往疗效满意。

## 低血压病

低血压病的诊断一般认为以不同日测量血压 3 次，成人上臂动脉收缩压低于 12kPa（90mmHg），舒张压低于 8kPa（60mmHg）；65 岁以上的人收缩压低于 13.33kPa（100mmHg），舒张压低于 8kPa（60mmHg）为标准。根据病因可分为体质性低血压、体位性低血压、继发性低血压等，本文主要讨论的是体质性低血压。体质性低血压，一般认为与遗传和体质瘦弱有关，多见于 20 ～ 50 岁的妇女和老年人，轻者可无任何症状，重者可出现精神疲惫、头晕头痛、倦怠懒动、心悸气短，甚至昏厥。夏季气温较高时更明显。该病属于中医学“眩晕”“虚劳”等范畴，临床颇为常见。

## 一、病因病机

低血压病究其发病原因，多因久病不复，损气伤血，迁延而成；或素体羸弱，复加劳累，伤及气血；或年事渐高，积劳成疾。久病不复，辗转延续，累及于肾，终致脾肾双亏，阳虚失于温运，升发不及，生机衰退而见一系列低血压病表现。

## 二、治则治法

低血压病之因虽有多端，但究其根本，皆为脾肾阳虚、失于温煦、升发所致。因此，治宜温补脾肾，益气升阳。

基本处方：红参 9g，炒白术 9g，黄芪 20g，当归 9g，丹参 15g，五味子 15g，淫羊藿 20g，仙茅 20g，补骨脂 20g，桂枝 9g，麻黄 6g，肉桂 7g，制附片 9g，炙甘草 1.5g。每日 1 剂，水煎服。

方药浅析：本方以红参、白术、黄芪健脾益气升阳；以淫羊藿、仙茅、补骨脂等温补肾阳，鼓舞生发之气；以桂枝、麻黄、附子、肉桂之温散升发作用以助阳气之上升；复以当归、丹参养心通脉，调补脾肾，共奏益气升阳、活血通脉之功。

## 三、病案举例

王某，女，58 岁，2006 年 7 月初诊。自述近来易犯头晕，神疲乏力，心悸，气短，纳差，腰困，并述近来血压一直偏低。来诊时头昏，疲乏肢冷，面色苍白，当时血压 12/8kPa（90/62mmHg），脉沉细弱，舌淡胖，苔薄。中医辨证属脾肾阳虚，温运失司，升发不及。治宜温补脾肾，益气升阳。处方：红参 9g，炒白术 9g，黄芪 20g，当归 9g，丹参 20g，五味子 20g，淫羊藿 20g，仙茅 20g，桂枝 9g，麻黄 6g，制附片 9g，甘草 9g。水煎服，每日 1 剂。6 剂后诸证大减，原方红参改党参继续服用，再服药 12 剂后，血压上升为 16/10kPa（125/75mmHg），诸证悉除。

按：肾为先天之本，肾阳对人的生命至关重要，被称为“真阳”“元阳”。肾阳虚衰则温运、气化失司，故出现面色苍白、肢冷等症状。加之肾为元阳之宅、阴精之府，肾虚则精不养脑，肾火虚衰又可殃及于脾。脾为后天之本，气血化生之源，主运化、升清。脾虚不运则气血两虚，升降失枢，清阳不升，脑失濡养则出现眩晕诸证。中药治疗低血压，一般来说只要抓住脾肾阳虚这一病机，再随证用药治疗，效果都比较理想。

# 脑血管意外

脑血管意外包括脑出血、脑血栓形成、脑栓塞、脑血管痉挛等。中医统称“中风”。此类病多以突然昏仆、不省人事、或口眼歪斜、语言不利、半身不遂为主症。因病起急骤，而又见证复杂，与自然界中风性善行而数变的特征相似，故古代医家从广义角度上去认识风病，类比称为中风。本病的发生多与家族中的遗传因素有关，而且多见于中老年人。因为人趋老年，脏腑之气日衰，阴阳失调，精元不固，阴不敛阳，可致气血冲逆，肝阳暴张，而患本病。此即《内经》所谓：“气之与血，并走于上，则为大厥”。清代叶天士谓："精血衰耗，水不涵木，木少滋荣，故肝阳偏亢"。可见，本病的发生着重在于内因。此外，饮食无节、恣食肥甘、情志失调、五志过极，亦是引起本病发生的重要因素。本病的临床表现，古代医家根据病情之深浅轻重分为中经中络、入脏入腑。即轻则出现经络证候，突发口眼歪斜或语言不利，或半身不遂；重则猝然昏仆，不省人事，继则出现各种颓败症状，甚至转归死亡。

## 脑出血

### 一、病因病机

脑出血最常见和最主要的原因为高血压和动脉硬化。当血压骤然上升至病变动脉管壁不能耐受的程度时，动脉壁破裂，血液进入脑实质内而发生。中医解释为肝气上逆，风阳上扰，气血冲逆而上壅，迫使血离经道，而致中风昏厥。痰阻经道，血脉瘀滞，故半身不遂。即《内经》所谓："血菀于上，则为薄厥"；"厥气上行，满脉去形"。证见突然昏厥、不省人事、颜面潮红、呼吸深重而带鼾声，伴随出现偏瘫、口眼歪斜等。

### 二、治则治法

在治疗上，有"脑血栓非温药不化，脑出血非凉药不止"之论。西医以降血压、降颅压、止血为主。中医以平肝息风、重镇潜阳、凉血止血为主。

基本处方：夏枯草 20g，黄芩 9g，桑叶 9g，菊花 20g，钩藤 20g，生地 20g，元参 20g，生龙骨、生牡蛎各 30g，石决明30g，桑寄生9g，怀牛膝9g，何首乌20g，僵蚕9g，白蒺藜15g，槐花15g。水煎服。

方药浅析：本方有清肝明目降压、平肝息风、重镇潜阳、滋阴凉血止血之功，适于肝风内动、风阳上扰、气血上壅、痰火壅盛之络损血溢，中风昏厥。方中以夏枯草、黄芩、桑叶、菊花、钩藤大队清肝明目之品，以达到降压之目的；以龙骨、牡蛎、石决明重镇潜阳；白蒺藜、僵蚕平肝息风；桑寄生、怀牛膝补肝肾，降血压；何首乌滋肾降脂，抗动脉硬化；生地、元参滋阴养液；配以槐花，合奏滋阴、降压、凉血止血之功。

加减运用：夹火者当泻火，酌加龙胆草、山栀子、知母之类；兼痰者当清热涤痰，酌加胆南星、天竺黄、竹茹、贝母、竹沥之类。脑出血急性期不省人事，尚须辨别是闭证还是脱证。闭证要分阳闭、阴闭。阳闭以至宝丹辛凉开窍，阴闭以苏合香丸辛温开窍；但须注意，在急性期一律用香窜药来开窍促苏不是上策。虽然麝香可以改善或消除水肿，但是香窜容易引起血管渗漏，有再出血的可能。关于开窍，无论属于何种类型之闭证，均可服用安宫牛黄丸，每日1～2丸。昏迷与否，在出血性中风中只是闭窍程度深浅之别，因此均当应用此法。使闭窍者其窍早开，未闭者防患于未然。辨别脱证主要以测量血压为准，血压骤降者为闭证转脱证或合并心脉闭阻所致。脱证者血压均低于正常。凡见脱证者，应投人参、附子、肉桂、干姜等，益气固脱，回阳救逆。出血性中风为气血逆乱，血溢于上而发病。一旦确诊切忌用破血活血之品，免使出血加重。但可用和血凉血之法，可小剂量用当归、丹参等。丹参具有出血者止血、瘀血者活血的双向调节作用。根据病情亦可酌加利尿药，以引出邪浊，促使脑压下降，如泽泻、茯苓、车前子、益母草等。通过通腑以减轻脑压，亦为临床所常用，昏迷者用灌肠法。

### 三、病案举例

任某，男，65岁，1995年6月15日初诊。曾于1995年4月25日昏厥不省人事，住院查为脑出血，经治疗后患者意识清楚。来诊时口眼歪斜，口角流涎，自诉右侧肢体麻木酸痛，头痛头晕，耳鸣，右脸发麻，舌红绛，苔薄黄，脉弦有力。血压21/13kPa（160/100mmHg）。证属肝风内动，风阳上扰，气血冲逆，痰火壅盛，络损血溢。治宜平肝潜阳，息风通络，凉血止血。处方：夏枯草20g，黄芩9g，当归9g，丹参9g，龟板30g，白蒺藜20g，僵蚕9g，全蝎6g，广地龙20g，菊花20g，黄芪20g。水煎服。5月10日2诊：服前药6剂，头晕、耳鸣减轻，加知母20g，继服10剂。5月20日3诊：右侧肢体酸痛麻木减缓，口不流涎，脸不发麻，原方10剂继服。以后随证加减施治，患者坚持服药1月余，诸证除，口眼恢复正位，血压16/11kPa（120/85mmHg）。嘱其连续服药2～3个月，以巩固疗效。以后再未复发，身体状况良好。

## 脑血栓形成

### 一、病因病机

脑血栓形成最常见的原因为动脉硬化和高血压，属于中医学“中风”范畴。《内经》有“血菀于上，使人薄厥”的记载。就是说肝气上逆，气血上壅可致头部血络阻闭，而发生中风、半身不遂一类的疾病。

## 二、治则治法

历代中医有应用活血化瘀法进行治疗的记载，如清代王清任用补阳还五汤治疗中风及半身不遂为后世所效法。其方剂的组成系在益气的基础上选用了大量的活血化瘀药物。

基本处方：何首乌20g，桑椹15g，黄芪30g，当归9g，赤芍20g，丹参30g，川芎20g，广地龙20g，生山楂20g，泽泻9g，红花9g，鸡血藤20g。水煎服。

方药浅析：本方有滋肾益气、活血化瘀、降脂之功，适于有动脉硬化、高血压出现偏瘫、失语、失读和失写等症的老年患者。该方是在滋肾益气的基础上加大量活血化瘀的药物。何首乌滋肾益髓，有柔润血管、降低胆固醇及抗动脉硬化作用。黄芪益气助运，有统运血脉运行之功。所用大队活血化瘀药是为了改善血流动力，防止血栓形成。实验提示，这类药都具有明显的改善微循环障碍及抗血栓形成作用。临证加减：血压较高者加夏枯草、钩藤；视物昏花明显者加枸杞子、菊花；肢体麻木者加豨莶草；面部麻木加僵蚕；肌肉跳动者加白芍、木瓜；痰浊壅盛者加天竺黄、胆南星、菖蒲等。对痰壅昏迷的中风实证，亦可加服生水蛭粉2.5g，早晚分服。

愈瘫汤：当归9g，赤芍9g，川芎9g，黄芪60g，淫羊藿30g，桃仁6g，广地龙9g，僵蚕9g，天麻9g，续断9g，杜仲9g，桑寄生9g，川牛膝9g，乌梢蛇6g，伸筋草9g，骨碎补9g。水煎服。

方药浅析：本方有益气养血、通经活络、强筋壮骨之功效，适于脑血栓出现偏瘫、失语等证者。

## 三、病案举例

李某，女，64岁，1996年5月4日初诊。患者因昏迷、大便失禁，于1996年4月住院。经颅脑CT平扫，查为两侧基底结区多发腔隙性脑梗死。住院时经对症治疗病情稳定。来诊时患者反应迟钝，寡言息微，口角右偏漏水，左侧上下肢发软，耳鸣目眩，左侧头昏头痛；舌紫，苔白腻，脉弦涩，有高血压病史。证属肝风内动，夹痰走窜，气血上逆，阻闭脉络。西医诊为脑梗死。治宜滋阴潜阳，息风通络，豁痰开窍，活血益气。处方：当归20g，赤芍20g，川芎20g，丹参20g，广地龙20g，生山楂20g，黄芪20g，生地20g，全蝎6g，僵蚕9g，茺蔚子20g，明天麻9g，白蒺藜20g，胆南星9g。水煎服，辅以心痹舒胶囊，每服5粒，日3次。1996年5月15日2诊：服药10剂，自觉头脑清爽，精神好转。黄芪加至40g，并加牛膝、桑寄生各9g，继服10剂。5月26日3诊：患者自诉左半身有劲，左手可持物，头痛减轻。守方继服15剂。6月11日4诊：患者反应灵敏，语言清晰，病情大为好转。患者信心倍增。原方加菊花20g，继服30剂，续服心痹舒胶囊。7月10日5诊：患者诸证悉除，并能下地自由活动，口角已正位，与友人可交谈往事。为巩固疗效，嘱其坚持服药2～3个月，并加强体育锻炼，注意调节饮食起居，保持乐观情绪。经随访，直到目前患者身体健康状况一直良好。

按：中风一病多系年长者患之，李东垣《医学发明》中云："中风者，非外来风邪，乃本气病也。凡人年逾四旬，气衰者，多有此疾。壮岁之际，无有也"，并认为"和脏腑，通经络，便是治风"，故脏腑虚衰，尤其是脾肾两脏虚衰为中风发病的关键。脏腑功能虚弱，无以化气、行血，又可导致血行迟缓不畅，在经脉中留而成瘀。王清任《医林改错》中认为，半身不遂（中风）是“元气既虚，必不能达于血管，血管无气，必留滞而瘀。”指出气虚血瘀是中风发病的又一关键所在。

## 急性胃炎

急性胃炎是由多种原因引起的急性胃黏膜炎症，多因感受暑湿之邪、秽浊之气或进食生冷、不洁、腐败、刺激性饮食，或食由微生物、细菌毒素污染的食物而发病。本病的临床特点主要是起病急，一般突发呕吐、脘腹胀痛、厌食、舌苔厚腻、脉滑数，或兼恶寒发热等证。

### 一、病因病机

本病的发病机制是暑湿之邪或生冷不洁之物犯胃，导致胃的升降失调、气机阻滞，胃络瘀阻不通则痛。另外，胃失和降，积滞不消，郁滞生热，火逆冲上，发为呕吐。

### 二、治则治法

对本病治疗宜以苦寒清泄、芳香化湿、和胃导滞为主。

基本处方：藿香 9g，黄芩 9g，黄连 9g，姜半夏 9g，陈皮 9g，厚朴 9g，蒲公英 9g，竹茹 9g，瓜蒌 9g，麦门冬 9g，生姜 3 片。水煎服。

加减化裁：胃脘痛重者可加炒白芍 20g，元胡 20g；呕吐严重者可加旋覆花15g（包煎），代赭石20g（包煎），姜半夏可加至15～20g。

## 三、病案举例

杨某，女，34岁，1997年5月2日来诊。诊见胃脘胀痛难忍，有灼热感，痛势急迫，烦躁易怒，呕恶嘈杂，口干口苦，舌红苔黄，脉弦数。1997年4月7日胃镜检查：黏膜弥漫性充血水肿，皱襞粗大紊乱，腔内见大量胆汁，未见溃疡及新生物。患者平素情绪不稳定，每遇不顺之事，则有恚怒之反常情绪。证属肝气郁结，日久化热，横逆犯胃，胃气逆乱，发为灼痛、呕恶等症。治宜疏肝泄热，和胃降逆，理气止痛。处方：柴胡9g，枳实20g，青陈皮各9g，川楝子20g，郁金20g，元胡20g，炒白芍20g，黄芩9g，黄连5g，蒲公英9g，竹茹9g，麦冬9g，藿香9g，姜半夏9g。水煎服，每日1剂。服3剂证除而愈，嘱其心胸开朗，心情乐观，不要斤斤计较，要注意调节饮食起居。近年来未再复发。1998年2月7日胃镜查：黏膜平整，皱襞整齐，余（-）。

按：该病多因感受暑湿之邪、秽浊之气或进食生冷、不洁、腐败、刺激性食物所致，但本例患者烦躁易怒，平素情绪不稳定，每遇不顺之事则有恚怒之反常情绪，故治疗时应重视肝脾的关系。《素问·宝命全形论》云："土得木而达"。意思是说，脾胃的运化受纳有赖于肝的疏泄功能。因此在方药中加柴胡、川楝、郁金以疏肝解郁，调和肝脾。再用枳实、青皮以理气，使气顺以通，"通则不痛"也。总之，临证治疗的目的即恢复脾胃正常的受纳、腐熟、运化功能，使脾气健运，气机通畅，郁滞消散，诸证消除。

# 慢性萎缩性胃炎

慢性萎缩性胃炎系指不同病因引起的慢性胃黏膜性病变，为临床常见病、多发病，严重影响着患者的身心健康。病理上主要表现为黏膜腺体萎缩，并常伴有肠化和不典型增生。当肠化和不典型增生在中度以上，则有癌变可能。根据临床特征不同，其应归属于中医学“胃脘痛”“痞满”“嘈杂”等范畴。

## 一、病因病机

本病病因复杂，涉及多个方面，常见病因有寒邪客胃、饮食不节、情志失调及脾胃虚弱等，各种病因又常相互影响。

（1）寒邪客胃：腹部受凉，或恣食生冷，致寒凝气滞，胃气不和，收引作痛。《素问·举痛论》谓：“寒气客于肠胃之间，膜原之下，血不得散，小络急引故痛”。“寒气客于肠胃，厥逆上出，故痛而呕也”。

（2）饮食不节：暴饮暴食，恣食肥甘，损脾伤胃，胃气阻滞，食滞不化，则痞满疼痛。《素问·痹论》云：“饮食自倍，肠胃乃伤”。《明医杂著》又云：“人唯饮食不节，起居不时，损伤脾胃，胃损则不能纳，脾损则不能化，脾胃俱虚，纳化皆难，元气斯弱，百邪易侵，而饱闷、痞积、关格、吐逆、腹痛、泻痢等证作矣”。

（3）情志失调：《素问·宝命全形论》曰：“土得木而达”，

忿怒不畅，肝失疏泄，横逆犯胃，胃失和降，则胃病生矣。如《临证指南医案》中提到“肝为起病之源，胃为传病之所”“情志不遂，肝木之气逆行犯胃，呕吐膈胀”。

（4）脾胃虚弱：素体不足，脾胃虚弱，或久病不愈，脾阳不足，寒从中生，或胃阴不足，胃络失养而作痛。寒邪客胃、饮食、情感所伤而导致的胃气阻滞，和降失司，食滞不化，痞满疼痛等，此属邪实，而其发病多是在脾胃虚弱基础上而致，形成了虚实夹杂的病理特点。中医学尚认为，“久病气虚致瘀”“气滞血瘀”“久痛入络”等，因此胃络阻滞，亦是本病的主要病机。参照临床胃镜所见胃黏膜充血水肿、色暗或灰暗、黏膜粗糙不平、或呈结节隆起等，皆属局部血脉瘀滞，与临床血瘀所见一致。

综合而言，本病属于虚中夹杂，而此中尤以脾胃虚弱与气滞血瘀为主，且互为因果，交错出现。脾胃愈虚，则脾虚不运，气机不畅，可致胃络瘀阻益甚；胃络瘀阻，气滞血瘀，又可致脾胃升降难复，脾主运化功能失职，气血生化乏源，导致中州之气愈益虚损。

## 二、辨证施治

本病病机主要表现为气虚、气滞、寒凝、血瘀之特点；尚有肝失条达，胃失和降，痰湿中阻，而表现蕴湿化热，伤及胃阴之病理特点。对本病可分气虚寒滞型和阴虚瘀热型论治。临床上以前者多见，根据“久病久虚致瘀”“气滞血瘀”“寒凝血瘀”等理论及临床经验，健脾、益气、理气、祛瘀、温中，即调气法与活血化瘀法并用是治疗本病的基本原则。

**1. 气虚寒滞型**

上腹部胀闷，疼痛，嗳气，遇寒加重，得热则舒，倦怠懒动，纳谷减少，大便溏稀，舌淡暗，或边有齿痕，脉细弱。

处方：党参20g，炒白术9g，黄芪20g，枳实20g，厚朴9g，香附9g，砂仁9g，鸡内金9g，炒白芍20g，郁金15g，延胡索20g，莪术20g，五味子9g，乌梅9g，白花蛇舌草20g，制附片9g，甘草6g。水煎分服。

方药浅析：本型治疗以健脾益气、温中散寒、消滞祛瘀为原则。方中党参、白术、黄芪、甘草健脾益气，补虚生肌，尤其参、芪对提高机体免疫功能、调整胃分泌功能的平衡、加速胃黏膜上皮细胞的新生有良好作用。脾虚则胃失和降，消化迟滞，故以枳实、厚朴、香附、砂仁、鸡内金等品理气消滞，促进消化功能。方中又以大队活血化瘀之品，如白芍、郁金、元胡、莪术等，通过活血化瘀，改善微循环，增加血流量，促进胃黏膜局部血液循环，加速炎症吸收，促进固有腺体再生和胃黏膜修复。这是治疗本病之关键。特别是与参、芪配伍为用，通补兼施，寓攻于补，相得益彰。附子一味温阳散寒，温经止痛。本病多表现胃酸缺乏，故以酸敛之品五味子、乌梅以益胃敛阴助酸，尤其以五味子治疗萎缩性胃炎，对病变胃黏膜的恢复有良好作用。本病所伴随出现的肠化和不典型增生，属于癌前病变。一般抗癌中药复方多采用活血祛瘀和清热解毒之品，故本方以白花蛇舌草清热解毒以起抗癌作用，预防癌变发生，复配以有抗癌作用的祛瘀之品莪术，可起到良好作用。

值得一提的是，现代研究证实，慢性胃炎、胃溃疡等病的发生多与幽门螺杆菌（HP）感染有关。研究表明，黄连、黄芩、蒲公英、白花蛇舌草等清热解毒之品，对HP有直接杀伤作用，故本方重用白花蛇舌草，以图起到抗HP感染及抗癌的双重作用。但应指出，中药的优势并不在于抑杀HP，而在于通过包括抗HP在内的多种作用机制，通过抗HP与扶正祛瘀疗法的综合运用，促进机体整体状态的改善，改善HP寄居的微环境，使之不利于HP生存和繁殖，这既能增强机体的保护因子，又能抑杀HP以削弱其攻击因子，两者相辅相成，达到治疗HP感染的目的。

在随证加减方面，伴有结节隆起和肠上皮化生者，加三棱20g，炒山甲9g，海藻15g，另加服水蛭粉5g，每日早、晚分冲。伴有胃溃疡或十二指肠球部溃疡者，减去五味子、乌梅，加白及10g，三七粉4g（早、晚分冲），海螵蛸30g。一般认为，萎缩性胃炎的胃黏膜固有腺体萎缩是不可逆转的，但实践证明，运用中药治疗本病，能使萎缩的胃黏膜逆转，其疗效明显优于西药。

**2. 阴虚瘀热型**

胃脘隐痛灼热，口干舌燥，饥而不欲食，大便偏干，舌质暗红，苔少，脉细兼数。本型显示胃黏膜有活动性炎症，HP感染率较高。胃镜所见胃黏膜充血，糜烂较重，且伴有出血点，或胆汁反流。

处方：沙参20g，麦门冬9g，玉竹9g，党参20g，黄芪20g，香附9g，炒白芍20g，丹参20g，郁金20g，蒲公英20g，黄芩9g，乌梅9g，甘草6g。水煎服。

方药浅析：本证系脾胃阴虚有热而夹瘀，治宜采用养胃益阴、补气生肌、祛瘀消滞和苦寒清胃的治疗原则。方中沙参、麦冬、玉竹、乌梅滋养胃阴，生津止渴，且对本证之胃酸缺乏，有酸甘化阴、甘寒生津之妙用。因胃黏膜充血、糜烂，且伴有出血点，故辅以苦寒清热凉血之蒲公英、黄芩等。胃络阻滞亦是本证之重要病机，故以白芍、丹参、郁金、香附等养血和营，行气祛瘀。以参芪健脾益气，补虚生肌，加速胃黏膜上皮细胞的新生。

萎缩性胃炎是一个病程很长而且较为难治的慢性胃病。在治疗上，症状改善尚较容易，若要取得胃镜及病理上的良好效果则较困难，尤其肠化、不典型增生则难度较大。因此，治疗萎缩性胃炎的疗程较长，一般以3个月为1个疗程。重度萎缩或伴肠化、不典型增生者则宜延长疗程，长期坚持治疗，并定期复查以判断病情。

## 三、病案举例

**案1：**朱某，女，61岁，1996年8月15日初诊。半年来自感上腹部胀痛不适，饭量减少。1996年8月8日做胃镜检查：（胃窦）慢性萎缩性胃炎Ⅰ级伴灶性肠化、慢性浅表性胃炎Ⅲ级，（胃体）慢性浅表性胃炎Ⅲ级，HP（++）。证见胃脘胀满、疼痛、纳差、疲乏、嗳气、遇寒加重，得温则舒，便溏、舌淡、脉细弱。证属气虚寒滞型。治宜健脾益气，温中散寒，消滞祛瘀。处方：党参20g，炒白术9g，黄芪20g，枳实20g，青陈皮各9g，半夏9g，厚朴9g，焦三仙各9g，砂仁9g，干姜6g，炒白芍20g，郁金20g，制附片9g，五味子20g，元胡20g，莪术20g，白花蛇舌草20g。水煎服。

服2剂胀痛减轻，效不更方，守方继进。服6剂纳谷增加，精神尚可，仍有隐痛不适。原方加炙甘草9g，继服7剂，诸证悉除。嘱其坚持服药2～3个疗程，以巩固疗效。

**案2：**陈某，男，46岁，2004年10月18日初诊。主诉：胃脘胀痛、纳差10余年，加重1年。2004年5月13日胃镜示：萎缩性胃炎－Ⅱ级，糜烂性胃底胃炎－Ⅲ级，HP（+++）。病理诊断：慢性萎缩性胃炎中度，灶性肠化，活动期，伴异型增生－Ⅱ级。时诊：胃脘作胀，时有疼痛，喜暖恶寒，遇凉则痛加，食纳减少，体乏无力；面色少华，唇暗，舌淡，苔白厚微腻，脉沉弦。诊为脾胃虚弱，寒滞血瘀。治宜健脾益气，温中散寒，消滞祛瘀。处方：党参20g，炒白术9g，黄芪20g，陈皮9g，半夏9g，枳实20g，厚朴9g，焦三仙各9g，砂仁9g，干姜9g，肉蔻9g，玉片20g，炒白芍20g，丹参20g，莪术20g，桂枝9g，制附片9g，白花蛇舌草15g，甘草6g。水煎分服，日1剂。

药服15剂来诊，自诉药后胃脘胀痛已明显好转，纳谷也增。后又随证加减，共服100余帖后，诸证悉除，纳食正常，精神振作。嘱其继续服药以巩固疗效。后多次随访均未闻复发，并嘱其作胃镜复查。于2006年7月12日复查胃镜，报告为：胃各部黏膜均光滑，黏膜皱襞排列整齐，色泽正常，黏液清亮，未见异常病变；HP（－）。

**案3：**王某，女，63岁，2006年1月7日初诊。诉有慢性萎缩性胃炎病史10余年，多处中西医治疗，病情未见好转。诊见：胃脘胀满，食后尤甚，时痛，嗳气反酸，纳呆便溏，神疲，舌质红、苔腻微黄，脉细弱。2005年12月20日胃镜检查示：糜烂性胃炎（轻度）伴胃窦部胃黏膜萎缩性改变（中度），十二指肠球部炎症、溃疡，HP（++）。中医诊断为痞满。证属阴虚瘀热。治以养胃益阴，补气生肌，祛瘀消滞，并佐以苦寒清胃。处方：党参20g，黄芪20g，陈皮9g，半夏9g，枳实20g，沙参20g，玉竹15g，麦冬9g，鸡内金9g，炒白芍20g，元胡20g，丹参20g，莪术20g，三七粉5g，黄连20g，海螵蛸20g，贝母9g，甘草6g。水煎分服，日1剂，并嘱其禁酒及辛辣刺激之品。

药服10剂来诊，诉药后诸证均见好转，精神也渐佳。于原方稍加调整，再取10剂。后病证再见好转，于原方随证加减继续服用。2006年6月10日复诊，诉诸证悉除，食量增加，并示2006年6月8日胃镜报告单：浅表性胃炎（轻度），十二指肠球部炎症。嘱其继续服药治疗。

按：慢性萎缩性胃炎的形成是一个长期慢性病变过程，在其漫长的病变过程中，始终呈现正邪相争的病理状态，脾胃虚弱是其基本病理改变。从以上3例病案看，患者均有较长的胃病病史，不但出现纳差、神疲等虚证的表现，同时又有胀满、疼痛等实证。中医理论认为，“正气存内，邪不可干”“邪之所凑，其气必虚”“四季脾旺不受邪”，脾气不旺，胃黏膜防护功能减弱，各种外邪乘虚而入。脾胃虚弱不能驱邪外出，正邪相持，导致疾病久延不愈，进一步损伤脾胃，使虚者更虚，这是发病之本。

另外，虚又可以致实。脾胃同居中焦，在生理上，胃主受纳腐熟水谷，脾主运化水谷精微，即脾主升清，胃主降浊，二者脏腑相合，升降相因，共同完成对所饮食物的消化吸收，化生精微气血，输布全身，充养四肢百骸。脾胃虚弱，一方面，清气不升，浊阴不降，中焦痞塞；另一方面，脾胃运化、腐熟失职，水反为湿，谷反为滞，致食、湿、痰、热等积滞内生。积滞和湿痰均可阻滞中焦，影响气机的升降，日久则气滞血瘀。此外，脾胃为后天之本，气血生化之源。脾胃虚弱，气血生化不足，健运无力也可致瘀。《景岳全书·胁肋》曰：“凡人之气血犹源泉也，盛则流畅，少则壅滞，故气血不虚不滞，虚则无有不滞者。”甚或气虚及阳，阴寒内生，血脉不温都可致血行涩滞。《素问·痹论篇》指出："病久入深，荣卫之行涩，经络时疏，故不通"，说明了久病致瘀的病理。血瘀、食滞、湿痰、气滞反过来又会损伤脾胃，加重脾胃虚弱，从而形成恶性循环，渐致变生坏证而致肠化、异型增生、癌变等。治疗本病宜采取复方多法、综合运用、整体调节的治疗原则，要标本兼顾，攻补兼施，重点在于健脾益气，活血理气。

# 消化性溃疡

消化性溃疡泛指胃肠道黏膜在某种情况下被胃消化液消化而造成的溃疡，可发生于食管、胃及十二指肠等部位。以上腹疼痛为主要症状，并可伴有反酸、嗳气、上腹胀等症状。该病疼痛的性质可为钝痛、灼痛、胀痛、剧痛或饥饿样不适感，多位于中上腹，可偏左或偏右。一般为轻至中度持续性痛。疼痛有典型的节律性，在十二指肠溃疡表现为疼痛在两餐之间发生（饥饿痛），持续不减至下餐进食后缓解；胃溃疡则表现为餐后约1小时发生，经1～2小时后逐渐缓解，至下餐进食后再重复上述节律。

消化性溃疡属中医学"胃脘痛""吐酸""嘈杂"等范畴。早在《灵枢·邪气脏腑病形》就有"胃病者，腹䐜胀，胃脘当心而痛"的记载。几千年来中医药在治疗本病方面积累了丰富的临床经验。治疗本病有着止痛效果好、溃疡愈合快、复发率低、副反应少、价格便宜等优势，特别是在治愈溃疡的同时还能对紊乱的消化功能进行调整，从而有利于消除溃疡的复发因素。

## 一、病因病机

消化性溃疡之发生多系内外合邪所致。外因主要为寒邪客胃，饮食不节和情志郁结，可致胃气阻滞，和降失调。胃络阻滞，导致局部营养、血循环障碍，使胃黏膜糜烂，导致溃疡发生。中医学认为，“邪之所凑，其气必虚”。本病患者发病及愈后复发时，多见脾虚证候表现，患者亦多属脾虚体质。此乃体质、遗传因素所造成的病理变化，属于虚。溃疡之发生常为内外合邪所致，形成了虚实夹杂、本虚标实、错综复杂的病理特点，且以正虚为主。

其中，外邪犯胃和脾虚不运所引起的气机不畅，胃络瘀阻，乃是胃黏膜糜烂、溃疡形成的关键。

## 二、辨证施治

本病以脾胃虚寒证型为主，兼夹气滞、血瘀。治疗上，宜标本兼顾，通补兼施，以健脾益气、温中与活血祛瘀为主法，辅以理气和胃，并合理使用制酸剂，这是治疗本病的主要原则。基本处方通治本病，再结合偏寒、偏热、偏虚、偏实之不同，随证加减。

基本处方：党参20g，炒白术9g，黄芪20g，当归9g，炒白芍20g，丹参20g，元胡20g，三七粉4g（分冲），白及15g，海螵蛸30g，砂仁9g，鸡内金15g，香附9g，制附片9g，干姜6g，甘草9g。水煎分服。

方药浅析：方中党参、白术、黄芪、甘草有补中益气、健脾生血、托里生肌之功。现代药理研究表明，参、芪、草具有抗溃疡作用，能改善微循环，增加胃黏膜血流、促进溃疡愈合，提高机体抵抗力。当归、白芍、丹参、元胡等养血和血、化瘀之品，具有明显的增加胃黏膜血流、增强溃疡局部营养、活血生肌、促使溃疡愈合的作用。活血祛瘀乃治疗本病的重要方法，故方中所用药物较多，配用化瘀止血之三七，可收相得益彰之功。有谓“无酸不成溃疡”，故方中以海螵蛸制酸止血，中和胃酸，防止氧离子反渗，且对胃黏膜可起到重要保护作用。白及可止血生肌，香附、砂仁、鸡内金和胃理气消食，有调理肠胃蠕动之功。附子、干姜可温中散寒止痛。

在随证加减方面，如寒象重或疼痛明显者，可加重制附片至 15 ～ 30g。若证系胃阴不足，胃脘隐痛伴灼热感、口干口苦、大便秘结、舌红少苔者，可减去温燥之品附子、干姜、砂仁等，加滋阴养胃之品沙参、麦门冬、石斛各 15g。制酸剂之配伍则要视寒热虚实不同而选择，属虚属寒者可选海螵蛸、煅龙骨、煅牡蛎、甘草等；属实属热者，可选浙贝母、左金丸 6 ～ 10g（入煎或另吞）。而瓦楞子、鸡蛋壳、海蛤壳等性平之品，属寒属热者均可酌选。对于制酸剂需坚持作为佐使药伍用，因这类药物在抑酸、保护胃黏膜、调整肠胃的运动和分泌等方面有协调、促进作用，且泛酸、吞酸之有无，并非与胃酸分泌的高低成正比。因此，即使临证无泛酸之症亦要使用此类药物。大便隐血试验阳性，或呈柏油样便者，可加服白及粉 3g，三七粉 3g，大黄粉 1.5g，混匀调成糊状或装入胶囊，1 日分 3 次服；亦可单加白及粉 9g，日分 3 次调服。若日久溃疡不愈，时见大便潜血者，可加服白及粉 3g，三七粉 3g，乌贼骨 3g，黄芪粉 3g，混匀调成糊状或装入胶囊，分 3 次吞服。

## 三、病案举例

周某，男，48岁，2005年5月31日初诊。患者诉半年多来经常胃脘部疼痛，生气或进食冰凉食物后易发，一般在进餐后1小时左右疼痛较重。2005年初在某医院胃镜检查为胃窦部溃疡，遂在该院治疗。服奥美拉唑、果胶铋、阿莫西林等药后症状有所缓解，但一直未能治愈，有时疼痛还较为严重。诊见：胃脘胀痛，喜温喜按，吞酸泛恶，纳差疲乏，唇暗舌淡苔白，脉虚弱。证属脾胃虚寒，和降失调，胃络瘀阻，虚实夹杂。治宜健脾益气，温中制酸，和血祛瘀，理气消滞。

处方：党参20g，炒白术9g，黄芪20g，炒白芍20g，丹参20g，元胡20g，三七粉4g（分冲），白及15g，海螵蛸30g，砂仁9g，鸡内金15g，干姜6g，制附片9g，香附9g，郁金9g，陈皮9g，甘草6g。水煎，分早、中、晚3次服用。服上药7剂，疼痛减轻，不泛恶，饭量增加，便色好转，仍吞酸、乏力。原方继服7剂，诸证消失，大便颜色正常。嘱其饮食有节，继续服药1个月，以巩固疗效。

按：本患者之证喜温喜按、恶凉、疲乏、舌暗淡、苔白、脉虚弱等一派虚寒之象，正合健脾益气温中、活血祛瘀之法。加白及、三七以止血敛疮生肌，促进溃疡面愈合；兼吞酸泛恶，再用海螵蛸制酸；因其病生气后加重，用香附、郁金、陈皮以理气解郁和胃。诸药合用，标本兼顾，通补兼施，故能药到病除。

# 急性肠炎

急性肠炎是消化系统疾病中常见疾病，也是夏秋季的常见病、多发病，多由细菌、病毒等微生物感染所致。临床表现为腹泻、腹痛、腹胀伴不同程度恶心、呕吐、发热，严重时可导致脱水、电解质紊乱，甚至休克。本病属于中医学之“泄泻”范畴。

## 一、病因病机

《素问·至真要大论》曰：“诸呕吐酸，暴注下迫，皆属于热。”《素问·阴阳应象大论》曰：“湿盛则濡泄”。《素问·太阴阳明论》又曰：“饮食不节，起居不时者，阴受之，……下为飧泄。”中医学认为，本病多由夏秋季节之间暑、湿、热之邪伤及肠胃，或进食肥甘不洁之品，导致肠胃功能失调、传化失职所致。肠腑清浊不分则泻，热迫肠络则痛。

## 二、治则治法

对本病的治疗宜以芳香化浊、理气和胃、清热利湿为主要治法，一般以葛根芩连汤与藿香正气散加减施治。

基本处方：藿香 9g，苍术 9g，黄芩 9g，黄连 9g，黄柏 9g，厚朴 9g，白蔻仁 9g，滑石 9g（包煎），木通 9g，生扁豆 15g，生薏仁 15g。水煎服。

加减化裁：若有寒热表证，可酌加金银花、连翘、葛根、紫苏等；若兼有呕吐，则为急性胃肠炎，可加竹茹、枇杷叶、瓜蒌、陈皮等；若大便中有黏液或混有脓血，则可上方中加白头翁、白芍等。

### 三、病案举例

贾某，女，31岁，2005年7月30日初诊。患者述前日外出吃饭，饭后即觉小腹疼痛，后频繁水样腹泻，并伴有恶心、呕吐。自服诺氟沙星胶囊无效，至今仍腹痛肠鸣，大便如水，身体困乏。诊其脉濡缓，舌淡红，苔黄厚腻。证系进食不洁之品伤及肠胃，导致肠胃传化失常，湿热蕴蒸，热迫注泻。治宜苦寒清热，芳香化湿，理气和胃。处方：藿香9g，葛根9g，苍术9g，黄芩9g，黄连9g，厚朴9g，白蔻仁9g，滑石9g（包煎），生扁豆15g，生薏仁15g，茯苓9g，竹茹9g。水煎服。1剂而泻止，3剂而痊愈。

## 慢性肠炎

慢性肠炎系指不同病因引起的肠黏膜炎性病变，属于中医“腹痛”“泄泻”范畴。其症状特点主要以腹痛、泄泻为主症，而且病势缠绵，久泄不愈。

### 一、病因病机

本病发病原因可由寒邪侵犯、或饮食不节、恣食生冷伤及脾胃，脾阳受损，运化失司而致脾胃升降失司，清浊不分，水走大肠，引起肠鸣泄泻而清稀；寒气客于肠胃之间，寒凝气滞，血络挛急引起腹痛。情志失调，肝气乘脾，亦可引起腹痛、泄泻。可见，寒邪侵犯，饮食不节，情志所伤导致脾阳受损、运化失司是引起本病发生的主要机制。然脾中阳气又与肾中阳气密切相关，脾阳受损，久泄不愈，又可进而累及肾阳，而引起命门火衰。所以久泄不愈的病证最终导致脾肾之阳皆虚。另外，本病的发生亦与脾肾素虚有关。脾肾不虚，肾中阳气，命门之火能助脾胃“腐熟水谷”，帮助脾胃消化吸收，故能令洞泄而止。

## 二、治则治法

本病的治疗以补脾温肾、涩肠止泄为主，若证兼胃失和降、腹胀肠鸣，宜佐以和胃助消化之品。

处方：党参 9g，炒白术 9g，茯苓 9g，陈皮 9g，制附片 9g，厚朴 9g，炒山药 15g，炒扁豆 9g，莲子肉 9g，白蔻仁 9g，煨肉蔻 9g，干姜 6g，黄连 6g，甘草 6g。水煎服。

加减化裁：若脾肾虚寒、久泄不止，可加入益智仁 20g，煨诃子 9g，肉桂 6g（后下）。必要时，临时加入罂粟壳 5～10g，乌梅炭 9g 以涩肠止泄。症状改善即去罂粟壳，以免久服成瘾，加重乌梅炭用量，另加石榴皮 9g。黄连是治疗泻痢属热的常用良药。脾肾虚寒泄泻虽无明显热证，但应于温热药中加入少量黄连，温中有寒，亦属反佐之治，况且黄连苦燥坚阴，不同于其他寒性药物。久泻不止，在治泻方中加入川楝子、诃子，常有卓效。

## 三、病案举例

马某，男，41 岁，2005 年 9 月 22 日初诊。腹泻 4 个多月，大便不成形，日解大便三四次，小腹部时常发凉，腹部胀痛，肠鸣，疲乏，纳差，胃脘部时有不适，面色萎黄，舌淡苔白，脉细弱。中医辨证属脾肾阳虚，运化失司，发为久泄。治宜温肾健脾，固涩止泻，理气消胀。处方：党参9g，炒白术9g，茯苓9g，陈皮9g，枳壳9g，厚朴9g，焦三仙各9g，砂仁9g，干姜6g，制附片9g，黄连9g，诃子9g，补骨脂20g。水煎，日服3次，并嘱其忌生冷、油腻、辛辣之品。连续服药6剂，大便成形，腹部胀痛消失，食欲增加。守方再服12剂，诸证消除，病愈。

按：《景岳全书》中云："肾为胃关，开窍于二阴，所以二便之开闭，皆肾脏之所主，今肾中阳气不足，则命门火衰……阴气盛极之时，即令人洞泄不止也。"治疗慢性腹泻时，在调理脾胃的同时，应考虑到"久病及肾"的原则，在方药中加入制附片、补骨脂之类温补肾阳之品，脾肾同治，方能获理想之效果。

# 细菌性痢疾

细菌性痢疾是由痢疾杆菌引起的常见急性肠道传染病，以结肠黏膜化脓性溃疡性炎症为主要病理变化，以发热、腹泻、腹痛、里急后重、黏液脓血便为主要临床表现。该病多流行于夏秋季节，临床一般可分为急性和慢性两大类。中医分为湿热痢、疫毒痢、寒湿痢、休息痢等。

## 一、病因病机

本病的发生多由外受湿热疫毒之气，内伤饮食生冷，损及脾胃与肠道，使肠之脂络受伤，气血与邪相搏结，化而为脓。本病症状表现以腹痛、里急后重、痢下赤白脓血为特征。

## 二、治则治法

在治疗上，一般是以清热解毒、和血理气化滞为大法。再根据临床症状的虚实变化，随证加减化裁。

基本处方：白头翁20g，黄连9g，黄芩9g，黄柏9g，秦皮9g，当归9g，炒白芍9g，枳壳9g，广木香6g，槟榔片9g，肉桂4g。水煎服。

加减化裁：有寒热表证者，加金银花20g，葛根9g。痢疾初起，不论是白痢还是赤痢，或赤白相杂，黄连、金银花皆可选用。大便滞塞不通或所下不多者，可加大黄9g；暑湿重可加滑石9～15g，以清利肠胃湿热；病后有伤阴之势，口干舌燥，加石斛20g，天花粉15g。慢性痢疾长期不愈，有些收涩药亦可酌情使用，不必拘泥于“涩可敛邪”之说。如现代研究发现，诃子对白喉杆菌、肺炎双球菌、痢疾杆菌等皆有较强的抑制作用；乌梅对大肠杆菌、伤寒杆菌、绿脓杆菌有抑制作用；赤石脂的吸附作用能吸附消化道的有毒物质、细菌毒素及食物异常发酵产物。这些针对病原体的直接作用皆属“祛邪”范畴。以上药物，对痢疾泄泻的治疗效果，不应一概归为收涩之功，而应是祛邪与收涩双重作用之效果。因此，收涩药的运用亦应根据病情灵活掌握。

## 三、病案举例

赵某，男，41岁，2006年6月来诊。下痢赤白，腹痛如绞2余日，大便每日约7～10次，溏稀，含有黏液和少量脓血，有里急后重感，自服西药无效。证见体乏无力、伴恶心、食欲不振、畏寒发热、口渴、烦躁等，舌质红，苔黄腻，脉弦滑。中医辨证属湿热疫毒瘀滞肠道，脂络受损，气机不畅，传导失司。治宜清热解毒，凉血和营，理气化滞。处方：白头翁 20g，黄连 9g，黄芩 9g，黄柏 9g，秦皮 9g，当归 9g，枳壳 9g，木香 6g，玉片 9g，金银花 20g，葛根 9g，炒白芍 20g。水煎，日服 3 次。服药 1 剂后，腹痛、便次均减。继服 3 剂，诸证悉除。嘱其饮食清淡，忌油腻、生冷不洁、辛辣刺激之品。

按：本方乃张仲景白头翁汤加味而成。《伤寒论》中用白头翁汤治疗肝经湿热下迫大肠，大肠传导失司之厥阴热痢，云："热痢下重者，白头翁汤主之。""下痢欲饮水者，以有热故也，白头翁汤主之。"本案下利赤白，里急后重，且伴烦躁，舌红苔黄腻，脉滑数，必为肝经湿热下注。用本方治疗，方法均当，故 4 剂而愈。

# 溃疡性结肠炎

溃疡性结肠炎又称慢性非特异性溃疡性结肠炎，是直肠和结肠的一种原因不明的慢性非特异性炎症性疾病。临床表现慢性反复发作的腹痛、腹泻、排便次数增多、黏液性血便、里急后重，便检无特异病原体发现。

## 一、病因病机

本病属于中医学"泄泻""久痢""肠风"等范畴。其发生多由脾胃素虚，复外受暑湿之邪，内伤饮食生冷，损及脾胃肠道，使肠胃之气血阻滞，肠之脂络受伤而引起。《类证治裁》谓："由胃腑湿蒸热壅，致气血凝结，夹糟粕积滞，进入大小腑，倾刮脂液，化脓血下注。"

## 二、治则治法

对本病的治疗宜祛邪扶正并施，以清解祛邪、调和气血、理气导滞、健脾益气为大法。

基本处方：党参9g，炒白术9g，茯苓9g，厚朴9g，炒扁豆9g，白蔻仁9g，干姜6g，陈皮9g，炒白芍15g，生地榆20g，银花炭15g，白头翁15g，黄连9g，炒槐米9g，煨诃子9g，乌梅炭9g。水煎服。

方药浅析：本方适用于腹泻、腹痛及粪便中含脓血和黏液、病情缓慢、反复发作者。治疗本病宜补消寒温并施，用四君子汤合白头翁汤加减化裁。大便次数多而久泄不止者，加入一些固涩之品，赤石脂9g（包煎），或加罂粟壳5～10g。因系补消寒温并施，故能收到涩而不滞之效，即使大便次数减少，亦不致有留邪之弊。灌肠常用生地榆15g，五倍子10g，明矾10g。水煎去渣成100mL，每次60mL，保留灌肠。

## 三、病案举例

罗某，男，30岁，1996年12月30日初诊。腹痛、腹泻、黏液脓血便二三年，多处求医，缠绵难愈，慕名来诊。自诉左下腹隐痛，触之明显，腹胀，伴有食欲不振、疲乏等症。曾做乙状结肠镜检查：直肠前壁黏膜有多发性浅溃疡，伴充血、水肿，黏膜粗糙呈细颗粒状，质脆易出血，附有脓性分泌物。诊其脉濡软虚数，舌淡苔腻。辨证属湿热壅滞肠道，气机不畅，传导失司，热灼肠道，络膜受损，下利脓血。治宜健脾益气，清利湿热，调气行血，寒温消补并施。处方：党参9g，炒白术9g，茯苓9g，陈皮9g，枳实20g，厚朴9g，焦三仙各9g，砂仁9g，干姜6g，炒白芍20g，黄连9g，金银花20g，白头翁20g，生地榆20g，白蔻仁9g。水煎，日服3次，嘱服药期间忌生冷油腻、辛辣刺激之品。

连续服药10剂，腹泻减轻，便色发黄，脓血减少。仍腹痛，加制附片9g，黄芪20g，继服15剂，便中无脓血，诸证除病愈。1997年3月做结肠镜检查基本正常。至目前患者身体健康，本病未再复发。

按：本例患者腹痛腹泻、黏液脓血便二三年，脾为湿困日久，这必致脾之阳气虚而温升无力，故温中健脾益气之法不容忽视。另外，还应佐以行气消积导滞清热之品。《名医杂著·痢疾》云："大凡血证，久而不愈，多因阳气虚而不能生血，或因阳气虚而不能摄血，故丹溪先生治此证久而不愈，用四君子汤以收其功。""治法泻肠胃之湿热，开郁结之气，消化积滞，通因通用……"。后加制附片、黄芪者，因黄芪能健脾土而升补阳气，使清阳上行，而奏止泻之功。另外，脾阳有赖肾阳的温养，制附片能温肾以助脾。

# 胆囊炎、胆结石

胆囊炎有急性和慢性之分。急性胆囊炎是因结石梗阻胆囊管，并直接损伤受压部位的黏膜，或细菌感染所引发的炎症。约70%～95%的患者合并有胆囊结石，称结石性胆囊炎。慢性胆囊炎是急性胆囊炎反复发作的结果。胆囊炎的临床表现常为突然发作右上腹疼痛（胆结石则常为阵发性绞痛），放射至右肩胛部。其急性发作常伴有恶寒、身热、血中白细胞增高、恶心、呕吐、或出现黄疸等症状。慢性者常时发右上腹疼痛、口苦、泛恶、纳呆等。

## 一、病因病机

根据胆囊炎临床表现，慢性胆囊炎应属中医之“胁痛”“黄疸”“肝胀”“胆胀”等病范畴。早在两千余年前《灵枢·胀论篇》中就有：“胆胀者，胁下胀痛，口中苦，善太息”及“肝胀者，胁下满而痛引少腹”的记载。其发病多由饮食无节，情志失调，或外邪感染，导致湿热蕴结，肝气郁滞，升降失司，胆汁阻滞而致。或热灼胆液，久而成石，发为胆结石病证。

## 二、治则治法

对本病的治疗应本着腑以通为用的原则（因胆为六腑之一），多以清热利胆、疏肝利胆、和胃降逆为大法。对胆结石的治疗，如果是胆结石、胆囊炎合并发病，在上法的基础上，再辅以通腑泻浊、利胆排石之品。

胆囊炎处方：柴胡9g，黄芩9g，山栀子9g，茵陈30g，板蓝根20g，虎杖20g，金钱草30g，败酱草20g，赤芍20g，丹参20g，郁金15g，枳壳9g。水煎服。

方药浅析：研究发现，茵陈、金钱草、黄芩、山栀子、郁金、大黄均有较明显的利胆作用。山栀子和茵陈具有促进胆囊收缩作用。本方重用赤芍，对瘀胆型肝炎退黄有显效。

根据病情，湿热积滞较重者可加生军9g（后下）；呕吐加半夏9g，竹茹9g；腹痛重加元胡20g，川楝子9g；若出现黄疸，茵陈、赤芍均可加至60g。

胆石症处方：柴胡30g，茵陈40g，青皮30g，郁金30g，槟榔30g，大黄9g（后下），元胡15g，香附15g，川楝子9g，枳实20g，鸡内金20g，金钱草30g，赤芍20g。水煎服，1个月为1个疗程。

方药浅析：本方主要具有疏肝理气、利胆通腑的作用。经验证明，疏肝理气、利胆通腑之品均具有不同程度的排石作用。其中尤以破气药青皮、枳实、槟榔最为明显。实验证明，槟榔能加强胆囊收缩，有利于促进结石排出。本方所用的赤芍、郁金、元胡等活血祛瘀药有祛瘀利胆排石之功。柴胡、茵陈、金钱草等均有较明显的利胆作用。但排石中药主要适用于分布在胆囊、胆总管、肝管中的直径不超过1cm且不伴有粘连、嵌顿等情况的小结石。至于鸡内金，是取其化石的作用。目前所采用的化石药主要有黄芪、白术、薏苡仁、金钱草、茵陈、防己、威灵仙、乌梅、鸡内金、山甲片等。其实排石化石作用是互为交叉的，故在具体应用上，须加以配合。唯对粘连、嵌顿之结石，应慎用理气之品。

## 三、病案举例

**案1：**王某，女，38岁，1997年4月19日来诊。右胁及后背胀痛1月余，口苦，纳呆，时恶心呕吐。4月15日做B超查为胆囊慢性炎症。右上腹压痛及叩击痛明显，小便黄赤，舌苔黄腻，脉弦滑数。证属湿热蕴结于肝胆，肝络失和，胆不疏泄，湿热交蒸而发病。治宜清热利湿，疏肝利胆，和胃降逆。处方：柴胡9g，黄芩9g，山栀子9g，茵陈

20g，板蓝根20g，虎杖20g，金钱草20g，赤芍20g，丹参20g，郁金20g，元胡20g，香附9g，川楝子20g，枳实20g，竹茹9g。水煎，日服3次，辅以舒肝消癥丸，每次服1丸，日3次。服药5天，右胁、后背胀痛减轻。4月25日2诊：原方继服。服药3天后证除病愈。嘱续服舒肝消癥丸1个月，以巩固疗效。

**案2**：赵某，女，58岁，1996年4月25日初诊。患者于1996年4月16日B超检查为肝内胆管结石（泥沙型）。半月来常有胁肋疼痛，连及肩背，口干口苦，纳差，胆囊区压痛明显，曾有黄疸病史，舌红苔黄腻，脉弦有力。证属肝胆湿热，日久煎熬成石，阻滞胆道，发为本病。治宜疏肝理气，祛瘀利胆，通腑排石。处方：柴胡15g，茵陈30g，青皮20g，郁金20g，槟榔20g，大黄9g（后下），元胡20g，香附9g，川楝子20g，枳实20g，鸡内金20g，金钱草20g，赤芍20g，丹参20g。水煎服。1个月为1疗程，辅以舒肝消癥丸，每次1丸，日服3次。连续服药1周后，胆囊疼痛减轻。服药1个月，疼痛未再复发。再服舒肝消癥丸1个月，以巩固疗效。

**案3**：吴某，男，76岁，2006年3月30日初诊。患者因胆结石于2003年行胆囊切除手术。1月前患者因胃脘及右胁肋部胀痛，在某医院检查，B超示：胆总管结石，大小为10mm×7mm。医院建议手术，因患者年老体弱，家属及本人均想作保守治疗，遂来我处就诊。时患者巩膜及全身皮肤发黄，色亮，上腹部胀痛，精神差，口苦，舌淡苔黄腻，脉弦长。中医辨证属肝胆湿热，久熬成石，阻滞气机，气滞血瘀，成痛成黄。治宜清热利湿退黄，疏肝理气排石，行气活血止痛。处方：茵陈30g，板蓝根20g，柴胡9g，郁金20g，槟榔20g，赤芍40g，丹参20g，元胡20g，香附9g，川楝子20g，枳实20g，砂仁9g，金钱草20g，赤芍20g，半夏9g。水煎服，并辅以舒肝消癥丸。服药1周后，患者复诊，述自从服药后，未再出现过胁、腹胀痛，皮肤发黄也逐日消退，唯疲乏。于上方加淫羊藿20g，党参20g，黄芪20g继续服用。半月后，黄疸完全消退，疼痛未再复发，食欲渐增，精神日佳。嘱其继续服药以巩固疗效。

按：以上病例均无明显的血瘀脉证，但对于慢性胆囊炎、胆结石患者，由于肝郁气滞，肝的疏泄功能减弱，可出现湿浊不化、湿聚痰生、湿热蕴结、阻滞胁络、不痛则痛之证。另外，久病可致瘀，肝胆气滞，日久必及于血，而成气滞血瘀证，如叶天士所云："久发、频发之恙，必伤及络，络及聚血之所，久病必瘀闭"。现代病理研究亦表明，慢性胆囊炎胆囊壁增厚，或有疤痕组织纤维化，囊腔变窄，囊壁淋巴细胞浸润等"血瘀"的表现，故在治疗本病时加用活血化瘀药，疗效更为理想。

## 急性气管－支气管炎

急性气管－支气管炎是由微生物、物理、化学刺激或过敏等因素引起的气管和支气管黏膜的急性炎症。中医学称为外感咳嗽，故常具有外感表证，出现上呼吸道感染症状，如鼻塞、流涕、咽痛、头痛、身痛、畏寒等。继而发生咳嗽，始为干咳，第一、二天咳出少量黏痰，以后为脓性痰。

## 一、病因病机

肺主气，司呼吸，为五脏之华盖，外合皮毛，主一身之表。又肺为娇脏，畏寒畏热，主清肃，不耐邪侵。若六淫外邪侵袭肺系，或脏腑功能失调，内伤及肺，肺气不清，失于宣肃，便有可能发为此病。《素问·宣明五气》云："五气所病……肺为咳。"

## 二、辨证论治

对于本病中医辨证分风寒束肺、风热袭肺两种。

处方1：麻黄6g，杏仁9g，荆芥9g，防风9g，桔梗9g，前胡9g，桑皮9g，半夏9g，白前9g，甘草6g。水煎服。

方药浅析：此方系以三拗汤、荆防败毒散加减施治，适于风寒束肺证。证见咳嗽咳痰、痰稀白或泡沫样痰、恶寒发热、头痛、身痛、苔白、脉浮等，治宜辛温发表，祛风散寒，宣肺化痰。

处方2：金银花20g，连翘20g，鱼腥草20g，黄芩9g，杏仁9g，前胡9g，桑皮9g，枇杷叶9g，川贝母9g，沙参9g，桔梗9g，甘草9g。水煎服。

方药浅析：风热袭肺，咳嗽，咳痰黄稠，身热，口干咽痛，舌红苔黄，脉浮数，治宜辛凉清解，疏风清热，宣肺化痰。方用银翘散加减施治。

## 三、病案举例

秦某，女，39岁，2005年12月10日初诊。3日前因夜出受凉而咳嗽咽痛，头身疼痛，发热畏寒。自服速效伤风胶囊无效，故来求治。诊见：咳嗽，发热，体温38.7℃，痰清稀，舌淡，苔薄白，脉浮紧。辨证属风寒束肺，卫阳被郁。治宜解表散寒，宣肺止咳。处方：麻黄6g，杏仁、荆芥、防风、薄荷、紫苏、桔梗、牛蒡子、前胡、桑皮、白前、半夏各9g。水煎服，4剂证除而愈。

按：本例患者身痛、畏寒、发热、咳嗽、脉浮紧、舌淡苔薄为典型之风寒束肺证。麻黄、杏仁、荆芥、防风、薄荷、紫苏、牛蒡子、桑皮合用，外解风寒，内宣肺气。又加前胡、白前、桔梗、半夏止咳化痰。药中其鹄，故4剂而痊愈。

# 细菌性肺炎

细菌性肺炎是指因细菌感染所致的终末气道、肺泡和肺间质的炎症，是最常见的一类肺炎。其临床症状变化较大，可轻可重，决定于病原体和宿主的状态。常见症状为咳嗽、咳痰，或原有呼吸道症状加重，并出现脓性痰或血痰，或伴胸痛。病变范围大者可有呼吸困难、呼吸窘迫。大多数患者有发热。

## 一、病因病机

本病属于中医学“风温”“肺热咳嗽”等范围。病因为体虚之人感受风寒、风热和温热之邪，邪气闭阻于肺，肺失于宣发肃降，通调水道失职，水液输化无权，留滞肺络，凝聚为痰，或温热之邪，灼伤肺津，炼液为痰，痰热交阻于气道，壅盛于肺，形成肺闭痰阻。

## 二、治则治法

治疗本病宜清热解毒，泻肺化痰。

处方1：金银花20g，连翘20g，鱼腥草20g，桔梗9g，元参15g，知母15g，生石膏40g，贝母9g，黄芩9g，前胡9g，桑皮9g，杏仁9g，瓜蒌仁9g，冬瓜仁15g，丹皮9g，生薏仁15g，赤芍9g，芦根9g。水煎服。

方药浅析：本方主治急性肺炎。证见热毒壅肺、壮热烦渴、咳嗽气喘、咳痰黄稠、胸痛、咯出铁锈色痰等，治疗本病应以清热解毒为主，除上药金银花、连翘、鱼腥草、黄芩、知母、生石膏外，尚有蒲公英、板蓝根、大青叶等，可供选用。临床上用麻杏石甘汤加减论治，效果颇佳。处方为：麻黄6g，杏仁6g，生石膏40g，金银花20g，连翘20g，沙参9g，前胡9g，桑皮9g，瓜蒌仁9g，知母15g，贝母9g，赤芍9g，甘草6g。水煎服。

处方2：北沙参15g，麦门冬15g，元参15g；贝母9g，杏仁9g，射干9g，前胡9g，桑皮9g，知母9g，鱼腥草20g，桔梗9g，甘草6g。水煎服。

适应证：病势渐退，偏阴虚而低热不退，证见咳嗽少痰、口干、舌红少苔等，治宜清热润肺、止咳化痰之品。

## 三、病案举例

陈某，男，13岁，1996年4月12日初诊。来诊时咳嗽频剧，气粗，声音嘎哑，咳痰黄稠，黏腻不爽，伴烦躁，口渴，头痛，肢楚，胸痛，恶风，舌苔薄黄，脉浮数。体温39℃。中医辨证属风热犯肺，热毒壅盛，肺失清肃。治宜清热解毒，宣肺化痰止咳。处方：金银花15g，连翘15g，鱼腥草 15g，桔梗 9g，元参 15g，知母 15g，生石膏 30g，贝母 9g，黄芩 9g，前胡 9g，桑皮 9g，杏仁 9g，瓜蒌仁 9g，赤芍 9g，丹皮 9g。水煎服。服药 3 剂，体温下降为 37℃，咳痰减少，无烦躁。4 月 15 日 2 诊：原方加板蓝根 15g，继服 5 剂，证除而愈。

按：春季风木当令，气候温暖多风，阳气升发。患者年龄尚小，正气还未完全充盛，易感受风热之邪而成病。叶天士云："春月受风，其气以温"；又言"温邪上受，首先犯肺"。风热病邪属阳邪，其性升散、疏泄，多从口鼻而入。肺卫居高，首当其冲，肺卫失宣则见发热、恶风、咳嗽、口渴等肺卫证候，治宜清热解毒，宣肺化痰止咳。

# 慢性支气管炎

慢性支气管炎是指气管、支气管黏膜及周围组织的慢性非特异性炎症，临床上以咳嗽、咳痰为主要症状，或伴有喘息。每年发病持续 3 个月，连续 2 年或 2 年以上，并排除其他心肺疾患引起的咳嗽、咳痰、喘息者，即可做出诊断。临床一般可分如下 2 型：①单纯型：具有咳嗽、咳痰 2 项症状而无哮喘者。②喘息型：具有咳嗽、咳痰、喘息 3 项症状，并经常出现哮鸣者。

## 一、病因病机

慢性支气管炎属中医"咳嗽""喘证""痰饮"范畴。本病多由外感风寒之邪，或人体正气不足，卫外不固，气候稍变或寒冷之时，肺脏宣肃失常，肺气上逆所致。因肺主气，司呼吸，上连气道、喉咙，开窍于鼻，外合皮毛，内为五脏华盖，其气贯百脉而通它脏，不耐寒热，称为“娇脏”，易受内、外之邪侵袭而为病，病则宣肃失常，肺气上逆，发为此病。本病虽然主要为肺的病变，但其发病还与脾、肾两脏密切相关。

## 二、辨证论治

根据慢性支气管炎长期不愈、反复发作的特点，临床可分为急性发作期、慢性迁延期和临床缓解期。急性发作期：指在1周内出现脓性或黏液脓性痰，痰量明显增多，可伴有发热等炎症表现。或咳、痰、喘症状任何一项明显加剧。此时治疗以宣肺清热、化痰止咳为主；伴发喘息时，加以解痉平喘治疗。一般以麻杏石甘汤加减治疗。慢性迁延期：指患者有不同程度的咳、痰、喘症状，迁延1个月以上者。治疗以扶正固本、提高机体免疫力、预防复发为主。临床缓解期：系指经治疗后自然缓解，症状基本消失，或偶有轻微咳嗽和少量痰液，保持2个月以上者。

处方1：麻黄6g，杏仁9g，生石膏40g，鱼腥草20g，黄芩9g，贝母9g，桔梗9g，桑皮9g，前胡9g，瓜蒌仁9g，炙枇杷叶9g，沙参9g，广地龙9g，甘草9g。水煎服。

方药浅析：本方适用于慢性支气管炎急性发作之痰热蕴肺型。证见咳嗽气促、咳痰黄稠、舌红苔黄，可伴有发热等炎症表现，治宜清热宣肺，化痰平喘。以麻杏石甘汤加减施治。此时的治疗应以控制感染为主。予麻杏石甘汤重用生石膏，并加黄芩、鱼腥草等以辛凉清解，宣肺平喘。麻杏石甘汤是治疗痰热壅肺证的常用方剂，再加黄芩、鱼腥草等，其效更显。桑皮、前胡、枇杷叶、瓜蒌仁、贝母等为清热化痰药，既有润燥化痰作用，又有清肺除热之功。配用沙参滋阴润燥之品，使其痰由稠变稀，容易咳出。用地龙清热解痉定喘，并促进血液循环，消除血脉瘀滞，防止由肺及心，引起肺心病发生。

处方2：麻黄6g，桂枝6g，杏仁9g，半夏9g，干姜6g，细辛3g，五味子9g，紫菀9g，款冬花9g，白前9g，桑皮9g，苏子9g，白芥子6g，甘草6g。水煎服。

方药浅析：本方适用于慢性支气管炎急性发作之痰浊阻肺型。证见咳嗽、气喘、痰多而稀白、或恶寒身疼、舌淡苔白腻，治宜宣肺散寒，祛痰止咳，利肺平喘。以小青龙汤、射干麻黄汤、三子养亲汤加减施治。

久咳不愈多表现本虚标实。痰浊阻肺引起的咳喘，系慢性支气管炎急性发作，风寒外束，痰浊阻肺当以标实为主，故以大队辛温发散之品如麻黄、桂枝、射干、细辛等温散外寒，内化寒饮。痰浊阻肺是引起咳喘的主要因素，又是激发感染的主要因素，故方中用大队利肺化痰之品，如半夏、杏仁、桑皮、白前、紫菀、款冬花等，以利痰液通畅排出。复以苏子、白芥子利肺平喘。此皆是针对标实之痰浊而治。以一味五味子酸敛，使散中有收，以防肺气耗散太过之弊。若痰浊化热，痰液由稀薄而变黏浊黄稠，舌红苔黄，则应改为处方1治疗。或以麻杏石甘汤、千金苇茎汤加减施治，或仿张仲景小青龙汤加石膏之意，或以本方加射干15g，生石膏60g，鱼腥草20g，黄芩9g。此本张仲景治痰饮化热、寒温并用制方之意。通常用于慢性支气管炎发作，风寒外束，痰饮内停而有化热之势者。

处方3：党参9g，黄芪20g，五味子15g，淫羊藿20g，补骨脂20g，半夏9g，茯苓9g，杏仁9g，桑皮9g，紫菀9g，款冬花9g，白前9g，广地龙9g，炙甘草9g。水煎服。

方药浅析：本方适用于“慢支”迁延期及缓解期。证见久病咳喘、迁延不愈、咳嗽、咳痰、呼吸气促、时轻时重，治宜培本为主，兼顾其标，调补脾肾，祛痰止咳，利肺平喘。

中医认为，“肺不伤不咳，脾不伤不久咳，肾不伤咳而不喘”。久病咳喘，迁延不愈，系肺、脾、肾三脏交亏。“缓则治本”，故迁延期、缓解期的治疗应着重培本补虚，调补脾肾，以治其本，但也要兼顾其标，辅以祛痰止咳、利肺平喘之品。现在广为推行治疗慢性咳喘用冬病夏治之法，即在夏季缓解期进行固本治疗，这样到了冬季发病季节，病情可大为减轻，或可杜绝疾病发生。本方以党参、黄芪、甘草、五味子、淫羊藿、补骨脂、茯苓等调补脾肾，扶正培本，以资收到长期疗效。在扶正培本的基础上，兼治痰浊之标实，辅以大队利肺化痰、止咳平喘之品，如半夏、杏仁、桑皮、紫菀、款冬花、白前等，以利痰液通畅排出，使其收到短期效果。同时，以地龙解痉定喘。因蚯蚓中有一种含氮物质，对支气管有显著扩张作用，是扩张支气管以平喘的良好药物。这种对“慢支”迁延期、缓解期标本兼顾的治疗原则，既有利于巩固长期疗效，亦有利于收到短期止咳、祛痰、平喘的效果。如果病势缠绵，上盛下虚，肺肾出纳失常，则应加重补肾纳气，培补其下，加肉桂、沉香。若能加入蛤蚧、冬虫夏草更佳，对改善呼吸功能有一定好处。可配合应用蛤蚧粉4g（冲服），紫河车粉9g（冲服）。有时亦用红参9g，蛤蚧一对（去头），冬虫夏草9g，五味子9g。水煎服，每日1剂。症状控制后改为粉剂。动物实验发现，蛤蚧既有雄激素作用，又有雌激素作用，尤以尾部为强，儿童重用之可能引起性早熟。如系干咳痰稠，应加滋阴生痰之品，如沙参、麦冬等，使其痰增加，由稠变稀，容易咳出，即可减少咳嗽。如系痰多气壅，可用刺激性祛痰药物，使其痰能排除，痰除则咳喘易止。麻黄可缓解气管痉挛，为治咳喘要药，若咳喘严重，可加麻黄10g左右。久咳不止可加罂粟壳6g，此为定喘止咳良药，但中病即止，以防久服成瘾。痰多加川贝母，或贝母、半夏同用，效果良好。若痰浊有化热倾向，黏稠不易咯出，此时慎用干姜、桂枝等大辛大热之品，以免助邪化热；可酌加清解之品，如黄芩、鱼腥草等；或黄芩、桑皮相配，以泻肺平喘清热；或配以黄芩、广地龙清热解痉定喘，以防痰湿转化痰热，引起急性发作。

## 三、病案举例

姜某，男，41岁，2006年3月9日初诊。患者自述有慢性支气管炎病史3年，每年春天易发病，发则咳嗽、气喘、多痰。多处治疗均效果不理想，近半月来又开始咳嗽，气喘，痰多稀白，并伴恶寒、胸闷、体乏等症。诊见：舌淡红、苔白、脉浮紧。辨证属风寒外束，痰浊阻肺。治宜宣肺散寒，祛痰止咳，利肺平喘。处方：麻黄6g，桂枝6g，杏仁9g，半夏9g，干姜6g，细辛3g，五味子9g，紫菀9g，款冬花9g，白前9g，桑皮9g，苏子9g，白芥子6g，叶草6g，甘草6g。水煎服。服药3剂，诸证大减。再进10余剂，证除病愈。

按：本方以小青龙汤、三子养亲汤加减而成。患者咳嗽、气喘、痰多稀白，伴恶寒、身重、发热、舌淡红、苔白、脉浮紧，为外寒内饮相搏于肺、痰浊阻滞肺道而发，用小青龙汤辛温解表，温化水饮；用苏、芥二子降气化痰；紫菀、款冬花、白前、杏子等利肺止咳平喘。方投药合，故恙去人安。

# 支气管哮喘

支气管哮喘简称哮喘，是由多种细胞和细胞组分参与的气道慢性炎症性疾病。这种慢性炎症导致气道反应性增加，通常出现广泛的可逆性气流受限，并引起反复发作性喘息、气急、胸闷或咳嗽等症状，常在夜间和清晨发作或加剧。发病前多有鼻、眼、睑痒，喷嚏，流涕或咳嗽，胸闷等先兆症状。继之出现带哮鸣音的呼气期呼吸困难，严重时出现发绀。发作将停止时，咳出较多稀薄痰液后，气促减轻，哮喘停止，如同常人。本病是世界范围内的常见病、多发病，近年来随着大气污染的加重及社会生活的快节奏，其发病率呈增高趋势。

## 一、病因病机

本病属中医学“喘证”“哮喘”范畴。外邪犯肺、痰浊内蕴、情志失调、久病劳欲均可诱发本病。喘证的发病主要在肺和肾，若外邪袭肺，肺失宣降，肺气胀满，呼吸不利而致喘促，如肺气虚弱，亦可致不足以吸而为喘。肾为气之根，与肺同司气体之出纳，肾元不固，摄纳失常则气不归原，阴阳不相接续，亦可气逆于肺而为喘。若脾虚痰浊饮邪上扰，或肝气逆乘亦无不与喘有关。正如《丹溪心法》云：

“六淫七情之所感伤，饱食动作，脏气不和，呼吸之息，不得宣畅，而为喘急。亦有脾肾俱虚、体弱之人，皆能发喘。又或调摄失宜，为风寒暑热邪气相干，则肺气胀满，发而为喘。又因痰气皆能令人发喘。”

## 二、辨证论治

对本病的治疗，按中医辨证可分寒喘、热喘施治。热喘可按慢性支气管炎急性发作之痰热蕴肺型的治疗方药（见慢性支气管炎·处方 1）；寒喘可按慢性支气管炎急性发作之风寒外束、痰浊阻肺型的治疗方药（见慢性支气管炎·处方 2）。麻黄可解气管痉挛，为治哮喘之要药，用量以 10g 左右为宜。在实践中探索到全蝎、蜈蚣、土鳖虫、僵蚕、蝉衣、地龙、蜂房、穿山甲等虫类药具有松解支气管平滑肌的作用。实践证明，蝉衣、僵蚕更具解痉缓急之功。在辨证施治方药中选加二三味，确能收到显著疗效。朱震亨医案中有应用椒目劫喘的记载，临床应用有效，可加用 6 ～ 9g。对于缓解期的治疗，可本着“缓则治本”的原则，着重培本补虚，调补脾肾。平素可服人参蛤蚧丸、金匮肾气丸。其治疗方药可参照（慢性支气管炎·处方 3）。

经验证明，丹参有防治支气管哮喘的作用，可改善患者因长期缺氧而形成的微循环障碍，故可在处方中适当加用。另外，川芎也可加用。“瘀血”与哮喘的发生及发病有着密切关系。近几年选用活血祛瘀药治疗哮喘取得进展。

## 三、病案举例

单某，男，65 岁，1997 年 11 月 5 日初诊。来诊时气喘，喉中哮鸣有声，呼吸急促，不能平卧，胸膈满闷如塞，咳痰，面色晦暗，唇绀，苔白腻，脉弦紧。中医辨证属风寒外束，痰浊阻肺，肺气郁闭，宣降失司。治宜宣肺散寒，利肺平喘，化痰止咳。处方：麻黄6g，杏仁9g，前胡9g，桑皮9g，半夏9g，川贝母9g，紫菀9g，款冬花9g，射干20g，葶苈子20g，鱼腥草20g，五味子9g，广地龙20g，苏子9g。每日1剂，水煎分3次服。11月11日2诊：服上方6剂，咳喘减轻，呼吸平稳，仍胸闷不适，加淫羊藿20g，以温肾培本。继服6剂，诸证除，嘱其连续服药1月余，以巩固疗效。

按：本方以宣肺散寒、化痰平喘立法，用药注重肺的生理特性：因肺为娇脏，贵为华盖，喜润而恶燥，肺主宣发与肃降，肺主皮毛而司开合。配伍中，宣降并用，开合有度，润而不燥，辛散不耗气，温化不助热。方中蕴有宣肺、敛肺、温肺、清肺、利肺气等法，使外邪得祛，正气不伤，肺气得降，痰饮温宣而化，以达铲除宿根、截断宿痰来源之功。

# 肺脓肿

是由于多种细菌感染引起的肺部化脓性炎症、坏死，而形成脓肿的一种疾病。该病起病急骤，以恶寒战栗、壮热烦渴、咯出大量脓臭痰液为特征。

## 一、病因病机

本病中医学称“肺痈”。《金匮要略·肺痿肺痈咳嗽上气病脉证治》曰："咳而胸满振寒，脉数，咽干不渴，时出浊唾腥臭，久久吐脓如米粥者，为肺痈"。本病的发生多因风热病邪，自口鼻或皮毛侵犯于肺，或风寒袭肺，蕴结不解，郁而化热，肺受邪热熏灼所致。或因饮食不节，或宿痰而致痰热蕴结，蒸灼于肺，形成痈疡。其发病机制为邪热郁肺，蒸液成痰，邪阻肺络，血滞为瘀，而致痰热与瘀血郁结，蕴酿成痈，血败肉腐化脓，肺损络伤，脓疡溃破外泄。

## 二、治则治法

诊疗本病以祛邪为原则，治宜清热解毒，利肺祛痰，化痈排脓。

基本处方：金银花 20g，连翘 20g，鱼腥草 20g，黄芩 9g，杏仁 9g，桔梗 9g，苇茎 30g，桃仁 9g，冬瓜仁 20g，生薏仁 20g，赤芍 9g，贝母 9g，沙参 15g，甘草 6g。水煎服。

方药加减：本病一般分初期、成痈期、溃脓期和恢复期，但蕴毒成痈、溃脓之病理变化互相交错，很难截然分开，故治疗宜抓住清解、化痈、排脓、祛痰这一综合性治疗原则，在此基础上，再随证加减，化裁用药。疾病初期，应着重使用疏散风热、清肺化痰之品，如金银花、连翘、鱼腥草、黄芩、贝母、杏仁等。因尚未成痈溃脓，薏仁、冬瓜仁、桃仁等化痈排脓之品可减去不用。病至成痈溃脓、咯吐脓臭痰液重点应用本方施治。病至恢复期，身热渐退、咳嗽减轻、痰量减少、气短神疲、口干舌红等，治宜益气养阴，润肺化痰。方用清燥救肺汤加减；北沙参 15g，麦门冬 15g，黄精 15g，杏仁 9g，贝母 9g，炙枇杷叶 9g，桑皮 9g，桔梗 9g，甘草 6g。水煎服。

## 三、病案举例

李某，男，65岁，1996年7月15日初诊。患者吸烟史达30年，平素咳声不断，有时咯吐大量脓血痰，或如米粥，腥臭异常。胸中满闷而痛，甚则气喘不得卧，身热烦渴，喜饮，舌红苔黄腻，脉滑数。于7月13日做胸部透视，X线片上呈大片浓密模糊阴影，边缘不清。西医诊为肺脓肿。中医辨证属热毒蕴肺，热壅血瘀，肉腐血败，化脓成痈。治宜化痈排脓，清热解毒，利肺祛痰。处方：金银花20g，连翘20g，鱼腥草20g，黄芩9g，杏仁9g，桔梗9g，苇茎30g，桃仁9g，冬瓜仁20g，生薏仁20g，赤芍9g，丹皮9g，贝母9g，沙参15g，甘草6g。水煎，日服3次。7月25日2诊；服药10剂，咳痰减轻，痰液变稀，原方加瓜蒌9g，继服药10剂。8月5日3诊：仍有间断咳嗽，但不咳痰，口内无异味，原方继服10余剂，以巩固疗效，并嘱其戒烟、戒酒。

按：本患者证见咯吐大量脓血痰，或如米粥且腥臭异常，为肺痈之溃脓期，治疗以排脓祛毒为主，重点应用本方施治。

# 支气管扩张

支气管扩张是指直径大于2mm的中等大小的近端支气管由于管壁肌肉和弹性组织破坏引起的异常扩张。其主要病因是支气管－肺组织感染和支气管阻塞。两者相互影响，促使支气管扩张的发生和发展。本病病程较长，常慢性咳嗽，咳出大量脓性痰，多具臭味，痰量在晨起或体位改变时较多，而且反复咯血，程度不等，通常为痰带血丝，血痰或小量咯血，亦有大量咯血。少数患者仅有反复咯血，而无明显咳嗽及咳痰。长期反复感染的患者可有杵状指（趾）。

根据其临床症状，支气管扩张属于中医学“肺痈”“咯血”“咳嗽”等病的范畴。中医学治疗本病历史悠久，关于咳嗽以及咳血的描述早在《内经》中就有，《素问·咳论篇》曰：“肺咳之状，咳而喘息有音，甚则唾血”。

## 一、病因病机

本病症状特点是以咳出脓性痰为主，此系因素体不强、外邪乘袭或饮食不当、嗜好烟酒或久病宿疾、缠绵伤正等因素所致热毒蕴肺、热壅血瘀、腐败化脓而成。

## 二、治则治法

治疗本病的基本原则仍宗肺脓肿的治疗原则，以清热祛痰、化瘀排脓为主。因本病多系慢性反复出血，缠绵难愈，表现为气阴两虚、虚实夹杂的特点，因而在清解祛痰、化瘀排脓的基础上，尚须根据病情佐以益气、养阴、止血之品等。如非急性感染，清泄之品宜减量少用为宜。

基本处方：鲜苇茎60g，鱼腥草30g，桔梗9g，杏仁9g，瓜蒌9g，黄芩9g，海蛤粉9g，桑皮9g，贝母9g，冬瓜仁20g，桃仁9g，藕节9g。水煎服。

方药浅析：本方适用于咳嗽、痰黄黏稠量多、带有臭味、时有咯血，或有发热、口干、舌红、苔黄、脉数者。若发热者加金银花、连翘各20g；咯血量不多者，加侧柏叶、茜草根各9g，大小蓟各9g；咯血量多者加白及9g，三七粉6g，分3次冲服。

## 三、病案举例

姜某，男，72岁，1996年4月18日初诊。自述年轻时有支气管肺炎的病史，每入冬季常有呼吸道感染的反复发作史。长期咳嗽，咳吐大量脓性痰，每日达300ml，有臭味，痰量在体位改变时，如起床时增多。痰带血丝，反复咯血。曾住院治疗，无明显好转。来诊时患者除有上述自觉症状外，还伴有发热、盗汗、口干、纳差、胸闷不适等症，杵状指，全身营养情况较差，舌红，脉细数。中医辨证属热毒蕴肺，热壅血瘀，腐败化脓。因其病程长，缠绵难愈，故兼气阴两虚、虚实夹杂的特点。治宜清热祛痰，化瘀排脓，益气养阴，凉血止血。处方：苇茎30g，鱼腥草30g，金银花20g，桔梗9g，杏仁9g，紫菀9g；款冬花9g，桑皮9g，川贝母9g，瓜蒌仁9g，冬瓜仁20g，沙参20g，桃仁9g，白茅根9g。水煎服。4月21日2诊：服上方3剂，咳痰减少，自感喉中通利。上方加太子参20g，继服6剂。4月27日3诊：晨起时咳痰大减，自述约150ml，咳声平稳，血丝减少，身热亦退。多年来的顽疾服汤药奏效，患者信心倍增，上方连服1月余，诸证悉除。嘱其穿衣暖，避风寒，谨防感冒，防患于未然。

# 肺结核

肺结核病是结核分支杆菌引起的慢性肺部感染性疾病。临床症状主要有咳嗽咳痰、咯血、胸痛、呼吸困难及午后潮热、盗汗、倦怠乏力、食欲减退等。根据本病的病因病机及临床表现，应归属于中医学“肺痨”“痨瘵”“虚劳”的范畴。

## 一、病因病机

对其病因一般认识为两方面因素，一为“瘵虫”伤人，一为内伤体虚，气血不足，阴精耗损。如《古今医统·痨瘵门》曰：“凡此诸虫，……著于怯弱之人……日久遂成痨瘵之证”。且瘵虫入侵，极易犯肺，侵蚀肺体，因肺为喜润恶燥之脏，肺体受病，阴分易伤，故见阴虚肺燥之候。

## 二、辨证论治

本病在临床上有数种证型之分，但最常见的是气阴两虚，多贯穿于疾病之始终，故治疗多以滋肾润肺、益气养阴、止咳祛痰为主。常以百合固金汤、沙参麦冬汤加减施治。

基本处方：百合 9g，百部 20g，沙参 9g，麦门冬 9g，玉竹 9g，生地 15g，当归 9g，川贝母 9g，五味子 9g，杏仁 9g，冬虫夏草 9g，甘草 6g。水煎服。

加减运用：证兼气虚者加炙黄芪 20g，党参 15g；阴虚甚者加元参 20g；阴阳两虚者加蛤蚧一对；五心烦热、骨蒸潮热者可酌加地骨皮 15g，青蒿 9g，鳖甲 30g，银柴胡 9g，秦艽 9g，胡黄连 9g，知母 9g 等一二味；久咳不止，或兼气喘，可酌加桑皮 9g，杏仁 9g，瓜蒌仁 9g，桔梗 9g，紫菀 9g，款冬花 9g，白前 9g（有选择地加入）；泡沫样痰多者加白芥子 6g，生薏仁 20g；自汗多者加炙黄芪 20g，煅龙骨、煅牡蛎各 30g，浮小麦 10g；咯血者酌加白茅根 15g，藕节 9g，仙鹤草 20g，白及 9g，大蓟、小蓟各 9g，阿胶 9g（烊化），炒黄芩 9g 等（酌加 1 ～ 3 味）。

## 三、病案举例

杨某，女，41 岁，1996 年 10 月 6 日初诊。胸痛、咯血半年多，平日盗汗较多，时发潮热，手足心烧，口干，疲倦，食少无味。于 1996 年 9 月 X 线透视检查诊为：右肺中上叶球形结核，右下叶肺纤维化改变。痰结核菌检查（+）。诊其脉细而数，舌红少津。证属肺燥阴虚，气阴耗伤，虚火伤络。治宜润肺止咳，益气养阴，凉血止血。处方：百合 20g，生地 20g，元参 20g，沙参 20g，百部 20g，赤芍 9g，丹皮 9g，玉竹 9g，川贝母 9g，青蒿 9g，地骨皮 20g，黄芪 20g，白及 20g，五味子 9g。水煎服。连服上方 10 余剂，咯血消失，胸痛减轻，手足心烧退，舌润有津。原方去白及，加太子参 20g，连服药半月，诸证消失。X 线检查病灶无活动。后继续调服数剂汤药，历时 8 月余，痰菌实验室检查（-），本病未再复发。

按：本病虽属慢性虚损性疾病，以虚为多，但往往可见虚中加实的表现。如阴虚常兼痰热，肺脾气虚常兼痰浊，咯血者常兼血瘀等，故在养阴补虚的同时，结合运用清化痰热、宣化痰浊、或化瘀止血之法。

# 结核性胸膜炎

结核性胸膜炎是由于结核菌及其代谢产物进入对结核菌过敏的机体的胸腔而引起。本病起病较急，早期为干性胸膜炎，主要症状为胸痛，并随呼吸、咳嗽加剧，可伴低热、盗汗、乏力等全身症状。炎症进一步发展，形成渗出性胸膜炎时病情急剧加重，常有中等发热，干咳、气促逐渐加重，但胸痛反渐减轻。患者呼吸活动受限，叩诊实音，语颤及呼吸音减弱以致消失。根据临床表现，本病属于中医学的“胸胁痛”“悬饮”等范畴。

## 一、病因病机

《古今医鉴》云：“痰乃津液所化，或因风、寒、湿、热之感，或七情饮食所伤，以致气逆液浊变成痰饮。”它全面地概括了风、寒、湿、热、七情、饮食所伤均能致痰饮。《素问·经脉别论篇》云：“饮入于胃，游溢精气，上输于脾，脾气散精，上归于肺，通调水道，下输膀胱，水精四布，五经并行”。可见，水液的正常运行是肺、脾、肾 3 脏共同作用的结果。素体虚弱或有慢性疾病，肺虚卫弱，六淫之邪外袭，肺失宣通，水津停滞胸胁，便可积而成饮。

## 二、治则治法

在治疗本病时，早期干性胸膜炎应和解表里，清热利肺，和血通络，渗出性胸膜炎时则应和解表里，泻肺利水。

处方1：柴胡9g，黄芩9g，半夏9g，瓜蒌9g，丝瓜络9g，赤芍15g，郁金15g，枳壳9g，浙贝母9g，忍冬藤20g，生薏仁20g，冬瓜仁20g，芦根9g。水煎服。功用：和解表里，清热利肺，和血通络。主治：干性胸膜炎。

处方2：柴胡9g，黄芩9g，半夏9g，瓜蒌9g，葶苈子（包）20g，茯苓15g，车前子（包）15g，冬瓜皮15g，泽泻9g，枳壳9g，桔梗9g，赤芍15g，百部20g，青蒿9g。水煎服。另水蛭粉5g（早、晚分冲）。功用：和解表里，泻肺利水。主治：渗出性胸膜炎。

## 三、病案举例

牛某，男，54岁，1997年9月15日初诊。曾因胸胁疼痛、呼吸困难不能平卧住进某院。住院X线检查诊断为：右肺结核性胸膜炎、胸腔少量积液、肋膈角变钝。右下肺盘状肺不张，右侧胸膜增厚粘连。住院半月，对症治疗有缓解，欲求中医调治。来诊时仍胸痛，转侧疼痛加重，胸闷不舒，呼吸不畅，咳逆气喘息促，不能平卧，伴脘痞、嗳气、低烧、盗汗、手足心热、苔白腻、脉弦滑。中医辨证属饮邪犯肺，肺失宣降。治宜和解表里，泻肺蠲饮。处方：柴胡15g，半夏9g，瓜蒌9g，葶苈子（包）20g，车前子（包）15g，猪苓、茯苓各20g，枳实20g，炒白芍20g，百部20g，青蒿9g，元胡20g，郁金20g，泽泻20g。水煎服，另生水蛭粉5g（早、晚分冲）。9月25日2诊：服上方药10剂，胸痛减，呼吸通畅，排尿增多，自感胸部舒畅，乃加黄芪20g，薤白9g。继服药20剂，诸证消失，正常上班工作。

# 急性肾小球肾炎

急性肾小球肾炎简称急性肾炎，是以急性肾炎综合征为主要临床表现的一组疾病。其特点为急性起病，患者出现血尿、蛋白尿、水肿和高血压，并可伴有一过性氮质血症。本病多见于链球菌感染之后，病前2～3周常有上呼吸道炎症，如咽峡炎、扁桃体炎，或皮肤感染如丹毒、脓皮病等链球菌感染史，然后突然起病，也有感染后数天即发病者。起病时症状不尽一致，以浮肿、血尿等最为多见。小儿有时在出现头痛、恶心、呕吐、抽搐或气急、心悸等症状时始被发现。病情轻重不一，部分轻症病例临床上可毫无症状，尿中仅有少量蛋白、红细胞等，肾功能可完全正常。约有3%～5%的病例可以表现为尿闭以致发展为尿毒症，为重型急性肾炎。此型肾炎多为链球菌引起，约有80%～90%的病例可康复。

## 一、病因病机

急性肾炎属于中医“风水”“阳水”范畴。从中医来讲，本病是由于外感风邪、湿热内蕴而致肺失宣降，不能正常宣发水津，疏通水道，引起水湿停留，而致水肿。一般先见眼睑头面部浮肿，继则波及全身，每兼有咳嗽、尿少而黄赤

## 二、治则治法

治宜宣肺利水，此即《内经》“开鬼门”之法。通过宣

肺发表使肺气得开，三焦通利，水液得以下输膀胱而利尿。此即“启上窍而利下窍”之法，此一般以麻黄连翘赤小豆汤为主方。方中可重用麻黄，有时辅以紫苏、羌活、防风等品，以增强辛温发散作用，通过宣肺发汗，以调整肺气宣降的功能。在宣肺发汗的基础上，再辅以利水之品，如车前草、白茅根等。若伴有感染发热症状的，如皮肤疮毒、咽红肿痛、少尿、血尿等，可急以控制感染为主，辅以清热解毒、凉血止血之品，如蒲公英、土茯苓、鱼腥草、石韦、苦参、黄柏、板蓝根、桔梗、牛蒡子、益母草、大蓟、小蓟、白茅根、车前草等。清热解毒药可控制病灶感染，还有抗变态反应的作用。对小儿急性肾炎临床各证型都以清热解毒利水为主，辅以其他治法，确能较快地收到满意效果。上述各型伴头痛、血压升高者，于方中加钩藤、茺蔚子、夏枯草、决明子等。

处方1：麻黄6g，连翘20g，防己9g，赤小豆30g，紫苏9g，茯苓9g，泽泻9g，白茅根20g，益母草20g。水煎服。

方药浅析：本方宣肺利水，适用于风水之证。证见眼睑面部浮肿、尿少等，属于轻症病例，而无明显感染症状。

处方2：麻黄6g，连翘20g，赤小豆20g，蒲公英20g，鱼腥草20g，土茯苓20g，石韦20g，苦参20g，益母草30g，丹参20g，木通9g，车前草9g，白茅根20g，泽泻20g。水煎服。

方药浅析；本方疏风清热，利水消肿，适用于外感风邪、湿热内蕴之证。本病多由外邪感染引起，如皮肤疮毒，咽红肿痛，咽拭培养溶血性链球菌阳性，证见咽红肿痛、眼睑浮肿遍及全身、小便红赤、舌苔黄腻、脉浮滑，治宜外疏内利，清热解毒，活血凉血。如蛋白尿很多者，加玉米须、牡蛎各30g，芡实9g，山萸肉、黄芪各20g；尿中红细胞明显增高者，选加大蓟、小蓟、藕节、炒地榆、旱莲草、仙鹤草各30g，紫珠草15g，白茅根用量多在30g以上；血压高者，加玉米须30g，钩藤、茺蔚子、夏枯草、决明子各20g；小便不利者加玉米须30g，猪苓、茯苓各20g。

疾病后期演变为慢性则按慢性肾炎辨证论治。

## 三、病案举例

王某，男，25岁，2004年3月12日初诊。10天前，因汗出恶风致咳嗽发热，全身重痛，进而颜面、下肢浮肿。服西药不见缓解，欲求中医治疗。3天前尿常规示：尿蛋白（+++），尿潜血（+++）。诊见颜面、四肢浮肿，咳嗽，咽肿痒，伴有恶寒、发热、全身肢节重痛、小便短赤、双侧肾区叩击痛等，舌红胖，苔黄腻，脉沉细数。中医辨证属风邪袭表，湿热内蕴，肺失宣降，通利失调。治宜宣肺利水，清热解毒，凉血活血。处方：麻黄6g，连翘15g，杏仁15g，赤小豆9g，鱼腥草15g，土茯苓15g，石韦15g，苦参15g，益母草15g，木通9g，车前草9g，泽泻9g，生薏仁30g，白茅根15g，丹皮9g，生地9g，芡实9g，山萸肉15g。水煎服，日1剂。服上方药3剂，发热、身痛、浮肿、咳嗽减轻。原方继服6剂，诸证基本消除。加黄芪15g，白术9g，甘草6g，桔梗9g，继服6剂，诸证悉除，尿常规检查正常，病愈。

按：风水之病来势甚急，是因风致水，故有脉浮、恶风寒之表证；风袭于表，肺卫失宣，通调水道失职，水停为患，水为风激则泛滥四溢，周身悉肿。咽痒、脉数、舌红苔黄腻者，是风与水结、入里化热之象，故治宜宣肺利水，清热解毒，凉血活血。复加黄芪、白术者，因表邪已发，取其益气扶正、利水消肿之功；加桔梗者，因其既能利咽，又能开宣肺气而通小便。

# 慢性肾小球肾炎

慢性肾小球肾炎简称慢性肾炎，系指以蛋白尿、血尿、高血压、水肿为基本临床表现，起病方式各有不同，病情迁延，病变缓慢进展，可有不同程度的肾功能减退，最终发展为慢性肾衰竭的一组肾小球病。除少数慢性肾炎是由急性肾炎发展所致外，一般情况下虽然慢性肾炎的病因、发病机制和病理类型不尽相同，但起始因素多为免疫介导炎症。

慢性肾炎可以发生于任何年龄，但以青中年为主，男性多见。临床表现为不同程度的蛋白尿、镜下血尿、高血压、水肿及肾功能损害。后期可出现贫血、视网膜病变及尿毒症。病程中可因呼吸道感染等原因诱发急性发作，出现类似急性肾炎的表现，也有部分病例可自行缓解。

慢性肾小球肾炎在临床上一般分普通型、肾病型和高血压型 3 型。①普通型：是慢性肾炎中最常见的一种类型，有轻度或中等程度的水肿，可伴有中等程度血压升高。尿检查有中等程度蛋白尿（+ ~ ++），尿沉渣检查红细胞常超过 10 个 / 高倍视野，并有不同程度的管型尿。肾功能常有一定程度的损害，肌酐清除率下降，酚红排泄率下降，夜尿增多，尿浓缩功能下降，尿比重低于 1.015 及氮质血症。大部分患者有乏力、腰酸、纳差表现，常出现贫血。②肾病型：有肾病综合征的表现，如大量蛋白质、血浆蛋白低、白蛋白低于3g%，有明显水肿，血浆胆固醇轻度增高或不增高，镜下血尿和（或）高血压及进行性肾功能损害。③高血压型：具有普通型的表现，但以血压持续性、中等度以上升高（特别是舒张压升高）为特点。水肿及尿检查改变较轻，肾功能多有中度甚至更重的损害。眼底检查常有视网膜动脉细窄、迂曲、反光增强及动脉静脉交叉压迫现象和絮状渗生物。

## 一、病因病机

从中医来讲，慢性肾炎的发生与发展都与正虚邪实有关，正虚为本，邪实为标，是一种虚实夹杂的病证。正虚主要表现在肺、脾、肾3脏之虚，而以肾虚为最重要。现代医学亦确认，肾炎的发生与机体免疫反应失调有密切关系，这是构成慢性肾炎发生的内在基础。邪实是指诱发因素和病理产物，如风、寒、湿、热疮毒和水毒等。其中3脏之虚和湿浊、瘀血、湿瘀交阻是慢性肾炎发病机制中的重要环节，贯穿于疾病的全过程。

肺、脾、肾3脏均与人体水液代谢有关。水为至阴，其本在肾；水化于气，其标在肺；水性畏土，其制在脾。肺、脾、肾3脏的关系是病情由浅入深的过程。慢性肾炎在急性发作阶段或病初可能有肺气失宣现象，但同时常伴有脾虚水肿的病机，再进一步则有脾肾两虚现象。病情不论深浅都夹有湿浊、瘀血。因此，在辨证方面，既要注意本虚（肺、脾、肾3脏虚损），又要注意标实（湿浊、瘀血）。本虚与标实之间又常是相互交错，互为因果。脾虚则运化无能，肾虚则关门不利，于是水湿潴留形成水肿。这是因虚而致实。慢性肾炎的发生与发展常因风邪外袭、湿浊内蕴、损伤脾肾气化所致。肾炎后期，湿浊、溺毒停蓄体内，血中氮质等代谢产物的潴留，反过来又可严重损害肾的气化功能，促进肾衰竭，造成脏腑升降功能失调、清浊逆乱的结果，从而引起关格危象。这又是因实而致虚，终致虚实夹杂，且又互为因果。在治疗上就要应用“通腑泄浊”的治疗原则，并配合“利尿泌浊”，及在此基础上的扶正，使氮质潴留得到减轻。

根据水与血不可分割的关系，水能病血，血能病水。肾病水分代谢不良，可以导致肾脏“血瘀”，这是水病及血；到了慢性期，肾脏血瘀，进而又可影响水的代谢，这又是血病及水。《金匮要略》谓“血不利则为水”。亦有人认为肾衰竭，尿闭不通，系由肾脏毛细血管阻塞所致。所以“血瘀”亦是慢性肾炎的主要病理。根据实验观察，慢性肾炎受累的肾单位的最终结局，是由于炎症细胞的浸润，以致肾小球毛细血管痉挛，以及凝血与血栓形成的改变，因而引起毛细血管管腔闭塞，肾血流受阻，肾小球滤过功能减退和丧失，最终导致肾小球的纤维化、玻璃样变、肾小管的缺血性萎缩和肾间质的纤维化，而且患者体内亦产生不同程度的血液高凝状态，这样有使肾脏毛细血管内微血栓形成的倾向。反映在中医辨证分型上的特点是脾肾阳虚型以全血黏度增高为主，肺脾气虚型、肝肾阴虚型、气阴两虚型以血浆黏度增高为主。在慢性肾炎的治疗上，活血化瘀药物已越来越引起众多医学家的重视，药理实验也表明其有显著的作用。这些作用可以归纳为：改善肾血流量，保护肾脏的作用；抗炎抗菌作用；调节机体免疫功能作用；抗凝、抗血栓作用；改善血液黏滞作用；抗血小板聚集作用；改善微循环障碍；抗排斥反应作用；增加近端肾小管的排泄作用。促进废用性肾单位逆转是活血化瘀药治疗慢性肾炎的主要机制。

## 二、辨证论治

正虚、湿浊、瘀血是慢性肾炎的病理症结所在。有人提出慢性肾炎非湿即瘀，在临床上治疗以扶正、利湿、祛瘀3法并重，强调气、血、水同治的重要性，从而提出益气健脾、温肾利水、活血化瘀是治疗慢性肾炎的基本原则。在这一前提下，根据临床不同证型，辨别邪正虚实，进而提出益气利湿活血法、温阳利湿活血法和滋阴利湿活血法。这种既考虑正虚，又考虑邪实；既重视扶正，又重视利湿、祛瘀、泄浊以泻其实的综合调节的治疗原则，体现了中医治疗慢性肾炎的理论特点。

中医辨证分型可分为肺脾气虚型、肝肾阴虚型、气阴两虚型、脾肾阳虚型和湿浊内蕴型。前4型是以本虚为主要矛盾，故从本虚分型；后1型是以标实为主要矛盾，故从标实分型。从肾功能损害来看，脾肾阳虚型最多，且损害程度重；肺脾气虚型较少，损害程度较轻；肝肾阴虚型、气阴两虚型介于两型之间。下面分别叙述各证型的证候表现和施治用药。

**1. 肺脾气虚型**

多见于慢性肾炎普通型或兼有表证者。证见面浮肢肿、少气乏力、纳差腹胀、面色萎黄、舌胖嫩、有齿痕、苔薄白、脉细弱，或兼有表证，如恶寒、发热、咳嗽、脉浮等，治宜宣肺健脾，利水活血。因肺主皮毛，脾主运化，与水液代谢有关，宣肺使肺气得开，三焦水道通利，此即“启上窍而利水窍”之法。健脾使水湿运化，输布全身。再配合利湿活血之品，则自能起到利尿、消除水肿的作用。方用越婢加术汤、麻黄附子细辛汤合五皮、五苓之类加减施治。

基本处方：麻黄6g，桂枝9g，防己9g，炒白术15g，黄芪30g，茯苓30g，泽泻15g，益母草30g，丹参10g，党参20g，怀牛膝9g，车前子15g（包煎）。水煎服。

**2. 肝肾阴虚型**

本型多见于慢性肾炎高血压型。证见头晕耳鸣、腰酸腿软、五心烦热、咽干口燥、面部烘热、心悸寐差、舌红少苔、脉细数。此属肾阴虚亏，水不涵木，木失滋荣而致虚阳上亢所致。治当滋肾柔肝，育阴潜阳，活血利水。用杞菊地黄丸加减。

基本处方：生地30g，山萸肉20g，枸杞20g，女贞子20g，旱莲草20g，桑寄生20g，益母草子各30g，丹参30g，泽泻15g，车前子15g（包煎），白茅根30g，怀牛膝20g，菊花30g，石决明30g。水煎服。

加减运用：经验证明，控制血压升高能减缓慢性肾炎患者病情进展速度。因此，提高本病疗效、延长患者生命、稳定血压乃是一个重要课题。血压持续升高，可选加平肝潜阳降压之品，如夏枯草、决明子、钩藤、黄芩、槐花、杜仲、地龙等。对顽固型高血压病可加用西药降压，配合治疗，但仍要坚持中医辨证施治。本型常见夹热、夹瘀、夹湿之象。阴虚化热、热瘀络阻、络损血溢、镜检红细胞高者，可酌加凉血止血之品，如大蓟、小蓟、生地榆、藕节、仙鹤草、丹皮、赤芍、生蒲黄、琥珀末之类。白细胞多者，为夹热之象，可增加清热之品，如金银花、连翘、蒲公英、白花蛇舌草等。

**3. 气阴两虚型**

本型多见于慢性肾炎普通型。从中医分型来看，是介于肝肾阴虚型与脾肾阳虚型之间的中间类型。证见面浮肢肿、少气乏力、腰膝酸软、口干舌燥、心悸寐差、舌红苔白、脉弦滑，治宜益气养阴，利水祛瘀。

基本处方：熟地20g，淮山药20g，山萸肉20g，桑寄生20g，女贞子20g，党参20g，炒白术20g，黄芪30g，怀牛膝9g，丹参30g，益母草30g，猪苓、茯苓各20g，泽泻20g。水煎服。

加减运用：若阴虚阳亢、血压高者，可将熟地易生地，并酌加茺蔚子、枸杞、菊花、钩藤、杜仲等清肝明目降压之品。慢性肾炎后期主要表现为脾肾两脏虚损。本型气虚尚未兼及肾脏，主要是指脾气虚而言，若病情发展兼及肾虚症状明显者，因证兼阴虚，可酌加温而不燥的补肾之品，如淫羊藿、补骨脂、巴戟天、女贞子等。若夹瘀症状明显，当归、赤芍、桃仁、红花、川芎、苏木、王不留行、泽兰叶、地龙等活血化瘀药均可选用。

**4. 脾肾阳虚型**

本型多见于慢性肾炎肾病型或慢性肾功能不全、肾病综合征等。证见全身水肿，或伴有胸腹水、尿少、形寒肢冷、腰膝酸软、纳差腹胀、大便溏稀、面色萎黄或黧黑、舌淡胖有齿痕、苔白滑、脉沉细，或恶心呕吐。因脾主运化，作用于精微的摄取与水液的输布；肾司开阖，作用于精气的蓄藏与湿浊的排泄。脾虚则运化无能，肾虚则关门不利，于是水液潴留而出现严重水肿。由于脾肾摄取、封固失职，精气不藏，镜检尿蛋白多及有管型，故对本型的治疗应着重温补脾肾、温阳利水，并应加强脾气摄取精微与肾气封固功能。同时，脾肾阳虚反映在血液流变学上有全血黏度增高的特点，因而在治疗上亦要重视祛瘀治法的运用。管型尿为精微物质在水道“瘀滞”“积聚”的结果，用活血化瘀药治疗有效。如果肾的气化功能衰竭，分清泌浊失调，致使浊阴潴留为害，表现为尿素氮增高之氮质血证，证见恶心呕吐等，这时的治疗应在温补脾肾的基础上，辅以通便泄浊和利尿泌浊。有时应把泄浊看作是治疗的主法。一般应以生军、附片、红参等为主。总的来讲，对本型的治疗宜益气温肾，利水活血，通便泄浊。方用肾气丸、真武汤、参附汤加减。基本处方：黄芪 30g，党参 15g，炒白术 15g，制附片 10 ～ 20g，桂枝 9g，淫羊藿 20g，巴戟天 20g，猪苓、茯苓各 20g，泽泻 20g，车前子 20g（包煎），益母草 30g，丹参 20g。水煎服。

加减运用：难治性水肿必伴气虚血瘀，宜加重益气活血化瘀药用量，以推动利尿。黄芪、党参、丹参、益母草 4 味量宜大，可用至 60g。有报道显示，补气药对实验性肾炎有病理性修复作用。黄芪是治疗难治性肾炎之良药。现代药理研究证明，黄芪有利尿作用，而且持续时间长，对实验性肾炎，能降低蛋白尿的排泄，这与黄芪的摄精作用相吻合。黄芪还可扩张血管，改善肾血流量，降低尿素氮，提高血浆蛋白，调整免疫平衡，减轻免疫复合物对肾小管基底膜的损害。黄芪还可延长人胎肾细胞的生长寿命。活血化瘀药对抑制免疫、抑制肾小球纤维化、改善患者的高凝状态均有一定作用。益母草经药理研究，给麻醉兔静注益母草碱后，尿量可增加 2 ～ 3 倍。益母草抗血栓形成作用较强，使血栓形成时间延长，血小板聚集功能减弱，使凝血酶原时间及白陶土部分凝血活酶时间延长，血浆纤维蛋白原减少。根据病情，活血化瘀药可再酌加泽兰叶、桃仁、红花、川芎、苏木、地龙、王不留行、水蛭等。泽兰叶亦可用至 60g。水蛭有破瘀血、利水道之功。水蛭粉用量每次1.5～2g，1日2次，15天为1个疗程，一般服3个疗程。水蛭粉不但活血化瘀，还有明显的利尿作用。其利尿、消蛋白尿作用一般在加用水蛭粉后7～30天最明显。用水蛭粉最大量为1日6g。水蛭粉所以能利水、消蛋白尿，可能与水蛭的蛋白质成分水蛭素及组胺样物质所具有的抑制血小板凝聚、激活血中纤溶系统、改善微循环、增加肾血流量等作用有关。水蛭亦每水煎入药，剂量为10～20g，因本品不易研细，所以常入汤剂。对胸水甚至肺水肿和左心衰竭，重用红参、葶苈子、酒大黄、制附片，以经肠腑通泄湿邪；以红参6g，制附片10g，葶苈子20g，酒大黄10g，水煎服。对肾炎后期少尿、无尿的治疗，亦不要忽视温阳利水的治疗原则。实验证明，常用的利水方药茯苓、泽泻和五苓散等，有抑制肾小球再吸收或促进肾小球滤过率作用，能使肾小球滤过率增加20%～30%，并可使肾血液量增加，体内钠盐及低阈物质大量排出，使水肿消退。关于温药剂量问题，有人报道治一病例，开始附片30g（去麻），桂枝9g，患者症状无改善，待加重每剂制附片90g（去麻），桂枝15g，干姜15g，始获疗效。本例之所以能受大剂温热药物，系由真阳大虚，非一般机体所能承受。温阳与祛瘀药同用，似乎加强了协同作用。中医学有“血得寒则凝，得温则行”的理论，可见，祛瘀药物得温阳药物之助加强了活血之功，改善了肾脏毛细血管阻塞状况。于是温肾益气、健脾利湿、活血化瘀就成了治疗慢性肾炎后期少尿、无尿、水肿严重的主要治疗原则，也是本处方所遵循的治疗原则与理论根据。

某些患者的蛋白尿长期不消，意味着肾脏损害仍然存在，要积极寻求治疗蛋白尿的方法，促使慢性肾炎病情向好的方面转化。大量蛋白尿本身也是加剧肾功能恶化的一个重要因素。蛋白偏高者西医采用激素强的松口服。口服之后，有类似中医阴虚阳亢之副作用，配合中药滋肾养阴可减轻副作用。其次，治疗应加强脾气摄取精微与肾气封固功能，可酌加山萸肉、芡实、覆盆子、鸡内金、淮山药、玉米须、金樱子、紫河车、仙灵脾、仙茅、巴戟天、菟丝子、桑椹、枸杞、何首乌、五味子等收敛固涩之品。

另外，据报道，对慢性肾炎反复发作用中药清热利湿法较易收效，治疗结果亦证实了湿热的存在。若镜检见到红细胞和白细胞者其病应着眼于湿热，应在处方中酌加清利之品和凉血止血之品，如蚤休、白花蛇舌草、半枝莲、生地榆、槐花、藕节等。

慢性肾衰竭是肾脏疾病的终末期表现，为肾阳衰竭，肾失蒸化，浊中之清不能复升，浊中之浊不能下注，以致湿浊、水毒潴留体内，津液不能上承，湿浊不能下注，清浊相混，升降失常，而致发生尿闭、呕吐、腹胀、纳呆之证，甚至神志昏迷。其呕吐常与癃闭并见，属于中医“关格”范畴。张仲景谓：“关则不得小便，格则呕吐”。此为西医的尿毒症，由脾肾阳虚，湿毒内蕴，浊气上逆，是因虚致实、虚中夹实、本虚标实之证。对本病的治疗，应从改善气机升降入手，采用升清降浊的方法，立足于益气温肾以治其本，活血利水、通腑泄浊以治其标。可在上方的基础上，加入善走血分的大黄，以通腑泄浊。各种肾功能不全均可用制大黄 6 ～ 15g，这是治标。近年来研究表明，大黄导泻可致肠道排氮增多，使尿素氮减少。大黄泻热毒、荡积滞，且有活血化瘀作用，可以改善肾脏微循环，是治疗急慢性肾衰竭的良药。

一般来说，治本之药附片为温肾扶阳之首选，用量至少10g以上，常用15g为宜，配合红参、仙灵脾、巴戟天等其效更显。过去人们较多地注重“脾肾虚损”而采用“温补”的方法，但是大量或长期温补，可加重氮质血症或诱发出血，值得注意。呕吐者可加代赭石30g（包、先煎），姜半夏9g。亦可用单方番泻叶5～10g，加沸水100～150mL浸泡2小时，去渣，滤过，分上午、下午两次服完。服15～30天。患者服后一般每日腹泻6～8次。对早、中期慢性肾衰竭患者治疗效果显著，症状改善明显。对终末期尿毒症也具有改善症状、延长寿命的作用，为准备施行腹透或血透争取了时间。服药过程中应注意低钾反应，患者一旦有表情淡漠、嗜睡、四肢麻木无力、心律不齐等症状，应急测血钾和查心电图，及时补钾。若湿浊化热、心烦不安、口苦纳呆、恶心呕吐、腹胀便结、小便短涩、苔多黄腻而垢浊，可上方合黄连温胆汤加减，加酒军15g，黄连、姜半夏、生姜、竹茹、枳壳各9g，水煎分多次服。若尿素氮、肌酐等代谢产物潴留体内，气化严重障碍，浊阴不泄，湿浊弥漫三焦，蒙蔽心窍，出现高度浮肿、少尿无尿、口出秽气、神志昏迷或引动肝风、狂躁抽搐、血热妄行、高热谵妄、鼻衄、齿衄、紫癜等，可急用安宫牛黄丸、紫雪丹、至宝丹之类，以清心开窍。衄血者，可配合服用犀角地黄汤加减。犀角3g（或水牛角30g），生地30g，赤芍、丹皮各15g，板蓝根20g，藕节20g，大蓟、小蓟各15g。水煎分多次服，必要时可配合西药积极抢救，以冀挽回万一。

急性肾衰竭之死因伴发感染败血症者仍占相当比例。感染不控制，则急性肾衰竭颇难处理和治疗，中药可以收到较好的控制感染的效果，如紫花地丁、蒲公英、黄芩、金银花、蚤休、连翘、夏枯草、白芍、知母、丹皮、地榆等均有较广的抗菌谱。根据病情，可在上方中选择加入，亦可单独组方使用，待感染控制后，再服用上方。

另外，治疗慢性肾炎和肾病综合征有的用激素配合北黄芪、附子等益气温阳药以鼓舞肾气，改善肾脏功能，疗效较快且巩固。实验结果提示，北黄芪、附子均有类似激素样作用，益气补肾药与激素同用，可起到协同作用。有的患者单用温肾药加激素，容易表现阳亢症状，而应用小剂量激素配合温肾药，再加生地或元参，不仅可以减弱或消除激素不良反应，而且每有显著的增效作用。

**5. 湿浊内蕴型**

本型诱发因素湿热及其症状表现比较明显，证见皮肤疮肿、疮疡、咽喉肿痛、小便短赤、舌苔黄腻等，镜检可见白细胞、红细胞、或有脓细胞等，治宜益气养阴，清热利湿，活血化瘀。

基本处方：生地20g，元参20g，黄芪30g，山萸肉20g，桑寄生20g，泽泻15g，白茅根20g，益母草30g，丹参20g，赤芍20g，山豆根15g，白花蛇舌草20g，蒲公英20g，石韦20g。水煎服。

加减运用：红细胞增多，可酌加生地榆、槐花、赤芍、丹皮、藕节、仙鹤草、生蒲黄、琥珀末等；白细胞增多，酌加篇蓄、瞿麦、蚤休、半枝莲、金银花、连翘等；如发现脓细胞，亦酌加金银花、连翘、蒲公英、鱼腥草之类。

## 三、病案举例

李某，男，47岁，2005年8月5日初诊。患慢性肾小球肾炎1年多，缠绵难愈。8月1日尿常规示：尿蛋白

（+++），脓细胞（1～2），潜血（++）。证见颜面、下肢浮肿，体乏无力，腰膝酸软，口渴，纳差，双侧肾区有轻微叩击痛，舌红，苔白薄，脉沉细弦。中医辨证属气阴两虚型。治宜益气养阴，利水祛瘀。处方：熟地20g，生山药20g，山萸肉20g，党参20g，炒白术15g，黄芪20g，怀牛膝8g，丹参20g，泽泻20g，车前子20g，猪苓、茯苓各20g，补骨脂20g，益母草20g。水煎服，日1剂。另服生蛭粉5g（早、晚冲服）。6剂后诸证大减，再以上方为基础，连续随证调服汤药30剂，诸证悉除，病愈，尿检正常。

按：慢性肾炎的病机演化规律一般是先伤于气，后损于阴。疾病初期往往只表现为脾肺气虚，若失治误治，久而蛋白精微流出较多便可转为气阴两虚，甚则阴阳两虚。本病的治疗应在利水祛瘀的同时，益脾肺之气而滋肾之阴。标本同治，邪去正安。

# 肾病综合征

肾病综合征是由多种因素损害了肾小球毛细血管滤过膜而使肾小球滤过膜对血浆蛋白通透性增高，大量血浆蛋白自尿中丢失，导致一系列病理生理改变的一种临床综合征。其以大量蛋白尿、低蛋白血症、高脂血症和水肿为主要临床特点。原发性肾病综合征（原发于肾脏疾病）主要有原发性肾小球肾病及各类急、慢性肾炎的肾病型；继发性肾病综合征（继发于全身性疾病）多见于系统性红斑狼疮、过敏性紫癜、糖尿病及肾淀粉样变等。依据其症状及体征，肾病综合征主要见于中医“水肿”病范畴，散见于“腰痛”“虚劳”等病范畴。

## 一、病因病机

本病的发生主要是由于先天禀赋不足，肺脾肾虚弱，或风、湿、热、毒、劳伤、纵欲等因素伤及肺脾肾3脏，使气化失调、水湿内停、封藏失职、精微外泄所致。肺主宣肃，通调水道；脾主运化，摄取精微，输布水液；肾司开阖，封藏精气，排泄湿浊。肺虚则宣肃失职，卫表不固则易于感邪，水道不通则水湿内停；脾虚则运化无权，精微不摄，水液不布；肾虚则开阖失常，精微不摄，湿浊不泄。《景岳全书·肿胀》曰：“凡水肿等证，乃肺脾肾相干之病，盖水为至阴，故其本在肾；水化于气，故其标在肺；水唯畏土，故其制在脾。”

## 二、治则治法

本病的中医辨治同“慢性肾小球肾炎之脾肾阳虚型”，治宜益气温肾，利水活血，通便泄浊。由于本病尿中大量丢失蛋白质，加上胃肠道水肿而导致恶心作呕、厌食纳差，蛋白质摄入不足而造成低蛋白血症，故在此阶段采用中药扶持胃气，增进食欲，以提高血浆蛋白往往能收到明显效果。治疗此病可用益气健胃之法。处方：黄芪15g，党参15g，白术12g，茯苓10g，山药12g，蔻仁9g，陈皮10g，炒谷、麦芽各10g，甘草9g。水煎服。

另：应用淡附片、淫羊藿、炙甘草为主协同西药泼尼松龙治疗肾病综合征疗效显著。

## 三、病案举例

陈某，男，4岁，1997年1月7日初诊。半年来患儿全身浮肿，小便量少，住某医院检查诊为肾病综合征。当时检查，总蛋白：32.8g/L，白蛋白：13.4/L，球蛋白：19.4g/L。尿量400ml，三酰甘油：2.35mmol/L（0.45～1.80），尿蛋白：（++）。住院经服泼尼松等激素类药对症支持治疗，水肿有减，遂出院欲求中药调治。证见全身水肿、尿少、纳减、便溏、面色黧黑、表情呆板，舌淡胖，苔白滑，脉沉细。中医辨证属脾肾阳虚，运行失司，水湿泛滥。治宜益气温肾，利水活血。处方：党参6g，炒白术6g，黄芪6g，制附片4g，猪苓、茯苓各6g，泽泻6g，车前子6g（包），益母草6g，怀牛膝4g，桂枝4g，巴戟天6g，山萸肉6g，熟地6g。水煎，日服3次。

服药10剂，患儿浮肿有减，尿量增多，每日500mL。效不更方，守方继进20剂。2月18日3诊：家人诉患儿尿量每日约700mL，不浮肿，纳谷增加，小孩精神好转。原方加补骨脂6g，继服5剂，以巩固疗效。于1997年3月4日化验尿常规正常，三酰甘油1.60mmol/L（0.45～1.80）。目前，小孩健康成长，身体良好。

# 慢性肾功能不全

慢性肾功能不全是发生在各种慢性肾脏疾病晚期的一种严重综合征。临床上以肾功能减退，代谢产物潴留，水、电解质及酸碱平衡失调为主要表现。本病在中医学中属于“水肿”“关格”等病范畴。

## 一、病因病机

慢性肾功能不全的病机复杂，但气血虚弱、脾肾虚损是病之本，痰瘀互结为病之标。本病多因肾病迁延日久，脏腑虚损，复加外邪侵袭，情志所伤，劳累过度等因素而发病，最后导致正虚邪实。《内经》云：“肾者，胃之关也，关门不利，故聚水而从其类也，上下溢于肌肤，故为跗肿，跗肿者，聚水而生病也。”又云：“诸湿肿满，皆属于脾”。此阐明了肺、脾、肾气化失司是水肿病的主要原因。水肿病日久，肺、脾、肾3脏俱损，气化失司，水液内停，浊毒内阻，壅塞三焦，充斥血脉，气血不行则成瘀，湿瘀互结则发为本病。

## 二、治则治法

全本病的辨治思路亦同“慢性肾小球肾炎之脾肾阳虚型”。治疗肾衰竭的思路集中于保护残存的肾功能，促进体内代谢废物的排泄，改善机体的自中毒症状。其代表治法有：①以大黄为代表的祛邪法；②以冬虫夏草为代表的扶正法；③以丹参为代表的活血祛瘀法，或大黄、冬虫夏草、丹参同用的泄浊、祛瘀、扶正综合运用法。

自拟补肾排毒汤治疗慢性肾衰竭效果不错。处方：熟地20g，山萸肉20g，党参20g，炒白术15g，黄芪30g，云茯苓15g，益母草20g，丹参20g，淫羊藿20g，制附片9g，怀牛膝9g，生军6～10g。水煎服。

加减运用：阳虚偏重者，加巴戟天20g，仙茅20g；偏阴虚者，加女贞子20g，制鳖甲30g；蛋白尿长期不退者生黄芪加至50g，生水蛭粉5g（早、晚分冲）。水蛭不焙制，一律生用，多装入胶囊吞服，用于治疗慢性肾功能不全和蛋白尿长期不退者。血尿明显者加白茅根30g，仙鹤草30g；血尿素氮、血肌酐明显升高者加生大黄20g，生牡蛎30g；应用大黄治疗慢性肾衰是通过大黄通腑泄浊给邪以出路。用通下泄水、温肾排毒法治疗尿毒症，制附片、大黄为必用，制附片可加至30g。

## 三、病案举例

赵某，男，54岁，2003年10月23日初诊。患者诉有慢性肾炎病史4年余，慢性肾功能不全病史1年余，呈渐进性发展。多处治疗效果不佳，慕名来诊。2003年10月6日某医院检查：尿常规PRO：（+++），WBC：4～5个/HP，RBC：2～3个/HP，血常规Hb：76g/L，WBC：$3.5\times10^9$/L，RBC：$3.2\times10^{12}$/L，血BUN：13.82mmol/L，血Cr：379mmol/L。B超示：双肾弥漫性损害、双肾萎缩。证见全身浮肿，以双下肢为甚，恶心呕吐、腹胀、纳差、口干、小便少、腰膝酸软、怯寒神疲、面色无华、舌质淡胖、苔薄白、脉沉细弱。中医辨证属脾肾阳虚，湿毒内蕴，水液潴留。治宜益气温肾，活血利水，通腑泻浊。处方：熟地20g，山萸肉20g，党参20g，炒白术9g，黄芪20g，制附片15g，淫羊藿20g，仙茅20g，桂枝9g，猪苓、茯苓各20g，泽泻20g，车前子20g（包），益母草20g，丹参20g，生大黄9g，代赭石30g（包、先煎），生姜3片，生蛭粉5g（早、晚分冲）。水煎服，日1剂。患者连续服药6天后，浮肿大减，尿量增加，诸证改善明显。守方继服18剂，症状基本消除，患者精神大增，医院检查各项指标多数已恢复正常。再加减原方调服 30 余剂，病愈。

# 肾盂肾炎

肾盂肾炎是由细菌侵入肾盂、肾小管及间质所引起的化脓性炎症，是尿路感染中的常见病。本病在临床上分为急性和慢性两种，好发于女性，以育龄妇女尤为多见。急性肾盂肾炎起病多急骤，证见寒战或畏寒、高热（体温可升至38℃以上）、全身不适、头痛、恶心呕吐、尿频、尿急、尿痛，腰痛或向阴部下传的腹痛，肾区有叩痛，肋腰点（腰大肌外缘与第十二肋交叉处）有压痛，上输尿管点（腹直肌外缘平脐处）和膀胱区压痛，血白细胞及中性粒细胞增多，尿沉渣涂片检查有大量白细胞，有时可见到白细胞管型。慢性肾盂肾炎系反复发作或迁延不愈，病程常超过 1 年以上。部分患者急性期不明显，而仅表现为低热、乏力、厌食、贫血、腰酸、腰痛、轻度尿频等症状及肾区叩痛，肋腰点压痛等阳性体征。反复尿常规检查有少数白细胞或脓细胞及尿细菌培养阳性，尿含菌数大于 $10^5$/ml，肾小管功能有持续性损害，表现为多尿、低比重尿、肾小管性酸中毒等。

## 一、病因病机

本病属于中医学的“淋证”“劳淋”范畴。多种原因所造成的湿热、毒瘀和正虚是肾盂肾炎发病的主要病理因素。它们之间有着密切的联系。其中，湿热是发病的关键。不论急性还是慢性肾盂肾炎，在整个疾病发生发展过程中都有湿热的存在。

## 二、辨证论治

本病在临床上以膀胱湿热型和肾阴不足、湿热留恋型较为多见。

**1. 膀胱湿热型**

多见于肾盂肾炎急性期或慢性期急性发作，亦包括急性膀胱炎和尿道炎等病，多呈现湿热下注或瘀热蓄于膀胱，阻滞气机，下窍不利，引起小便淋沥频数、尿急、尿痛，少腹胀痛，腰痛，往来寒热，口苦咽干，舌质红，苔黄，脉弦数等。治宜清热解毒，利水通淋。方用八正散、导赤散、龙胆泻肝汤加减施治。基本处方：柴胡 9g，黄柏 9g，苦参 15g，木通 9g，瞿麦 9g，篇蓄 9g，车前子 9g（包煎），石韦 20g，败酱草 20g，土茯苓 20g，白茅根 20g，竹叶 9g，生地 9g，赤芍 9g，丹皮 9g，金钱草 20g。水煎服。

加减运用：镜检红细胞增多或肉眼血尿者，可酌加凉血止血之品如大蓟、小蓟、炒地榆、藕节等，生地加至 30g，小蓟可用至 45g，亦可用白茅根 50 ～ 100g，煎汤代饮。琥珀、三七等量研末吞服，每次 1g，1 日 3 次，适用于血尿而瘀证明显者。另外，单味败酱草 50g。水煎服，治淋证有效。

**2. 肾阴不足、湿热留恋型**

本型见于慢性肾盂肾炎和急性肾盂肾炎临床急性症状已缓解者，亦包括膀胱炎和尿道炎之慢性期。证见腰膝酸软、咽干唇燥、尿频而短、小便涩痛、欲出不尽，或伴有低热、舌质偏红、苔薄、脉弦细而数等，治宜滋肾育阴，清热利湿。方用知柏地黄汤、猪苓汤加减。

处方：生地 20g，淮山药 20g，女贞子 15g，泽泻 10g，车前子 10g（包煎），土茯苓 20g，知母 9g，黄柏 9g，竹叶 9g，败酱草 20g，赤芍 9g，丹皮 9g。水煎服。

## 三、病案举例

武某，女，31 岁，2002 年 3 月 21 日初诊。两月前，因尿频尿急、发热、腰背疼痛，在某医院检查，诊为急性肾盂肾炎，遂住院西医治疗。症状消失后出院。近 1 周来尿频、尿急又作，伴腰痛，尿道热感，小便黄浊。察其舌质红，苔薄黄腻，脉数。中医辨证属湿热蕴结下焦，膀胱气化失司。治宜清热解毒，利水通淋。处方：柴胡 9g，黄柏 9g，丹皮 9g，败酱草 20g，苦参 20g，木通 9g，车前子（包煎）9g，泽泻 9g，篇蓄 9g，瞿麦 9g，石韦 20g，土茯苓 20g，竹叶 9g，生地 9g，赤芍 9g，灯芯草 6g。水煎服。服上药 2 剂后，排尿自感通畅，尿液变清，腰痛减轻，原方加味继服药 10 剂，诸证除，尿检正常，病愈。

# 泌尿系结石

泌尿系结石由肾虚膀胱气化失司、湿热蓄结下焦、尿液煎熬形成砂石所致，属中医学的“石淋”范畴。

## 一、病因病机

《诸病源候论》指出："肾主水，水结则化为石，故肾客砂石。"尿路结石的产生常因久居湿地，或多食辛热肥甘之品，或嗜酒太过酿成湿热，湿热下注，阻滞气机，气化不利或肾气本虚等因素，使膀胱气化失职，湿热蕴结下焦，尿液受湿热煎熬，日积月累，浊瘀凝结而形成结石。结石瘀结水道，郁滞不得下泄，致气血运行不畅，气滞血瘀，不通则痛。《丹溪心法》亦云："诸淋所发皆肾虚而膀胱湿热也，肾主水，水结则化为石，肾虚而膀胱气化不行，为热所乘，热则成淋。"可见，尿路结石的发作是以下焦湿热、气滞血瘀为主要病机，日久还可致阴血亏损，伤及正气，或为阴虚或为气虚，形成虚实夹杂之证。

## 二、治则治法

治疗上不外利尿通淋、清热利湿、活血化瘀、行气导滞诸法。尤其清热利湿、利水通淋是治疗泌尿系结石的常规治法。通过利尿之品可使尿液稀释，尿量增加，对结石的冲击力增大。同时，由于尿中某些成分的改变，使结石致密度降低，因而使结石易于裂解。再加上祛瘀理气之品，更能增加排石作用。

中医古代文献对"淋"证的描述是以小便淋漓涩痛为主症，湿与热是淋的主因，尿中排石则为砂石淋的特征。西医认为，结石（特别是肾及输尿管上段结石）临床无小便淋沥涩痛症状，尿中又未排出结石的患者，用中医"淋"来辨证不恰当。因此，近来很多医家从实践中已观察到治疗泌尿系结石必须从肾虚着手，以腰痛为主要辨证依据，采用补肾益气、温肾固本等方法，以大剂量姜、附温肾行气。其理论根据认为，腰为肾之外腑，肾虚腰痛、寒湿内滞，温肾是主要治疗方法，故以附子为首，配以干姜。古人有“附子无姜不温”之说，因有相得益彰之效，临床往往取得良好疗效。

临床治疗输尿管结石、嵌顿性肾积水疾患，以及老年尿路结石患者，特别是由于梗阻积水而致肾功能不全者，所谓“久病及肾”，则用温肾利水、活血祛瘀之法。通过温运肾阳，加强肾脏功能，克服阴寒凝滞，提高肾内压力，从而推动结石移动下行，使积水消去。活血化瘀之品，一方面对结石所在部位的水肿、炎症粘连能起到抑制和松解作用，另一方面可促使结石结构变化，使之断裂碎解，易于下排。临床经验处方如下：

（1）轻剂排石汤：金钱草 30g，海金沙 15g，车前子 15g（包煎），冬葵子 15g，川牛膝 15g，王不留行 20g，滑石 30g（包煎），石韦 20g，夏枯草 20g，枳壳 10g。水煎服。

方药浅析：本方清热利湿，活血通经，理气排石。对于直径小于 0.5 ～ 0.8cm 的结石有一定的促进排石作用。利尿药中石韦、车前子、牛膝作用较为平稳。其中，石韦似有减少尿蛋白作用，车前子似有改善肾功能作用，牛膝似有促进尿路平滑肌蠕动的作用（有待今后进一步观察）。有泌尿系感染时加黄芩、紫花地丁。对久不移动的尿路结石，酌加行气、活血化瘀之品。

（2）重剂排石汤：金钱草 30g，海金沙 15g，车前子（包煎）15g，冬葵子 15g，石韦 20g，川牛膝 15g，王不留行 20g，三棱 15g，茯苓 15g，鳖甲 30g，皂刺 9g，炒山甲片 30g，夏枯草 20g。水煎服。

方药浅析：本剂是在上剂的基础上又加重了活血化瘀之品，适于尿路结石较重的病症。如果炎症粘连久不移动者，再加乳香、没药、桃仁各15g。为了加强排石作用，可再加服理气之品，如槟榔片、枳实、青皮、厚朴、橘核、荔枝核等。槟榔片、青皮可加至30g，亦可加入有攻坚、溶石作用之鸡内金、琥珀、地龙等。鸡内金末（冲）6g，琥珀末（冲）3g。对下段输尿管结石可加川军。对湿热蕴结之尿路结石亦可用单味金钱草60g，泡开水当茶频饮。对结石梗阻、巨大肾积水、静脉肾盂造影不明显、肾功能不佳的患者，要注意培补脾肾，保护肾功能，可酌减清利之品，而加入黄芪、黄精、补骨脂、菟丝子等品。同时亦要注意控制感染。凡有泌尿系感染现象的，酌加黄柏、紫花地丁、蒲公英、石韦、金银花、土茯苓等。

（3）益肾温通排石汤：黄芪20g，党参20g，补骨脂20g，巴戟天20g，制附片6g，干姜6g，王不留行20g，冬葵子20g，山甲片15g，赤芍20g，莪术15g，鸡内金20g，槟榔片30g，车前子15g（包煎），泽泻9g，金钱草30g。水煎服。

方药浅析：用于尿路结石嵌顿性积水、老年尿路结石和肾功能不佳的患者。通过益气温肾，提高肾内压力，使肾盂、输尿管蠕动增强，推动结石下移，积水消除。利水药可使尿量增加，冲刷力增大，再加之活血化瘀、理气导滞，更有利于推动结石下行。对结石日久不移者，可增加活血化瘀与理气导滞之品。这种标本兼顾、补利兼施综合运用的方法，既重视扶正培本以增强肾脏功能，提高肾内压力，又重视治标，通过利水、祛瘀、理气的治法，以增强对结石的洗刷、推冲、溶解作用，体现了中医整体调节的治疗原则。

国内有文献报道，温阳利水治疗心包积液、脑积水、小儿鞘膜积液等局部积水的病证都取得了疗效。

另据实验及临床观察证实，活血化瘀药的作用主要表现在扩张输尿管，增加输尿管蠕动频率，并长时间持续，促进炎性吸收，减少炎性组织增生，缓解平滑肌痉挛，促使结石碎裂和溶解等。临床若炎症粘连较重，已有梗阻、积水存在的较大结石，应以活血化瘀为主来组方，选用三棱、莪术、乳香、没药、川牛膝、丹参、赤芍、元胡等，并合用炮山甲、鸡内金、皂角刺等软坚药直接对结石软化和消溶，可收到满意效果。若见虚象者，有报道补气药能增加平滑肌的紧张性而有助于排石。若迁延至肾积水并损及肾功能时，表现为虚寒之象，用温阳利水法，以加强肾功能，加强肾盂及输尿管的蠕动，有助于排石和消除积水。

治疗尿路结石的药物，常由清利化瘀、软坚、理气 3 组药组成。服用时采用大剂冲击法，即每次煎取之药量在 500mL 以上，以增加尿量，再跳跃 5 分钟，以冲刷推荡和松动结石。服常规方 10 剂左右时，不管有无气虚表现均可加用益气药。

## 三、病案举例

张某，男，28 岁，1996 年 5 月 2 日初诊，1 周来小便艰涩，时夹砂石，排尿有时突然中断，尿道窘迫疼痛，少腹拘急，腰腹阵痛，尿中带血，舌红，苔薄黄，脉弦数。曾做尿路 X 线平片检查：可见直径约 0.4cm 的结石阴影。中医辨证属湿热下注，煎熬尿液，结为砂石。治宜清热利湿，通淋排石，行气导滞，活血化瘀。处方：柴胡 15g，金钱草 30g，海金沙 15g，石韦 20g，枳实 20g，玉片 20g，鸡内金 20g，赤芍20g，丹参20g，车前子20g（包煎），泽泻20g，滑石20g（包煎），王不留行20g，白茅根15g。水煎，日服3次。连续服药10余剂，自诉小便排下乳白色砂石样硬结物，排尿通畅，诸证悉除，病愈。

# 前列腺增生

前列腺增生是良性前列腺增生的简称，亦称前列腺肥大，多发于50岁后的老年男性。一般临床症状为尿频、排尿困难、尿潴留。其发病机制主要是增大的前列腺组织通过挤压后尿道等因素造成的排尿阻力增大。从其临床表现分析当属中医学的“癃闭、淋证”范畴。

## 一、病因病机

本病主要在老年发病，是因年老之人肝肾亏虚、气化失司、痰瘀内结之故。肾气为生命活动的原动力，具有促进血液畅行和水津敷布的作用。肾气亏虚，推动无力则水津停聚，血循不畅，酿生湿热，聚生痰瘀，痰瘀湿热结聚日久便可发为此病。本病的发生亦与肝有关。《灵枢·经筋》曰：“足厥阴之筋……上循阴股，结于阴器”，指出在生理上前列腺所在部位正是足厥阴肝经循行之处。《灵枢·经脉》又曰：“是肝所生病者，狐疝遗溺闭癃”。《素问·厥论》也说：“厥阴之厥，则少腹肿痛，腹胀泾溲不利”，说明在病理上前列腺增生的发生与足厥阴肝经的病变也密切相关。七情伤肝，肝气郁滞，疏泄不及，影响肾及三焦之气化，使水道的通调受阻，形成癃闭。另外，邪气蕴结肝经，停聚精室，生痰致瘀，气滞与痰瘀互结于下焦，便发为本病。

## 二、辨证论治

本病以肝肾亏虚、气化失司为本，痰瘀内结、腺体增生为标，应分清标本缓急而治之。根据病情可分为气滞血瘀、肾气亏虚和湿热下注 3 型进行论治。

**1. 气滞血瘀型**

丹参 20g，赤芍 20g，泽兰、泽泻各 15g，桃仁 9g，红花 9g，王不留行 20g，青皮 15g，香附 9g，川楝子 9g，白芷 9g，三棱 9g，莪术 9g，败酱草 20g，蒲公英 20g，石韦 20g，车前子 15g（包煎）。水煎服。

方药浅析：此方有活血化瘀、理气疏肝、消癥利水之功，适用于前列腺增生之尿频、排尿困难的症状突出，而肾虚之证不甚明显者。王清任在《医林改错》中强调，积聚之成无不与瘀血有关。其言："无论何处，皆有气血，气无形不能结块，结块者必有形之血也。"此亦说明血瘀的形成与前列腺腺体增生的病理改变密切相关。活血化瘀药多具有较好的改善微循环、抗缺氧、抗凝、解聚、纤溶等作用，故适于前列腺发炎肿大。若有肾虚表现的则配以补肾扶正药，可增加仙灵脾、女贞子等，此药有增加前列腺局部免疫水平、增强吞噬细胞功能作用。兼湿热下注者，酌加萹蓄、竹叶、冬葵子等清利之品，再伍以行气止痛、清热解毒等药，发挥全面治疗作用。

**2. 肾气亏虚型**

仙灵脾 20g，女贞子 20g，金毛狗脊 15g，怀牛膝 15g，香附 9g，川楝子 9g，肉桂 6g，王不留行 15g，制鳖甲 30g，桃仁 9g，赤芍 20g，冬葵子 15g，车前子 15g（包煎），泽泻 15g。水煎服。

方药浅析：此方益肾疏肝理气，活血散结利水，适用于前列腺增生之排尿困难不著而肾虚之证明显者。《素问·灵兰秘典论》曰："膀胱者，州都之官，津液藏焉，气化则能出矣。"肾与膀胱相表里，肾气虚，气化不及州都，致膀胱开阖不利，或气化不及，或固摄无权，即可出现排尿困难、尿频，甚至尿潴留的症状。如《景岳全书·杂证谟·癃闭》篇曰："真阳下竭，元海无根，气虚不化而闭"。现代研究证明，中医补肾药似有提高睾丸激素水平、增加前列腺液的作用，适于老年前列腺肥大患者。治疗上补肾温阳治其本，祛瘀、散结、利水治其标。如腺体硬韧肿大较重，酌加三棱、莪术、皂角刺、炒山甲、苏木、制乳没等破血化瘀之品；肾气不足、腺体硬缩或萎平，再酌加益气温肾之品，如黄芪、制附片、巴戟天等；腰痛甚者加续断、桑寄生；会阴、下腹、阴囊痛甚者，重用香附、川楝子、肉桂，并选加小茴香、橘核、荔枝核、元胡等；尿频、尿痛之因湿热所致者，酌加滑石、萹蓄、瞿麦、竹叶等。

**3. 湿热下注型**

萹蓄 9g，瞿麦 9g，木通 9g，车前子 9g（包煎），滑石 15g（包煎），竹叶 9g，石韦 20g，赤芍 20g，丹参 20g，王不留行 20g，败酱草 20g，蒲公英 20g，苦参 20g，黄柏 9g，通草 4g。水煎服。

方药浅析：本方功能清热利湿通淋，活血祛瘀。《诸病源候论》认为："小便不通，由膀胱与肾俱有热故也。肾主水，膀胱为津液之府，此二经为表里。""肾与膀胱俱热，热入于胞，热气太盛故结涩，令小便不通，小腹胀满。"可见，肾与膀胱有湿热蕴结，是前列腺增生患者小便不通的原因之一。此方适于病程一般不长，以膀胱及后尿道刺激症状为主。若镜检脓细胞多者，可酌加紫花地丁、金银花、连翘、鱼腥草、生薏仁等；红细胞多者，酌加大蓟、小蓟、生地榆、槐花、丹皮等。

## 三、病案举例

**案 1**：宋某，男，74 岁，2006 年 5 月 27 日初诊。自述近五六年来，尿频尿急，排尿无力，夜尿增多，且排尿时滴沥难尽，近来逐渐加重，并伴腰膝酸痛乏力、耳鸣、记忆力下降、会阴部及少腹部坠胀不适等。B 超示：前列腺增生。多处治疗，效果不佳。时舌质淡暗，苔薄黄，脉沉弱。综其脉证乃肝肾亏虚，气化不利，痰湿内阻，气滞血瘀，水道被阻。治疗以补益肝肾、理气疏肝、活血祛瘀、消结利水之法。处方：仙灵脾 20g，仙茅 20g，女贞子 20g，金毛狗脊 15g，怀牛膝 15g，香附 9g，川楝子 9g，元胡 20g，肉桂 6g，王不留行 15g，制鳖甲 30g，桃仁 9g，赤芍 20g，丹参 20g，三棱 9g，莪术 9g，冬葵子 15g，车前子 15g（包煎），泽泻 15g。水煎服，日 1 剂，分 3 次服用。1 周后，排尿困难大减，夜尿减为 2 ～ 3 次，精神转佳，腰痛、耳鸣消失，上方加减继续治疗。2 月后，诸证消失，B 超复查：前列腺正常。

按：元 · 王履在《医经溯洄集 · 小便原委论》中从气水关系说明了“水滞”之病机，云：“膀胱者，州都之官，津液藏焉，气化则能出矣，且水者气之子，气者水之母，气行则水行，气滞则水滞”。本案患者年逾 7 旬，肾气虚亏，气化无力故致排尿困难、腰膝酸软诸证。方中以仙灵脾、仙茅、女贞子、金毛狗脊、怀牛膝补益肝肾；香附、川楝子、元胡疏肝理气，行气止痛；肉桂补命门之火；王不留行、桃仁、赤芍、丹参活血祛瘀；三棱、莪术、制鳖甲消积散结；冬葵子、车前子、泽泻祛湿利水。诸药合用，使肾气得温，肝气得调，膀胱开合有度，湿化瘀消，故病证得愈。

**案2**：朱某，男，60岁，1996年12月28日初诊。半年来小便点滴不畅，尿急、尿频、尿痛，B超检查诊为：前列腺炎伴前列腺Ⅰ度肥大，尿检有脓细胞。来诊时自述时欲小便而排尿不畅，短赤灼热，小腹胀满疼痛，会阴部、阴囊部疼痛不适，性欲减退，口苦，舌质紫暗，苔根黄腻，脉涩。中医辨证属湿热蕴积膀胱，络充血逆，经脉瘀阻，腺体增生，形成包块。治宜清热解毒，行气止痛，化瘀散结，通利水道。处方：柴胡9g，黄柏9g，赤芍20g，丹参20g，王不留行20g，香附9g，川楝子20g，益母草20g，竹叶9g，木通9g，泽泻9g，石韦20g，三棱9g，莪术9g，败酱草20g。水煎服。服上方药7剂自感排尿较前通畅，下身疼痛减轻。原方加夏枯草20g，继服20剂，诸证消失。再次做B超：前列腺肥大减半。化验尿常规正常。为巩固疗效，嘱其继服药10余剂。

按：该患者气滞血瘀、湿热下注之证均较为明显，故治疗时活血化瘀、理气疏肝、清热利湿并用。方用气滞血瘀型和湿热下注型两个基本方之合方，收效显著。临证用药时，在明确病因病机、掌握基本的治疗方法后，思路不应被疾病某些固定的证型所束缚，应“观其脉证，知犯何逆，随证治之”。

# 白血病

白血病是一组异质性克隆性疾病，系造血干细胞或祖细胞突变引起的造血系统恶性肿瘤。其克隆中的白血病细胞增殖失控、分化障碍、凋亡受阻，而停滞在细胞发育的不同阶段。在骨髓和其他造血组织中白血病细胞大量增生累积，并浸润其他器官和组织，使正常造血受抑制。该病临床表现主要有低热、贫血、乏力、消瘦、出血、肝脾肿大等，应归属于中医学的“虚劳”“积聚”“血证”等病的范畴。

## 一、病因病机

多种病因作用于人体，引起脏腑功能之失调、气血阴阳之亏虚，均可导致本病的发生。简而言之，不外乎正虚和邪侵两个方面。如：外感邪毒，耗伤正气；禀赋薄弱，因虚致病；烦劳过度，损伤脏腑；大病久病，失于调理；失治误治，耗气伤精等。《理虚元鉴·虚证有六因》云：“有先天之因，有后天之因，有外感之因，有境遇之因，有医药之因”。但就其病机而言，主要是在正虚的基础上，邪毒内陷损伤脏腑、耗伤精气、成瘀成积。毒邪与营血相搏结，阻于脉络则成积证，故见脾大。邪毒内陷于骨髓，精血化生受遏，而表现为贫血。邪毒内蕴化热，热迫血行，则见出血之征。

## 二、治则治法

慢性白血病的病理特点是以虚为主，虚中夹实，虚实夹杂，故治疗的基本原则应是扶正与祛邪兼顾，再视邪正消长情况，或以扶正为主，辅以祛邪；或以祛邪为主，辅以扶正。一般在疾病无明显感染，或化疗后骨髓抑制，表现贫血、白细胞减少、血小板减少者，当以扶正为主，以增强机体免疫功能，再辅以祛邪；若病势较重，且有外邪感染引起发烧、出血现象者，当以祛邪为主，辅以扶正。扶正当以培补脾肾、益气养阴为主，其药物如党参、黄芪、黄精、女贞子、枸杞、补骨脂、菟丝子、淫羊藿、五味子、仙茅、山萸肉、何首乌、生地、元参、麦冬等。视病性的寒热，有的侧重温补，有的侧重滋补。祛邪一般多用清热解毒之品，如大青叶、白花蛇舌草、土茯苓、山慈菇、山豆根、半枝莲、蚤休、黄药子、龙葵等。这类药一般有抗癌攻毒作用。另外，白血病亦常表现出血脉瘀滞的情况，如淋巴结肿大、肝脾肿大等，故在方中加入当归、丹参、鸡血藤、莪术等活血祛瘀之品，有利于提高治疗效果，而且这类药物根据报道同样有抑制癌细胞作用。

处方1：党参20g，黄芪20g，淫羊藿20g，女贞子20g，巴戟天20g，五味子15g，熟地15g，山萸肉20g，鸡血藤20g，丹参20g，莪术15g，白花蛇舌草20g，半枝莲15g，山豆根20g，黄药子15g，生薏仁20g，龙葵子20g。水煎服。

方药浅析：本方以培补脾肾、大补气血为主，辅以清热解毒，适用于病势缠绵起伏，无明显感染，气血两虚，气少懒言，体疲神倦，面色无华，或化疗后骨髓抑制，出现贫血，白细胞减低，血小板减少。

处方 2：生地 20g，元参 20g，枸杞 20g，女贞子 20g，桑椹 20g，太子参 15g，黄精 20g，旱莲草 20g，白花蛇舌草 20g，半枝莲 15g，板蓝根 20g，蚤休 20g，黄药子 15g，当归 9g，丹皮 15g，赤芍 15g，水牛角片 20g。以水牛角片煎汤代水煎药口服，日 3 次。

方药浅析：本方以养阴清热解毒为主。用治阴虚内热或外邪感染引起发热烦渴，以及化疗期而骨髓增生旺盛者。若外邪感染引起高烧，可酌加羚羊角粉 1 ～ 3g（另煎兑入），金银花 20g，连翘 20g，大青叶 20g，山慈菇 20g，生石膏 40 ～ 60g。亦可加青黛，但青黛味极苦，一般宜装入胶囊吞服；若出血严重，可加大蓟、小蓟、生地榆、藕节、仙鹤草各 60g，并配白及粉，每次调服 9g，日 2 次；淋巴结肿大或肝脾肿大，加莪术 15g，丹参 20g，鳖甲 30g 等。

## 三、病案举例

王某，女，44 岁，1995 年 10 月 30 日初诊。2006 年 9 月以来，自感疲乏无力，体重减轻，低烧，时有汗出。去当地医院就诊，查血象：白细胞计数增高，达 $600\times10^9/L$，各阶段中性粒细胞均增多。骨髓检查：核细胞增生活跃，粒、红比例明显增高。B 超查：脾肿大，淋巴结肿大。西医诊为慢性粒细胞性白血病。给予化学疗法，以抑制白细胞增生，但诸证无减，疲乏更甚，汗出依然。证见低热汗出、乏力困倦、少气懒言、面色㿠白无华、头晕目眩、食少便溏、腰膝酸软、舌淡脉沉细。中医辨证属气血不足，脾肾两虚，邪毒留恋，血脉瘀滞。治宜培补脾肾，益气养阴，清解祛毒，活血祛瘀。处方：党参 20g，炒白术 9g，黄芪 20g，淫羊藿 20g，女贞子 20g，巴戟天 20g，五味子 9g，生地 20g，山萸肉20g，鸡血藤20g，丹参20g，白花蛇舌草20g，半枝莲20g，板蓝根20g，土茯苓20g，生薏仁20g。日1剂，水煎服。服药5剂，低热退，不汗出。在原方基础上略施加减，连续服用半月余，自觉精神好转，纳谷增加。1月后，化验血象基本稳定，嘱其再连续服药1～2个月，以巩固疗效。1年后，查血象完全正常，B超查脾脏回缩。多次随访，无异常变化。

按：此患者证见疲乏无力、少气懒言、低烧、时有汗出、面色㿠白无华、头晕目眩、食少便溏、腰膝酸软、舌淡脉沉细等，为气阴不足，脾肾两虚之证。脾肿大、淋巴结肿大者，乃邪毒留恋，血脉瘀滞之征，故治宜培补脾肾，益气养阴，清解祛毒，活血祛瘀。扶正者，重在调补脾肾，即益脾气填肾精，使阴阳调和，精血化生有源，提高机体免疫能力，有利于抑制病态细胞恶性增殖，促其凋亡。解毒祛瘀者，一则祛除病因，防止邪毒再犯，再者可消除髓血郁滞，通畅血脉，有助于扶正药力的发挥。解毒祛瘀同用又可防毒瘀再结，导致病势发展，还可对本病后期合并骨髓纤维化起预防作用。

# 紫癜

紫癜有过敏性紫癜与血小板减少性紫癜之别。过敏性紫癜是一种常见的血管变态反应性出血性疾病，是由于机体对某些致敏物质发生变态反应，引起广泛的小血管炎，使小动脉、静脉和毛细血管通透性、脆性增加，血液外渗而产生皮肤、黏膜及某些器官出血。临床表现主要为皮肤紫癜、黏膜出血，也可伴有皮疹、关节痛、腹痛、肾损害等。血小板减少性紫癜则是一组由于多种原因所致的外周血中血小板减少而引起皮肤、黏膜及内脏出血的疾病。

## 一、病因病机

根据紫癜的临床表现：血液溢出于肌肤之间，皮肤出现青紫斑点或斑块，故应归属于中医学“血证”“发斑”之范畴。一般来说，过敏性紫癜多属阳证，中医病机为内热伤阴，虚火损络。如《景岳全书·血证论》云：“血本阴精，不宜动也，而动则为病……盖动者多由于火，火盛则逼血妄行”。血小板减少性紫癜多属虚证。中医病机为劳倦伤脾，脾肾两虚，气不摄血。如清代医家王清任《医林改错》指出：“元气虚，经络自然空虚”“血无气载则必瘀凝”“元气即虚，必不能达于血管，血管无气，必停滞而瘀……”至于“温病发斑”多属外感热病范围，此属实，多见于外邪感染引起的败血症，当不在本病论治范围。

## 二、辨证论治

对本病的治疗，属于阴虚内热者当以滋阴凉血为主；属于气虚不摄者，当以调补脾肾、益气摄血为主，但都须辅以活血化瘀之品，这是治疗本病的关键。对活血化瘀药物的选用，既可随证选用仙鹤草、茜草、益母草、紫草、三七等具有止血和化瘀作用的药物，亦可选用当归、丹参、赤芍、红花、鸡血藤等活血化瘀之品。再根据病情，配以有止血作用的药物，如地榆、侧柏叶、大蓟、小蓟、白茅根、白及等。止血和化瘀药物配伍应用具有相辅相成的作用，对止血和消退紫斑及提高血小板有一定疗效。有实验显示，紫癜转归中常有毛细血管脆性增加而使血液外渗，活血化瘀治疗后，有较多改善，紫癜皮损也相应消失，这一结果初步提示血管脆性增加与中医血瘀有着一定的联系，也间接说明活血化瘀药有增强毛细血管张力、减低毛细血管脆性的作用，因而治疗紫癜有效。测定紫癜患者血液生化特性，与正常人比较，有变浓、变黏、变聚的倾向，提示毛细血管血液瘀滞，这些客观指标均给临床应用活血化瘀法提供了初步理论依据。另外，紫癜发病机制属自体免疫反应，实验证明，活血化瘀药有免疫抑制作用，这也为用活血化瘀治疗紫癜提供了理论依据。

治疗本病的基本处方如下：

处方1：生地20g，元参20g，枸杞15g，旱莲草20g，当归9g，丹参20g，丹皮9g，赤芍20g，茜草15g，益母草20g，紫草20g，三七粉4g（分冲），板蓝根20g，槐花20g。

方药浅析：该方适用于阴虚内热、络损血溢者，以养阴清热、凉血和营、止血化瘀为治法。若发热重而迫血妄行者，加蒲公英20g，大青叶20g，连翘20g，生石膏60g；若常有鼻出血、牙齿出血者，加白茅根20g，藕节20g，生地榆15g，大蓟、小蓟各10g；若月经过多者，加棕榈炭15g，仙鹤草20g。

处方2：党参20g，炒白术9g，黄芪20g，熟地20g，女贞子20g，淫羊藿20g，五味子15g，山萸肉20g，当归9g，丹参20g，赤芍20g，鸡血藤20g，茜草20g，益母草20g，仙鹤草20g，紫草20g，白及10g，阿胶9g（烊化），甘草9g。水煎服。

方药浅析：适于血小板减少性紫癜、过敏性紫癜，证见肢倦乏力、气短懒言、面色㿠白，证属脾肾两虚、气不摄血者。在临证治疗时，汤药中可加大甘草用量，从20g开始，逐渐加量，最多用100g。用药过程中注意如有浮肿、高血压及低血钾出现，须减量或停药。治疗紫癜，茜草是主要药物，活血化瘀药赤芍、三七有较好疗效。另外，对过敏性紫癜在清热凉血方中加入具有抗过敏作用的祛风药，如蝉衣、防风、白蒺藜、白鲜皮、地肤子等，可提高疗效。本病亦可引起关节损害、消化道出血、肾脏损害等，若有此等并发症出现，亦须随证加减，用药施治。

## 三、病案举例

**案1**：柴某，女，12岁，1997年1月6日初诊。患者禀赋素虚，幼年多病，于半月前右下肢皮肤出现弥漫性青紫斑块，血常规检查：血小板计数为$68 \times 10^9/L$。西医诊断为血小板减少性紫癜。注射激素药治疗，血小板无回升，紫斑散在，体胖浮肿。观其患儿神疲乏力、懒言气短、面色㿠白、面颊虚浮，伴头晕眼花，食欲不振，鼻衄每日2～3次，舌淡苔薄白，脉细弱。证属脾肾两虚，气不摄血。治宜调补脾肾，益气摄血，活血化瘀。处方：党参15g，炒白术9g，黄芪15g，淫羊藿15g，仙茅15g，仙鹤草15g，当归9g，丹参9g，鸡血藤15g，赤芍9g，茜草9g，阿胶9g（烊化），枸杞15g，女贞子15g，旱莲草15g，甘草9g，三七粉4g（早、晚分冲）。水煎服，日1剂。1月13日2诊：服药6剂，紫斑减少，乏力减轻。原方加山萸肉15g，继服10剂。1月23日3诊：紫斑明显减少，肤色好转，纳食增加。原方加白茅根15g，炒地榆15g，继服10剂。2月5日4诊：下肢紫斑已退，肤色正常，面色红润，近1月来未流鼻血。

为巩固疗效，嘱连续服药半月余。于 1997 年 4 月查血小板计数升为 157×$10^9$/L，患儿一切恢复正常。

按：该患者禀赋素虚，幼年多病，此知其为脾肾双虚之体。脾虚则生血不力，气弱则无力统血；肾虚则气化失职，血停而为瘀，发为紫癜。血小板减少性紫癜多为虚证，主要责于脾虚，多数医家也多从健脾入手治疗。但“脾阳根于肾阳”，脾之健运有赖于肾阳的推动，脾虚日久亦可牵及于肾，若在健脾同时兼顾益肾，往往效果更为理想。

**案 2**：冯某，男，17 岁，2006 年 4 月 15 日初诊。患者 1 年多来身体乏力，两月前开始，四肢不明原因出现散在性红斑、点，以双下肢较多。发病 10 余日后，在当地医院就诊，诊为过敏性紫癜、紫癜性肾炎，予以西药治疗，疗效不理想，皮肤紫癜反复出现。诊见：患者神色欠佳，皮下紫癜，以双下肢及臀部多见，色红，舌质暗红，苔薄黄，脉细数。辨证为气虚不摄，阴虚内热，络损血溢。治宜益气养阴、清热解毒、活血祛瘀、凉血消斑。处方：黄芪 20g，生地 20g，元参 20g，旱莲草 20g，当归 9g，丹参 20g，丹皮 9g，赤芍 20g，茜草 15g，益母草 20g，泽泻 20g，紫草 20g，三七粉 4g（分冲），板蓝根 20g，土茯苓 20g，苦参 20g，槐花 20g，蝉衣 9g，浮萍 9g。水煎服，日 1 剂。上药 4 剂后诸证减轻，15 剂后病愈。

按：本患者除皮肤紫癜、体乏外，别无其他特殊症状，为西医之单纯型紫癜，临床上最为多见。加之舌红、脉细数，气阴两虚不难辨证。虽然该患者并无明显诱因，但根据经验，过敏性紫癜多因感受六淫、疠气等外邪而发病，而六淫之邪感于阴虚之人，易从火化，火热盛极，则为热毒，热毒伤及血络，迫血妄行，血溢脉外，外渗肌肤则发为紫癜，故治以益气养阴、清热解毒、活血祛瘀、凉血消斑之法。诸药“综合运用”，标本兼治，达到了扶正不留邪、祛邪不伤正、止血不留斑的效果，使旧血除，新血生，邪去正复，阴平阳秘，药到病除。

值得注意的是，无论过敏性紫癜还是血小板减少性紫癜都应重视活血化瘀药物的应用，虽然紫癜一病在临床上常见出血之证，但离经之血不去，新血不生会加重出血，导致恶性循环。《先醒斋医学广笔记》中指出，治疗血证“宜行血不宜止血”。现代实验研究亦证实，活血化瘀药物有扩张血管、改善微循环、降低毛细血管通透性、调节免疫之功能，并能抑制或减轻变态反应性炎性损害，防止肾脏纤维组织增生。

# 糖尿病

糖尿病是内科常见病、多发病，是由多种病因引起的以慢性血葡萄糖水平增高为特征的代谢疾病群。其病因目前尚未完全阐明，但其患病人数正随着生活水平的提高、人口老龄化及生活方式的改变而迅速增加。

糖尿病中医学称为“消渴”，中医药在改善该病症状及防治并发症等方面均有较好的疗效。消渴病名首载于《素问·奇病论》：“此人必数食甘美而多肥也，肥者令人内热，甘者令人中满，故其气上溢，转为消渴。”《外台秘要》引甄立言《古今录验》云：“消渴病有三：一渴而饮水多，小便数，无脂似麸片甜者，皆是消渴病也；二吃食多……”。又云："每发即小便至甘"等。

## 一、病因病机

就本病的病因与发病而言，长期饮食不节，过食肥甘、醇酒厚味，损伤脾胃，脾胃运化功能失职，水谷失于运化，积湿蕴热，湿阻气机，而生痰停瘀，热燥伤津，消谷耗液，发为消渴。或素体脾胃虚弱、嗜卧懒动，使过多的肥甘厚味得不到正常运化转输，聚湿生痰，郁久化火，火热内燔，消灼肺胃阴津而发为消渴。另外，劳倦过度或情志失调则伤阴耗气，阴虚燥热亦可炼液成痰，阴虚血滞又可致瘀，且病变过程中，虚热、津亏、痰瘀还可相互影响。

## 二、辨证论治

本病临床主要表现以多饮、多食、多尿为主。中医分为上、中、下消论治。上消以烦渴多饮为主，为肺热津伤，宜清热润肺，生津止渴。方用消渴方、麦门冬饮、白虎加人参汤，或用玉女煎、玉泉散。中消以多食善饥为主，为胃热炽盛，宜清胃泻火，养阴增液，方用白虎汤。下消以多饮多尿为主，宜滋阴益肾，用六味地黄汤之类。

据临床观察，多数患者均表现出气阴两虚的症状特点，如疲乏无力、日渐消瘦、口渴多饮、多食善饥、尿多等。因此，益气养阴就成了治疗糖尿病的基本原则。临床及实验观察表明，益气养阴法对改变糖耐量和胰岛分泌功能有双相调节作用。而从其病位来讲，多主张从脾肾论治入手。戴元礼有"三消久久不治气极虚"的观点，多数医家宗张锡纯，重用黄芪治消渴。有的认为，糖尿病系内分泌疾患，多尿而味甘，阴精外泄，肾为精血之源，治当注意调补阴血精气，当以补肾为主。多数主张从肾阴论治。亦有的认为系肾阳虚损，命火式微，阳不化气，水津不能四布，肾不固摄，多尿而狂渴，主张从肾阳论治，以桂附、益智仁等品温肾助阳固摄。

近年来，在中医治疗糖尿病的研究中发现其常伴有瘀血证的表现。如并发冠心病、脑血栓、视网膜病变、坏疽、肾病等。糖尿病的高凝状态亦逐渐被重视，因此在对糖尿病的治疗中，活血化瘀药的兼用亦已被许多医家所采用。据临床用活血化瘀法治疗结果表明，临床症状得到改善，全血比黏度、血浆比黏度、纤维蛋白质、血糖、血脂显著下降，表明活血化瘀治疗本病，可直接或间接地起到纠正糖、脂肪和蛋白质代谢紊乱的作用，对防治糖尿病性血管病具有一定的作用。糖尿病夹血瘀的病机，中医认为系“因虚致瘀”，主要为阴虚及气虚致瘀。对糖尿病的治疗宜采用补脾益肾、滋阴清热、益气生津、活血化瘀诸种方法综合运用、整体调节的治疗原则，撷取增液汤、生脉散、白虎加人参汤、玉女煎、六味地黄丸、玉泉散、补阳还五汤诸方之长，制定定型方剂，临床治疗取得了一定疗效。本方除具有明显降糖作用外，还具有降血脂、提高免疫功能、控制尿糖、改善临床症状等综合作用。

基本处方：生黄芪 30g，党参 20g，生山药 30g，黄精 20g，生地 20g，元参 20g，五味子 15g，山萸肉 20g，何首乌 20g，肉苁蓉 20g，丹参 20g，赤芍 20g，生山楂 20g。水煎服。

加减运用：烦渴突出者加生石膏 40 ～ 80g，黄连 9g，或选用白虎加人参汤。日本报道，此方对改善症状、降低血糖和尿糖有显著作用；全身瘙痒者加白蒺藜、地肤子；上消用玉米须，量要大，入药或煎水代茶；消化不良者加鸡内金。

单方：猪胰1只，常法洗净，山药200g，洗净，去外皮，切片。一起入锅内，加水，隔水泡熟，再以食盐调味，分成4份，分4天吃完。平日坚持服或常服。又：猪胰两条，淮山药30g，清水适量煎后，饮汤食渣。

糖尿病是全身性疾病，由于机体抵抗力低，组织修补能力差，易于并发疖肿。疖肿又使糖尿病病情加重，严重者会发生糖尿病酮症酸中毒以及败血症。有人主张，以酸胜甘法治疗糖尿病。酸胜甘降糖方：山萸肉、五味子、丹参、黄芪、五倍子、乌梅、白芍、金樱子等。

## 三、病案举例

郭某，男，50岁，2004年8月22日初诊。患者诉，2001年7月在某医院诊断为糖尿病，后口服优降糖等药，血糖控制正常。2006年年初开始服上药无效，血糖升高，并伴有烦渴多饮、口干舌燥、尿频量多、多食易饥、体乏无力等症。上周查空腹血糖13.0mmol/L左右，餐后2小时血糖20.0mmol/L。诊见：舌质红，苔薄黄，脉细数。证属肺胃热蕴，化燥耗津，肾阴亏损，气阴两虚。治宜滋阴清热，补脾益肾，益气生津，活血化瘀。处方：生山药20g，生黄芪20g，党参20g，生地20g，元参20g，沙参20g，麦冬20g，知母20g，何首乌20g，石斛20g，五味子20g，山萸肉20g，生石膏40g，丹参20g，当归9g，生山楂20g。水煎服，每日1剂。

服药6剂，烦渴减轻，饮水大减，尿量减少。上方加黄精20g，太子参20g，继服20余剂，患者精神好转，不烦渴，纳食规律，量尚可，诸证皆除。查血糖 3.90mmol/L。后多次随访，至今未再复发。

按：本患者“三消”症状都较为突出，在治疗时予以滋阴清热，补脾益肾，益气生津，活血化瘀“整体调节”。消渴一病虽有上、中、下三消之别，但三消之间有着密切的内在联系，其病机性质是一致的。《圣济总录·消渴门》言：“原其本则一，推其标有三。”

祛瘀者，消渴之病无论郁火灼肺，积热伤胃，或劳疫伤肾均可致阴津亏损。津血同源，津又能化气，津亏必致血伤气少，少气伤血日久，必可致瘀。瘀血阻络，气机阻滞，更可加重津液代谢失常，津不得布，气不得行，水谷精微不能濡养脏腑形体，反随小便而去，发为消渴。《血证论·发渴》曰：“瘀血发渴者，以津液之生，其根出于肾水……有瘀血则气为血阻不得上升，为津困不能随气上布”，故活血化瘀亦是本病的治疗关键之一。

# 甲状腺功能亢进

甲状腺功能亢进简称甲亢，是指甲状腺呈现高功能状态的一组疾病，其共同特征为甲状腺激素分泌增加而导致的机体出现高代谢综合征。该病好发于成年女性，临床上以恶热或面部烘热、自汗、心悸不宁、烦躁易怒、乏力消瘦、指舌颤抖、颈前肿大等为主要表现。其病因和发病机制尚未完全清楚，目前公认本病的发生与自身免疫有关。

甲亢属于中医学“瘿气”“瘿瘤”“瘿病”“气瘿”等范畴。

中医学对本病的认识历史悠久，早在战国时期，《庄子·德充符》就记载了“瘿”这一病名。《诸病源候论》有“瘿者……初作与樱核相似，而当颈下也，皮宽不急，垂核捶然是也”。

## 一、病因病机

关于病因病机则多认为是情志所伤、饮食劳倦、水土失宜等因素引起肝的功能失调，并在此基础上所致的气滞、郁火、痰凝、血瘀、阴虚等证候。甲亢患者的病机主要责于气阴不足，肝失调达，痰瘀阻塞，瘿瘤结聚，证见气虚肢倦乏力，易于出汗；阴虚心火易旺，口干舌燥，心悸怔忡，烦躁不寐；阴虚阳泛，血虚生风则肢端震颤；痰瘀阻塞则眼球突出，瘿瘤形成，甲状腺肿大。

## 二、治则治法

对于本病的治疗应以益气养阴、活血化瘀、豁痰疏郁、消瘿散结、潜镇息风为大法。经验方如下：

处方：夏枯草20g，元参20g，浙贝母9g，瓜蒌9g，海藻9g，昆布9g，黄药子9g，生地20g，黄芪30g，香附9g，生龙骨、生牡蛎各30g，丹参20g，赤芍、白芍各9g，制鳖甲30g。水煎服。

方药浅析：益气养阴药中重用黄芪治疗甲亢确有独特的优势。据文献报道，海藻、昆布、黄药子、夏枯草等含有丰富的碘。服用含碘的中药后，能使血中甲状腺素的浓度适当增高，从而对脑下垂体起抑制作用，减少促甲状腺素的分泌，进而使突眼症和甲状腺肿大得到控制。也有报道，这些含碘药物主要用于地方性甲状腺肿和青春期甲状腺肿，而治疗甲亢时则不宜单独使用。长期大量服用黄药子后，可加重对肝脏的损害，临床应用时应慎重。另据报道，海藻、昆布等海产药品含碘丰富，用以治疗甲亢遗患较多，用时当慎。

## 三、病案举例

李某，女；36岁，2003年4月15日初诊。患者诉其烦躁易怒、眠差、心悸多汗、体乏无力、颈前肿大2年余。半年前被诊为甲状腺功能亢进，遂住院治疗。症状缓解后出院。1月前因情志刺激诸证加重，伴五心烦热、口干喜饮。时查：甲状腺Ⅱ度肿大、质软，心率115次/分钟，手指颤动，舌质绛红少苔，脉弦细数。中医辨证属气阴不足，肝失调达，痰瘀阻塞，虚风内动。治宜益气养阴，活血化瘀，豁痰疏郁，消瘿散结，潜阳息风。处方：夏枯草20g，元参20g，浙贝母9g，瓜蒌9g，半夏9g，海藻9g，昆布9g，生地20g，黄芪20g，白术9g，枣仁20g，香附9g，生龙骨、生牡蛎各30g，丹参20g，赤芍20g，白芍20g，莪术20g，制鳖甲30g，女贞子20g。水煎，日服3次。服药6剂，烦躁、眠差、心悸、体乏等症减轻。守方继进15剂，甲状腺已减小，在上方基础上，随证加减调服1月余，诸证悉除。

按：该患者中医辨证属气阴不足，肝失调达，痰瘀阻塞，虚风内动。具体分析甲亢一病则知痰浊、瘀血互结是其重要病理变化，痰浊、瘀血的成因主要为气虚、阴亏、肝郁。脾气亏虚，运化失职，水液停聚，酿为痰湿。再者，气虚则无力行血，而致血瘀局部。肝阴不足，肝阳上亢，从而出现口苦、胁肋胀痛等证。肾阴亏虚，虚火灼津为痰，煎熬津液为瘀。肝主疏泄，肝郁气滞，则水液不布、血行不利，久而成瘀。诸因之间又相互影响，互为因果，痰浊与瘀血互结，发为本病，故以益气养阴、活血化瘀、豁痰疏郁、消瘿散结、潜阳息风治之，“复方多法、综合运用、整体调节”，药到病除。

# 盆腔炎

盆腔炎是妇女常见的疾病，即女性内生殖器及其周围的结缔组织、盆腔腹膜炎症的总称。临床表现以长期反复发作的下腹及腰骶部疼痛下坠、白带增多、有异味、月经不调、痛经为主，并伴有不同程度的倦怠乏力、低热或恶寒等全身症状。本病多发生于产后、流产后、剖宫产后以及妇科手术后细菌进入创面感染而得病，发病可局限于一个部位或致整个盆腔脏器，有急性与慢性盆腔炎之分。急性者发病危急，症状严重，可引起弥漫性腹膜炎、败血病、感染性休克，严重者可危及生命。若在急性期未能得到彻底治愈，则转为慢性盆腔炎，往往经久不愈，并可反复发作。

盆腔炎在中医古典医籍中并无专论，也无此病名。但早在《素问·骨空论》中即有“任脉为病……女子带下瘕聚”的论述。根据临床症状，其散载于“带下”“腹痛”“腰痛”“癥瘕”“痛经”“月经失调”“无子”等病的论述中，古人对带下病的论述与本病最为相似。

## 一、病因病机

六淫、七情、房劳、伤食等均可引起带下病。如《三因极一病证方论》曰：“经脉失于将理，产褥不善调护，内伤七情，外感六淫，阴阳劳逸，饮食生冷，遂致营卫不输，新陈干许，随经败浊，淋露淋滞为瘕。”该病虽然病因多端、病证各异，其病机却有着共同之处，即热毒或湿浊邪气郁积胞宫和盆腔，以致经络闭阻，气血凝滞，营卫失调。

## 二、治则治法

处方1：金银花20g，连翘20g，败酱草20g，当归9g，赤芍9g，丹皮9g，桃仁9g，元胡9g，车前草15g，生薏仁20g，土茯苓20g，椿根皮15g，生地榆15g，苦参9g。水煎服。

方药浅析：本方有清热解毒、祛瘀调经、渗湿止带之效，用治急性盆腔炎。此方采用清热解毒利湿法，佐以凉血活血调气之品，以利病灶局部血脉通畅，促进炎症吸收，避免组织形成瘀滞（粘连或包块）。热重加大青叶、板蓝根、紫花地丁各20g；痛重元胡加量至40g，并加川楝子20g，乳香、没药各9g（食欲差或有恶心呕吐时不宜用）；体虚加太子参、黄芪等。

处方2：当归9g，赤芍15g，川芎9g，益母草20g，元胡15g，丹皮15g，三棱9g，莪术9g，香附9g，川楝子9g，桂枝9g，小茴香9g，土茯苓20g，黄柏9g，薏仁20g。水煎服。

方药浅析：本方有清热利湿、祛瘀调经、温经止痛之功，用治慢性盆腔炎有包块形成者，亦适于输卵管积水、子宫肌瘤、卵巢囊肿等症。由于慢性炎症长久不愈，组织粘连，经脉气血瘀阻，以致形成包块。中医辨证属血瘀、气滞、寒凝、痰阻，故治以活血化瘀为主，佐以温经散寒之品。因“血得温则行”，以促进组织气血通畅，改善组织营养，有利于消除粘连肿块。由于湿热余邪未清，病邪易于反复感染，故常辅以清热利湿药物。如小腹胀痛、包块难消亦可再加祛瘀理气之品，如荔枝核、橘核、红花、土鳖虫等。

## 三、病案举例

郝某，女，42岁，2005年7月23日初诊。小腹阵发性疼痛反复发作多年，常因劳累或生气诱发，伴腰骶冷痛，白带多、色黄、腥臭味。妇检示：阴道壁充血，黄色分泌物较多；宫颈光滑，宫体前位、常大，活动欠佳，轻压痛；双侧附件稍增粗、压痛。西医诊断为慢性盆腔炎。诊见：其舌淡黯，苔黄腻，脉沉细。中医辨证为湿热下注，内阻经脉，气滞血瘀。治宜清热利湿，理气祛瘀，温经止痛。处方：当归9g，赤芍20g，丹皮20g，益母草20g，莪术20g，元胡20g，香附9g，川楝子15g，苦参20g，土茯苓20g，黄柏9g，败酱草20g，桂枝9g，小茴香9g，淫羊藿20g，甘草6g。水煎服，日1剂。6剂后，腹痛明显减轻。守方连服10余剂，白带减少，腥味已无，诸证悉除，妇科检查正常。

按：情志郁结或思虑日久，肝脾不调，肝失疏泄，脾失健运，水湿内蕴，下注冲任。郁久化热，热伤血络，湿阻气机，以致湿热与瘀血互结，郁阻任带，固约无力，便可发为带下病。本病在治疗上清热利湿，理气祛瘀，温经止痛。其特点是清热与温经同时使用，即寒热并用。用寒药是清湿中蕴热，用温热药意在化湿，因湿为阴邪，当以温药和之。选桂枝、茴香二味温而不烈，既能温经通脉，又可理气止痛。

# 痛经

痛经是指在经期或经行前后出现周期性小腹疼痛、坠胀或痛引腰骶，甚至剧痛晕厥者，亦称“经行腹痛”，是妇科常见病，多发病。其病因复杂，容易复发而成为妇科的疑难病症之一，给妇女的身心健康和工作学习带来了严重的影响。现代医学一般将痛经分为原发性痛经和继发性痛经两种。原发性痛经指生殖器官无器质性病变，多属功能性痛经，在青少年中常见。继发性痛经是指由于盆腔器质性疾病如子宫内膜异位症、盆腔炎或妇科肿瘤等所引起的痛经。

## 一、病因病机

痛经之证病因多端，最常见的有湿热蕴结、寒凝血瘀、肝郁气滞、气血虚弱。湿热蕴结者，乃素有湿热内蕴，或经期产后感受湿热之邪，与血搏结，稽留于冲任、胞宫，以致气血凝滞不畅，经行之际，气血下注冲任，胞脉气血更加壅滞，不通则痛。外感寒邪，或过食寒凉生冷，寒客冲任，与血搏结，以致气血凝滞不畅，经行之时，胞脉气血更加壅滞，故痛经。如《景岳全书·妇人规》曰：“若寒滞于经，或因外寒所逆，或素日不慎寒凉，以致凝结不行则留聚为痛而无虚。”薛己《校注妇人良方，调经门》曰：“妇人经来腹痛，由风冷客于胞络冲任，或伤手太阳经”。素性抑郁之人，或忿怒伤肝，肝郁气滞，气滞血瘀，发为痛经。朱丹溪《格致余论》提出：经来“往往见有成块者，气之凝也，将行而痛者，气之滞也……”《丹溪心法》云：“临行时腰疼腹痛，乃是郁滞有瘀血”。另外，素体虚弱，或久病耗伤，或化源不足，气虚血少，经行血泻，冲任更加虚弱，胞脉失于濡养，不荣则痛，亦可发为痛经。

## 二、辨证论治

目前认为，子宫肌活动增强是痛经发生的主要机制。根据临床经验，对本病的治疗经前以防为主，一般以上月行经期为标准，提前1周开始服用调经止痛方剂，连服5～7剂，直至月经来潮，一般连续治疗3个月，即获痊愈。子宫内膜异位症部分病例常兼经血过多如注，且愈多愈痛。缘该病宿瘀内结，随化随下，经血虽多，瘀仍未清，故腹痛不减。治疗原则仍以化瘀为主，不能因下血过多而采用固涩法，否则下血更多，腹痛更剧。此相当于西医刮宫，或给黄体酮，使其发生撤退性出血（亦称药物刮宫）；或给宫缩剂，使子宫内膜迅速脱落，重新修复以止血。是故宜采用活血化瘀、健脾益气之品，以起到药物清宫止血的作用。此融“塞流、澄源、复旧”于一体。

处方1：当归9g，赤芍15g，丹参20g，丹皮15g，桃仁9g，元胡20g，益母草20g，泽兰9g，败酱草20g，红藤20g，紫花地丁20g，金银花20g，香附9g。水煎服。

方药浅析：本方为湿热蕴结之痛经而设，有调经化瘀、清热利湿之功，适用于经期腹痛、内有灼热感、赤白带下、尿黄，或素有慢性盆腔炎疾患，继发疼痛，在调经的同时亦消除炎症。

处方2：当归9g，赤芍20g，川芎15g，制乳香、制没药各9g，元胡20g，香附9g，乌药9g，川楝子9g，肉桂

6g，吴茱萸6g，小茴香9g。水煎服。

方药浅析：本方温经散寒、化瘀止痛，适用于寒凝血瘀之行经腹痛者。证见经行小腹冷痛、血行不畅、经期后错、四肢发凉等。

处方3：柴胡9g，枳壳9g，当归9g，川芎15g，赤芍20g，郁金20g，元胡20g，丹参20g，香附9g，川楝子9g，青皮9g，荔枝核20g。水煎服。

方药浅析：本方有调经理气、化瘀止痛之功，适用于肝郁气滞血瘀之证。证见经期胁肋胀痛、小腹胀痛、经行不畅、经色紫暗有块等。

## 三、病案举例

**案1**：孙某，女，28岁，1996年8月8日初诊。早年月经准期来潮，经量较多，每月经前小腹疼痛，服止血剂血量渐少，经前仍腹痛。后因适来经水，又冒雨劳作，小腹冷痛难忍，遂来就诊。平素带下量多，色白清稀，经行有血块，色黯，畏寒便溏，诊其脉沉紧，舌淡苔白腻。证属寒湿内阻，气血瘀滞。治宜温经散寒，理气祛瘀。处方：当归9g，赤芍20g，川芎20g，元胡20g，香附9g，川楝子20g，乌药9g，桂枝9g，小茴香9g，制附片9g，苍术9g。每日1剂，水煎服。服药5剂，腹痛减轻，原方加茯苓9g，继续服药至月经来潮，小腹不痛，行经无块，月经正常。

按：本患者平素带下量多，色白清稀，乃寒湿之体，又外感寒湿之邪。寒性收引凝滞，湿性黏滞重浊，二者均为阴邪，以阻滞气机。寒湿客于冲任，与血搏结，以致气血凝滞不畅，发为痛经，故治以温经散寒，理气祛瘀，兼以除湿，药到病除。

**案2：**马某，女，34岁，已婚，2006年5月27日初诊。患者平素性格内向，因家庭矛盾，半年来一直心情不佳，经期爱发脾气。近3月来每次从行经前两三日始小腹胀痛，持续1周左右，腹痛时两胁及乳房亦有轻微胀痛。食纳差，经行之时易犯呕吐。时正值月经始来1日，腹痛，时有恶心呕吐感，经色暗，舌暗边瘀，苔薄白，脉弦缓。证属肝郁气滞，瘀阻冲任。治宜疏肝理气，化瘀止痛。处方：柴胡9g，枳壳9g，当归9g，川芎15g，赤芍20g，郁金20g，元胡20g，丹参20g，香附9g，川楝子9g，青皮9g，荔枝核20g，半夏9g，砂仁9g。水煎服，日1剂。上方1剂后疼痛减轻，3剂后诸证悉除。嘱其于下次经前再服上药以巩固疗效。

按：该患者心情不佳日久，怒则伤肝，疏泄失职，气机失调，气滞血瘀，经前经时气血下注冲任，胞脉气血更加壅滞，发为痛经。《张氏医通》曰："经行之际，若郁怒则气逆，气逆则血滞于腰腿心腹背肋之间，遇经行时，则痛而重"，故治以疏肝理气、化瘀止痛。因患者时有恶心呕吐之症，加半夏、砂仁以和中降逆止呕。

## 闭经

女子年逾18周岁，月经尚未来潮，或月经来潮后又中断6个月以上者，称为"闭经"，前者称原发性闭经，后者称继发性闭经。引起闭经的原因是多方面的，错综复杂的。遗传因素、内分泌因素、免疫因素、精神因素及肿瘤、创伤、药物影响等因素均可导致闭经。在临床上原发性闭经较为少见，其往往由于遗传性原因或先天发育缺陷引起。

## 一、病因病机

闭经古称“女子不月”“经水不通”“经闭”等。本病多因气虚血寒、肾元亏损而发。先天不足、少女肾气未充、精气未盛或房劳多产、久病等因素，以致肾阳虚衰，肾精虚损，温运不力，冲任气血不足，血海不能满溢，遂致月经停闭。若饮食不节，思虑劳累过度，损伤脾气，损伤脾气，使气血化源不足，亦可致月经停闭。《傅青主女科》曰：“经水出诸肾”。“肾水本虚，何能盈满而化生经水外泄”。“夫经水者，乃天一真水也，满则溢而虚则闭，亦其常耳”。《兰室秘藏·妇人门》曰：“妇人脾胃久虚，或形羸气血俱衰，而致经水断绝不行。”另外，肝藏血，主疏泄，体阴而用阳。体阴者藏血之脏，血为阴，故其本为阴。用阳者，肝主疏泄，疏通血脉，宣泄气机。“女子以肝为先天”，肝血之盛衰、疏泄之畅达，与闭经之关系密切。

## 二、治则治法

根据气虚血寒、肾元亏损的病机，本病治宜益气养血、补肾温经为主，方用八珍汤合当归补血汤再加补骨脂、巴戟天、小茴香、吴茱萸等。对于子宫萎缩（据观察，闭经后多见子宫萎缩，一般小于 4cm × 3cm × 2cm）的患者，待全身情况好转、子宫大小正常、激素水平逐渐正常而月经仍不来潮者，再给予调经通经之剂。如果由于子宫内膜的损伤而造成的瘢痕收缩与宫腔粘连的闭经，应用活血化瘀佐以补肾之品，可使变化的纤维组织恢复，瘢痕松解，使子宫内膜的反应性恢复正常，而月经来潮。实践证明，闭经患者只要没有局部的器质性病变或其他有关器官严重的病变，患者在40岁以下，即使子宫萎缩，月经仍有恢复的希望。

处方1：党参15g，炒白术9g，黄芪20g，当归9g，熟地9g，炒白芍9g，补骨脂20g，巴戟天20g，淫羊藿20g，桂枝9g，制附片9g，肉桂6g，炙甘草6g。水煎服。

方药浅析：本方功效为益气养血，补肾温经，适于垂体或卵巢反应性不好，激素水平低下，子宫萎缩，肾元虚损，气虚血寒而致闭经。对这种虚证闭经开始治疗时不能用通经活血、攻下之剂，否则，可促使病情恶化。

处方2：党参15g，炒白术9g，黄芪20g，当归9g，补骨脂20g，巴戟天20g，淫羊藿20g，桂枝9g，赤芍15g，川芎15g，泽兰叶9g，苏木9g，三棱9g，莪术9g，小茴香9g。水煎服。

方药浅析：本方补肾益气，祛瘀温经，适用于子宫内膜损伤而造成的瘢痕收缩与宫腔粘连引起的闭经。

处方3：当归9g，川芎15g，赤芍15g，丹参20g，桂枝9g，小茴香9g，苏木9g，香附9g，川楝子9g，乌药9g，三棱9g，莪术9g，红花9g。水煎服。

方药浅析：本方功在疏肝理气，祛瘀温经，适用于肝郁气滞、闭经时间较短、子宫大小正常、激素水平正常或偏高者，用舒肝通经之剂，短期内月经可恢复正常。

## 三、病案举例

**案1：**仲某，女，21岁，1997年10月4日初诊。高考落榜情志不遂，精神抑郁，先为月经失调，后发展为闭经。经水50天未潮，胸胁胀满，烦躁易怒，少腹胀痛。诊脉弦涩，舌质紫暗，苔薄黄。证属肝郁气滞，冲任不通，经闭不行。治宜疏肝理气，祛瘀通经。处方：当归9g，川芎20g，赤芍20g，益母草20g，桂枝9g，小茴香9g，苏木9g，郁金20g，香附9g，川楝子20g，乌药9g，三棱9g，莪术9g，淫羊藿20g。每日1剂，水煎服。连续服药6剂，适逢经期月经来潮，胸胁、少腹胀痛消失。后经水正常，按期而至。

按：本病属情志内伤。七情致病多影响气机，气机郁结不畅，久之则易导致血脉瘀滞，冲任不通，胞脉阻塞，则出现闭经。《临证指南医案》指出："奇经八脉固属扼要，其次最重视调肝，因女子以肝为先天，阴性凝结易于拂郁，郁则气滞血亦滞"，故本病病位主要在肝，气滞血瘀为病机之关键。方中用郁金、香附、川楝子、乌药疏肝理气；当归、川芎、赤芍、益母草活血调经；三棱、莪术破血祛瘀，行气止痛；桂枝、小茴香温经通脉；淫羊藿补肾温阳，填精益源。诸药综合运用，共奏疏肝理气止痛、活血祛瘀通经之功，故能药到病除，使经水如期来潮。

**案2**：蒋某，女，38岁，2006年7月22日初诊。主诉由于近来工作繁忙，加之身体虚弱，月经4个月未来，腹凉纳差，体乏气短。诊见其面色㿠白、唇色淡、神疲气短、舌淡苔薄白、边有齿痕、脉沉细弱。证属肾元虚损，气虚血寒，经闭不行。治宜益气养血，补肾温经。处方：党参15g，炒白术9g，黄芪20g，当归9g，熟地9g，炒白芍9g，补骨脂20g，巴戟天20g，淫羊藿20g，桂枝9g，制附片9g，肉桂6g，小茴香9g，炙甘草6g。日1剂，水煎服。5剂后精神转佳，气短、腹凉消失。再10余剂后，月经来潮。嘱其再服半月以巩固疗效。

按；本患者素体虚弱，脾胃运化失职，故气血不足，血海不能满溢。脾虚日久而牵及于肾，加之工作劳累，以致肾阳虚衰，肾精虚损，温运不力，遂致月经停闭，故治以益气养血，补肾温经。

# 崩漏

妇女不在行经期间阴道突然大量出血，或淋漓下血不断者，称为“崩漏”。《诸病源候论》述：“血非时而下，淋漓不断，谓之漏下”“忽然暴下，谓之崩中”，相当于西医学无排卵型功能失调性子宫出血病。广义崩漏泛指各种原因引起的非月经期的子宫出血，包括性腺轴功能失调、生殖道炎症、肿瘤、外伤等因素所导致的不正常的子宫出血。

崩漏是妇科常见病，也是疑难重症。明·徐春甫《古今医统大全》曰：“妇女崩漏，最为大病”。历代医家都将崩漏专立门类进行论述，至今仍为妇科讨论的重点。

## 一、病因病机

对于本病的病机主要责于冲任不固，不能统摄经血。其成因常见有脾虚、肾虚、血热、血瘀。

虚者，先天肾气不足，少女肾气稚弱，更年期肾气渐衰，或早婚多产，房事不节，损伤肾气。若耗伤精血，则肾阴亏损，阴虚内热，热伏冲任，迫血妄行，以致经血非时而下；或命门火衰，肾阳虚衰，封藏失职，冲任不固，不能制约经血，亦致经血非时而下，遂成崩漏。另外，忧思过度、饮食劳倦损伤脾气，中气下陷，冲任不固，血失统摄，非时而下，亦可发为崩漏。《诸病源候论·夫人杂病诸候·崩中候》说："崩中者，脏腑损伤，冲脉、任脉、血气俱虚故也""若劳伤过度，则脏腑俱伤，而冲任之气虚，不能约制经血，故忽然暴下，谓之崩中"。

热者，《伤寒明理论·热入血室》云："冲之得热，血必妄行"素体阳盛，或情志不遂，肝郁化火，或感受热邪，或过食辛辣助阳之品，火热内盛，热伤冲任，迫血妄行，遂成崩漏。

瘀者，七情、六淫均可影响气机而致瘀。瘀阻冲任，血不循经，非时而下，发为崩漏。唐容川《血证论》言："失血何根，瘀血即其根也""离经之血即瘀血""女子胞中之血，每月一换，除旧生新，旧血即瘀血，此血不去，便阻化机"。《普济方·妇人诸疾门》又云："既崩而淋漓不断，血瘀于内也"。

应当注意的是，虽然本病的成因多为虚、热、瘀，但在具体发病中，此3者又互为因果，相互影响。

## 二、治则治法

在治疗上应抓住血热、气虚、血瘀这3个崩漏的最基本、最重要的病理机制，采用热者清之、虚者补之、瘀者消之的基本治则。如血热堤决，迫血妄行，宜予清热、凉血、止血之品，如生地、熟军炭、盐知母、盐黄柏、益母草、生侧柏、生地榆、大蓟、小蓟等。此多见于月经过多、经行超前、白带夹血等。中虚气陷，冲任不固势必成崩，当以补气为主，参、芪为必需之要药，佐以升举固涩之品，以补中益气汤加赤石脂、禹余粮之类。方中要重用参、芪。有瘀血阻其新血、积而成崩者，宜用化瘀之中有止血、止血之中有化瘀的药，如鸡血藤、益母草、三七之类，以达到祛瘀不伤正、止血不滞瘀的目的。治疗更年期功能性子宫出血，属于子宫内膜增生过长的患者，其证见下血瘀块明显、淋漓不尽者，可用大黄配以三七。傅山说："逐瘀如扫，止血如神"，寓涩于通之中。诊断血瘀以有无小腹痛为主要依据。功能性子宫出血是卵巢功能失调引起子宫内膜不正常反应，以致月经周期缩短、经期延长的月经疾病。如无瘀血现象，治疗时不用当归、川芎，因两者气辛而动，芎之蕴动尤甚于归。常用归脾汤酌加益母草、仙鹤草等。

基本处方：党参 20g，炒白术 9g，黄芪 20g，熟地 20g，益母草 20g，乌贼骨 30g，川断 15g，补骨脂 20g，五味子 20g，阿胶珠 9g（烊化），艾叶炭 9g，棕榈炭 9g，侧柏炭 9g，仙鹤草 20g。水煎服。

方药浅析：本方补脾固肾，益气摄血，适于中虚气陷，月经过多，持续期长，体倦乏力，面色㿠白。产后子宫复旧不良的出血亦可选用。

## 三、病案举例

贾某，女，31 岁，2005 年 9 月 22 日初诊。素体虚弱，经水适来，家中装修房子劳累，而致经水漏下不止已近 1 月。初时量多，继而淋漓不断，几无净止之日。经色淡而质稀。曾在家附近诊所治疗，效果不佳。诊见其人面色㿠白，唇色淡，神疲气短懒言，伴纳差，舌淡，中有裂纹，苔薄白，脉细弱。中医辨证属脾虚气陷，统摄无权，血不循经，遂成漏下。治宜补脾固肾，益气摄血。处方：党参 20g，炒白术9g，黄芪20g，熟地20g，益母草20g，乌贼骨30g，川断15g，补骨脂20g，淫羊藿20g，仙茅20g，艾叶炭9g，棕榈炭9g，侧柏炭9g，仙鹤草20g，阿胶9g（烊化）。水煎，日1剂，分3次服。服药2剂后，漏血已减，他证亦好转。原方继服10剂，诸证悉除。嘱其继续服用中药，以巩固疗效和调补身体。

按：本患者素体虚弱，加之形劳伤气，中虚气陷，冲任不固，酿成崩漏。经水漏下不止，势必耗血伤气，故见面色㿠白、唇色淡、神疲气短懒言、舌淡苔薄白、脉细弱等一派虚象，以补脾固肾、益气摄血为法治之，药中其鹄，疗效如神。

# 急性乳腺炎

急性乳腺炎是乳房部最常见的外科急性化脓性感染疾病，往往发生于哺乳期妇女，其中尤以初产妇最为多见。现代医学认为，病因与乳汁瘀积和细菌侵入有关。临床表现为乳房肿胀疼痛、乳汁分泌不畅，伴有恶寒发热，逐渐肿块增大，皮色焮红，疼痛加重，壮热不退，白细胞计数明显增高，此已有化脓趋势。若肿块中央变软，按之有波动感时，是属已经成脓。

## 一、病因病机

关于本病的中医病因，《丹溪心法》曰："乳房阳明所经，乳头厥阴所属，乳子之母，不知调养，怒忿所逆，郁闷所遏，厚味所酿，以致厥阴之气不行，故窍不得通，而汁不得出，阳明之沸腾，故热胜而化脓。”《圣济总录》说：“新产之人，乳脉正行，若不自乳儿，乳汁蓄结，气血蓄积，即为乳痈。”乳痈的发生与新产之妇乳络尚不宣通、乳汁易于阻塞有关。加之产妇分娩精神紧张，肝失疏泄，气机不畅，致乳汁分泌不畅，壅滞成块，化热成脓；或产后气血两虚，脾胃运化失司，气化不利，导致气血瘀滞，乳络阻塞；或妇人新产，体质尚虚，复感外邪，邪阻乳络，郁滞不通，化热成脓。

## 二、治则治法

对本病的治疗当以清热解毒、通乳消肿为大法。若已成脓，宜辅以托里透脓之剂。

经验处方：金银花 20g，连翘 20g，蒲公英 20g，王不留行 9g，瓜蒌 9g，漏芦 9g，路路通 9g，赤芍 15g，丹参 20g，通草 4g，桔梗 9g，白芷 9g，炒穿山甲 9g。水煎服。

方药浅析：本方以清热解毒为主，选用金银花、连翘、蒲公英等，并以通乳为辅，药如瓜蒌、王不留行、漏芦、路路通等；亦可再加回乳之品生麦芽 30g，生山楂 20g，以抑制乳汁生成。这样通乳药与回乳药合用，既可加速郁积之乳汁疏通，又可抑制乳汁生成，减少郁积的来源。再加上赤芍、丹参、炒穿山甲等凉血和营消肿之品，桔梗、白芷等化痰消肿止痛之品，共奏相得益彰之效。若肿块变软，脓肿形成，可加炒穿山甲、皂角刺、生薏仁、冬瓜仁、黄芪等以托里透脓。外科宜切开引流。若热退而乳房肿块不消者，可减清热解毒药量，加三棱、莪术等。

## 三、病案举例

李某，女，30岁，2004年4月初诊。产后1月半，1周多来，自感两乳房肿胀疼痛，乳汁排出不畅，尤以左乳为甚，自服消炎药无效。诊见双乳皮色焮红，按之有块，触痛拒按，乳房微热，并伴有全身发热恶寒、头痛、胸闷不舒、口渴等症，脉弦数，舌红苔黄腻。中医辨证属热毒蕴结，乳络阻塞，酝毒成痈。治宜清热解毒，凉血和营，通乳消痈。处方：金银花20g，连翘20g，蒲公英20g，王不留行9g，瓜蒌9g，漏芦9g，路路通9g，赤芍15g，丹参20g，通草4g，桔梗9g，白芷9g，炒穿山甲9g，郁金20g，生麦芽30g，生薏仁30g，冬瓜仁20g，黄芪20g。水煎服，日1剂，分3次服用。服药3剂后，两乳胀痛减轻，全身不发热，肿块变小。原方继服10剂，诸证除，病愈。

按：患者乳房肿块红肿坚硬，疼痛剧烈，皮色焮红，触肤灼热，舌红苔黄腻，脉数，并伴有发热恶寒、口渴等全身性症状，应为乳痈之酿脓期，故加生薏仁、冬瓜仁、黄芪以托里透脓。

根据生理功能特点，乳房既具有脏的“藏精气”的特性，又具有腑的“传化物”之特性。因其分泌和贮藏的乳汁只有通过正常的排输，才能保持哺乳期乳房的健康通畅，故有“泻而不藏”的特点。《素问·五脏别论》说：“此不能久留，输泻者也。”是谓其更接近于“腑”。乳房既然接近于腑，则应以通为用。其他如“乳癖”“乳痈”等病证，以“通”为治则，一般疗效很好。

# 乳腺增生

乳腺增生症是一种由内分泌功能紊乱所致的乳房部一种非炎症性疾病，好发于 30 ～ 40 岁妇女。其病理变化为乳管和腺泡呈良性增生状态或末端乳管和腺泡上皮增生，以及乳腺一部分或全部有大小不等多发性囊性病变。病因多认为与内分泌失调或精神因素有关。临床上突出的症状是乳房疼痛，常呈间歇性或弥散性钝痛，于经前期症状加重。本病可数年无变化，也有在妊娠期快速增大，或癌变的可能，故应引起重视。

本病属于中医学的“乳癖”范畴。因乳房部自觉症状不明显，肿块不易被发现，故名“乳癖”。古代医家对“乳癖”较为系统和清晰的认识是从明代开始的。龚居中在《外科活人定本》中首次提出乳癖：“此症生于正乳之上，乃厥阴、阳明经之所属……何谓之癖，硬而不痛，如顽核之类，过久则成毒。”此段话不仅描述了乳癖的症状、所属经络，也指出乳癖日久可致恶变。

## 一、病因病机

《疡科心得集》谓：“乳中结核，形如丸卵，不疼痛，不发寒热，皮色不变，其核随喜怒而消长，此名乳癖”。又谓：“乳中结核，何不责阳明而责肝，以阳明胃土，最畏肝木，肝气有所不舒，胃见木之郁，唯恐来克。伏而不扬，肝气不舒，而肿硬之形成”。此段话进一步描述了乳癖的临床表现，并指出本病的发生主要是肝气郁滞，与情志改变有关。余听鸿在《外证医案汇编》中提出："乳中癖核，乃肝脾二经气凝血滞而成"，又因"少阳行经之地，气血皆薄，加以情怀失畅，气血痹郁，故难治，日久恐成岩证"，治疗时应从调和肝脾、疏通乳络入手。《医宗金鉴·外科心法要诀》中称"乳癖"成因为"木郁不达，乳房结癖"，"结核如梅李，症由肝脾郁结而成"。

根据历代医家的认识，并结合多年的临床经验，本病多由郁怒伤肝、肝郁气滞，或忧思伤脾、脾失健运、痰湿内蕴，以致气滞血瘀、痰瘀交结而成块。

## 二、治则治法

根据本病肝郁气滞、痰凝血瘀的病机，故治疗上宜疏肝解郁，活血通络，化痰散结。

处方：瓜蒌 9g，半夏 9g，赤芍 20g，丹参 20g，郁金 20g，柴胡 9g，青皮 15g，三棱 9g，莪术 9g，夏枯草 20g，香附 9g，丝瓜络 9g，白芷 9g，浙贝母 9g。水煎服，日 1 剂。

方药浅析：方中柴胡、香附、郁金、青皮疏肝理气解郁；半夏、瓜蒌、贝母化痰散结；赤芍、丹参、三棱、莪术活血祛瘀；丝瓜络、夏枯草清热散结止痛；白芷消肿排脓。诸药协同，有疏肝活血、化痰散结、清热止痛排脓之效。

## 三、病案举例

朱某，女，32 岁，2005 年 5 月 21 日初诊。诉两侧乳房内有包块胀痛，经前症状加重，伴月经不调，烦躁易怒，体乏眠差 1 年余。诊见：精神欠佳，情绪不安，舌淡苔薄白，脉弦细。局部检查见左侧乳房上限 5cm × 5cm，右侧外中线

5cm×6cm 大肿块，中等硬度，无波动感，按之疼痛。红外线扫描检查示乳腺增生。中医辨证属肝郁气滞，血瘀痰结。治宜疏肝理气，化痰散结，活血祛瘀。处方：瓜蒌 9g，半夏 9g，赤芍 20g，丹参 20g，郁金 20g，柴胡 9g，青皮 9g，三棱 9g，莪术 9g，香附 9g，浙贝母 9g，桂枝 9g，白芷 9g，夏枯草 20g。水煎，日服 1 剂。服药 2 剂，双侧乳房胀痛减轻。原方加元胡 20g，继服 12 剂，乳房包块完全消失，诸证悉除。

按：本患者平素情绪烦躁易怒，而怒则伤肝。肝主疏泄，肝气宜舒畅、条达，若情志不畅，肝气不舒，气机郁滞，蕴结于乳房，经络阻塞不通，不通则痛，肝郁日久则气滞血瘀，痰凝互结于乳房而为乳癖，故以舒肝解郁、活血通络、化痰散结之法治之，效果颇佳。

## 不孕症

不孕症是指生育年龄的妇女，有正常性生活，配偶生殖功能正常，婚后夫妇同居 2 年以上，未避孕而未曾孕育者；或曾经有过妊娠，甚至生育过，未避孕 2 年以上未再受孕者。前者为原发性不孕，古称为“全不产”；后者为继发性不孕，古称为“断绪”。西医学认为，女性原因引起的不孕症主要与排卵功能障碍、盆腔炎症、盆腔肿瘤和生殖器官畸形等疾病有关。

## 一、病因病机

中医学对不孕症的认识及治疗有着悠久的历史和丰富的经验，认为本病的发病主要与肾气不足、气血阴阳失调、冲任督带不固及瘀血痰湿等因素有关。《素问·上古天真论》曰：“二七而天癸至，任脉通，太冲脉盛，月事以时下，故有子。”《素问·骨空论》指出：“督脉有病，其女子不孕”。《金匮要略·妇人杂病》指出：“妇人少腹寒，久不受胎”。《圣济总录》曰：“妇人所以无子者，冲任不足肾气虚寒也”，指出肾之阳气不足不能温煦胞宫，子宫寒冷，不能摄精成孕。《诸病源候论》说：“妇人夹疾无子，皆由劳伤气血，冷热不调，而受风寒，客于子宫，致使胞内生病或月经涩闭，或崩血带下，致阴阳之气不和，经血之行乖候，故无子也。”明代薛己在《校注妇人良方·求嗣门》中比较全面地论述了不孕的各种病因病机：“妇人不孕，亦有六淫七情之邪，有伤冲任或宿疾淹留，传遗脏腑，或子宫虚冷，或气旺血衰，或血中伏热。又有脾胃虚损不能营养冲任，更当察其男子之形气虚实如何”，指出不孕尚可因情志不畅、气滞血瘀，或内有宿血阻滞胞中所致。《医宗金鉴·妇科心法要诀》补充了体盛痰多、壅塞胞中导致的不孕：“女子不孕之故，由伤其冲任也。若为三因之邪伤其冲任之脉，则有月经不调、赤白带下、经漏、崩漏等病生焉。或因宿血积于胞中，新血不能成孕，或因胞寒胞热不能摄精成孕，或因体盛痰多、脂膜壅塞胞中而不孕，皆当细审其因，按证调治，自能有子也。”

## 二、辨证论治

治疗不孕症宜首分虚实而论治。

**1. 虚证不孕**

虚证多为功能性疾病。中医辨证为肾虚不孕。如继发性卵巢功能失调所致不孕（简称功能失调性不孕症）属此型，包括排卵功能障碍、黄体功能不健全、继发性闭经、功能性子宫出血、子宫发育不良、多囊卵巢综合征等。在治疗上，调补脾肾、填补精血是治疗大法。结合现代医学性腺轴中卵胞发育的不同阶段，给予周期性用药。其补肾—活血—补肾的模式能较成功地治疗卵巢功能障碍所致的月经病。对于卵巢排卵功能失调，在排卵前应用补肾药可促进卵泡发育，但不能激发卵泡破裂。因此在妇女月经中期卵泡发育成熟的排卵之日，该排卵而未排，必有留瘀为患，当以祛瘀为先。干般在补肾药中加入祛瘀之品，以促进增大的成熟卵泡发生破裂而排出。补肾药加祛瘀之品亦有利于促黄体形成和月经通调，而使月经恢复周期性，达到周期性排卵。

处方1：熟地9g，当归9g，淫羊藿20g，补骨脂20g，巴戟天20g，桂枝9g，黄芪30g，小茴香9g，怀牛膝9g，何首乌20g，菟丝子20g，炙甘草6g。水煎服。

适应证：为促卵泡发育剂。一般在月经来潮第5天服用，以促进卵泡发育成熟，直服至月经中期卵泡成熟之日。

处方2：当归9g，丹参20g，赤芍20g，泽兰20g，红花9g，益母草20g，香附9g，淫羊藿20g，仙茅20g，补骨脂20g，桂枝9g，黄芪20g，炙甘草6g。水煎服。

适应证：为促排卵剂。用于妇女月经中期卵泡发育成熟的排卵之日，既可单用活血化瘀药，亦可活血化瘀药加补肾药（即本方所用），以促进增大成熟的卵泡发生破裂而排出。补肾药或补肾药加祛瘀药，有利于促黄体形成。月经来潮前5天可服活血调经药5剂。

**2. 实证不孕**

实证不孕系湿热内蕴、胞脉阻塞所致之女性内生殖器炎症性疾病，如输卵管炎、附件增厚、输卵管阻塞。如能治愈的多为输卵管不完全阻塞或假性阻塞、子宫输卵管造影不通畅或通而不畅，此型属现代医学慢性盆腔炎，治疗以活血化瘀、理气通滞、清热利湿为大法。根据病情，湿热留恋，尚有炎症的用“清通法”。病情久，炎症已除，胞络不通的用“温通法”。血瘀气滞明显者三棱、莪术等破血祛瘀之品均可加用。具体用药可参考盆腔炎处方。

## 三、病案举例

高某，女，27岁，2005年8月9日初诊。婚后4年未孕，月经40～50天一潮，量少色淡，经后腹痛；常头晕目眩，腰膝酸软，性欲淡漠，形寒肢冷，体乏纳差。医院检查，夫妇二人生殖各项均无异常，具备生育能力。诊见其形体瘦弱，面色黄暗，舌淡苔少，脉沉细弱。中医辨证属脾肾阳虚，宫寒不孕。治宜温补脾肾，调冲暖宫。处方：党参20g，炒白术9g，黄芪20g，淫羊藿20g，仙茅20g，补骨脂20g，巴戟天20g，当归20g，益母草20g，小茴香9g，菟丝子20g，怀牛膝9g，桂枝9g，炙甘草6g。水煎，在月经来潮第5天起服用，每日1剂，直到月经中期为止。在月经周期第14天开始，即月经中期的排卵之日内，上方加活血祛瘀之品丹参20g，赤芍20g，泽兰20g，红花9g，香附9g。通过活血祛瘀，促进成熟卵泡发生破裂而排出。共服药6个周期，于2006年3月欣闻有孕。

按：调补脾肾、填补精血是治疗虚证不孕的根本方法。现代研究表明，活血化瘀药能明显改善不孕症患者黄体功能不全状态，在经后期（卵泡期）给以补肾养血、排卵期加入行气活血之品，可促使成熟卵泡排出，改善并维持黄体功能，提高受孕率。

# 更年期综合征

更年期，现代医学称“围绝经期”，是指妇女一生中自性成熟期进入老年期的过渡时期，多表现为卵巢功能退化，生殖能力停止的老化过程，即中年向老年的过渡期。更年期综合征是指妇女在更年期，由于卵巢功能衰退，性激素合成改变（主要是雌激素水平下降）引起的以神经内分泌功能失调为基础的一系列症状。临床主要表现为潮热、出汗、失眠、月经紊乱、生殖泌尿道萎缩及精神心理状态的改变。更年期妇女约有2/3由于体质、产育、疾病、营养、劳逸、社会环境、精神因素等方面的差异，不能适应和调节这一生理变化，而导致本病的发生。

## 一、病因病机

中医学认为，在妇女生长发育的各个阶段，肾气起着主导的作用。《素问·上古天真论》曰：“女子七岁，肾气盛，齿更，发长；二七，而天癸至，任脉通，太冲脉盛，月事以时下，故有子；……七七，任脉虚，太冲脉衰少，天癸竭，地道不通，故形坏而无子也。”肾为先天之本，肾藏精，主元气。先天之精为人体生长发育和生殖繁衍之本；元气为温煦五脏六腑、摄纳自然清气、蒸腾气化津液的原动力，只有肾的精充气盛，脏腑气血才能发挥正常的生理效应。年龄的增长，必使阴精渐亏，元气渐衰，从阳明脉衰到太冲脉衰少，乃至天癸竭。

中医学认为，更年期综合征是妇女到了“七七”（49岁前后）月经将要断绝的时候，由于肾气渐衰，天癸渐竭，冲任二脉虚衰，生殖机能逐渐减退以致丧失，脏腑功能逐渐衰退，机体调节阴阳平衡的能力也在衰退，以致阴阳平衡失调而发为此病，这与现代医学的认识相似。其肾虚是致病之本。肾的阴阳平衡失调，影响到肝、脾等其他脏腑，肝、脾失和，运化、疏泄失职又可导致痰浊、血瘀、郁火等病变，形成更年期综合征复杂和顽固的病理因素，从而发生一系列病理变化，出现如烦躁易怒、情志不宁、抑郁多虑、头晕耳鸣、失眠健忘、心悸胸闷、烘热汗出、潮热盗汗等诸多证候。此时若兼有七情所伤、饮食失节、劳倦失度，或外邪侵扰等因素则能进一步损伤冲任，导致脏腑功能失和加剧，其症状就更为显著。

## 二、治则治法

治疗本病时应在补益肝肾、调理阴阳的基础上，根据临床表现，运用温下清上、育阴潜阳等法，予以综合调理、整体调节。

经验处方：淫羊藿20g，当归9g，丹参20g，生地20g，杭芍药15g，菊花15g，山栀子9g，黄芩9g，炒枣仁20g，夜交藤20g，五味子20g，生龙骨、生牡蛎各30g，珍珠母

30g，紫草 9g。水煎服。

方药浅析：药理研究证明，淫羊藿能促进狗精液的分泌，有雄性激素样作用，又为中医温肾壮阳之要药，有促进卵巢功能的作用，所以用作该方主药。当归、白芍补肝血、养肝阴；菊花、栀子、黄芩清热除烦、清利头目；紫草、丹参凉血和营、通利血脉；生龙牡、珍珠母平抑肝阳、镇心安神；枣仁、五味子、夜交藤养心，五味子又能滋肾敛汗。各药随证而施，是一张平调阴阳、温下清上的方剂。

## 三、病案举例

**案 1**：陈某，女，48 岁，1995 年 5 月 6 日初诊。主诉 1 年多来常有头晕、耳鸣、头胀、心烦易怒、潮热汗出、五心烦热、腰膝酸软、口干便结、失眠多梦等症。月经先后不定期，经量不一，平素白带量多，查血压：24/16kPa（180/120mmHg）。西医诊为更年期综合征。诊其脉沉弦而数，舌暗红少苔。中医辨证属肝肾阴虚，虚阳浮动。治宜凉血平肝，育阴潜阳。处方：生地 20g，元参 20g，当归 9g，丹参 20g，杭芍 15g，菊花 20g，黄芩 9g，山栀子 9g，炒枣仁 20g，夜交藤 20g，五味子 15g，生龙骨、生牡蛎各 30g，白蒺藜 20g，枸杞子 20g，椿根皮 20g。水煎，日 1 剂，服 3 次。连服药 4 剂，头晕头胀减轻，夜间睡觉平稳。原方加桑椹 20g，桑寄生 20g，连服 5 剂，诸证消失，血压：19/13kPa（145/95mmHg）。又嘱其服药 6 剂，以巩固疗效。

按：本方在基本处方补益肝肾、温下清上、育阴潜阳的基础上加椿根皮燥湿收敛止带。因该患者耳鸣、五心烦热、口干便结、舌红少苔之肝肾阴虚之证比较明显，故加桑椹、枸杞、桑寄生以滋补肾阴。

**案2：**王某，女，54岁，2006年6月5日初诊。诉浑身发热、自汗、盗汗、睡眠差、心烦易怒、头晕、眼球发麻、手指麻木等，并诉1年多来月经不规律，有时两月才来，且经量不一。时诊脉濡软，舌淡苔薄。中医辨证属于肝肾阴虚，虚阳浮动。治宜补益肝肾，清热平肝，育阴潜阳。处方：淫羊藿20g，当归9g，丹参20g，杭芍15g，生地20g，菊花15g，桑叶9g，山栀子9g，知母20g，黄柏9g，青蒿9g，地骨皮20g，炒枣仁20g，五味子20g，生龙骨、生牡蛎各30g，珍珠母30g。日1剂，水煎服。上药6剂后诸证大为改善，又以上方加减调服半月，诸证悉除。

按：本患者因浑身发热症状比较明显，本方在基本处方基础上加知母、黄柏、青蒿、地骨皮等以清除虚热，使其标本兼顾，故疗效十分明显。

# 骨质增生

骨质增生属中医学"痹证"范畴，多发生在40岁以上，以疼痛麻木、酸楚、无力等为主症。受损关节以负重的膝、脊柱为常见，无局部红肿或游走现象，也无全身症状。X线检查：关节周围骨质有钙质沉着，关节边缘的骨有外生骨疣，一般健康状况良好。

## 一、病因病机

肾藏精，主骨生髓；肝藏血合筋又主疏泄，故本病与肝肾的关系密不可分。《素问·六节脏象论》曰："肾者，主蛰，封藏之本，精之处也，其华在发，其充在骨。”张介宾《类经》注：“筋力刚劲故能约束骨骼，动作强健。”人到老年，肝肾衰弱，不能充养骨髓，约束骨骼，骨不能循经而长，故易发骨质增生。另外，《灵枢·百病始生》篇又说：“风雨寒热不得虚，邪不能独伤人……此必因虚邪之风，与其身形，两虚相得乃客其形。”正虚之人易受外邪，风寒湿邪乘虚侵入，痹阻经络，久而成瘀，邪瘀聚于骨骼、凝于关节，则形成骨质增生。

## 二、治则治法

在治疗上，本病应以调补肝肾、强筋壮骨、辅以活血祛瘀为基本治疗方法，采用石拍法并配服顽痹定痛丸治疗，对消除症状和抑制新的骨质增生有显著疗效。

石拍法本源于《易筋经》，原为我国练武者所掌握。拍打的目的在于疏通气血，强筋壮骨，如书中说：“捣打久久则骨缝之膜皆坚矣”，“久锤痛自止”。将“石袋”拍打法运用于临床，对治疗某些顽固性颈椎病、腰椎骨质增生、椎间盘脱出、肩周炎等疗效很好。

石拍法的运用：治疗前，先准备500g左右豌豆样小圆石，用布包住扎紧。另配制通络止痛液，作为辅助治疗剂。用川乌、草乌、肉桂、细辛、生南星、白芷、乳香、苏木、威灵仙等20味中药，经现代工艺提炼，加入适量溶媒渗透剂，将pH调至4即可。治疗时，先将通络止痛液搽在患部，轻揉片刻，再用包好的石袋在患部进行拍打，频率为200次/分左右，轻重以患者能耐受为度，颈椎部宜轻拍，腰骶部宜重拍，每次每部位拍打10分钟，每日1次，10次为1个疗程。间隔2～3天，再做第2疗程，以此反复治疗。

治疗原理：通过对身体某部的打击、振动可使局部组织也产生温热作用，从而使感觉神经兴奋性降低而产生镇静作用，并可改善炎症局部的血液和淋巴循环，增强物质代谢，减少渗出，降低肌肉紧张度，从而达到良好的消炎、消肿、解痉和止痛的治疗作用。

为了加强疗效还应配服顽痹定痛丸。顽痹定痛丸根据风、寒、湿三气合而为痹的病因及痹证的临床主要表现，将活络效应丹、黄芪桂枝五物汤、蠲痹汤等方加减化裁而成。方中药物由桂枝、黄芪、制川草乌、马钱子、淫羊藿、桑寄生、当归、全蝎等组成，通治多种痹证，具有祛风除湿、温经散寒、活血通络、调补肝肾之效。对痹证表现之关节畸形、疼痛、酸楚、麻木、重着、活动障碍等，外用石拍法，内服顽痹定痛丸，内外合治，效果颇佳。

## 三、病案举例

韩某，女，45岁，2006年2月9日初诊，自诉半年多来时常肩颈强痛、手指麻木、眩晕、头转动不灵、低头困难等。X线片示：颈5、6椎椎体前缘骨质增生、颈椎生理弧度消失。查其舌暗淡，少苔，脉细弱。诊断：颈椎病。以石拍法治疗，配服顽痹定痛丸，每次1丸，每天3次，饭后用红糖水送服，10日为1疗程。3疗程后，头晕、颈痛消失，转头、低头自如，诸证消失，嘱其继续以前法治疗，以巩固疗效。

按：颈椎病属于中医学“眩晕”“痹证”等范畴。由于椎体前缘骨质增生，压迫神经根，并刺激该部位的神经由最初的兴奋状态转化为抑制状态，表现为局部麻木、功能衰退。同时因损伤所致的水肿、出血被吸收以后发生僵化，使神经周围结缔组织增生、挛缩、粘连、结疤、僵硬，从而加重了神经的抑制状态。石拍法通过在这些病变部位进行拍打，使长期处于抑制状态的神经兴奋起来，使压迫于神经周围的挛缩结节粘连现象逐渐解除，加上内服顽痹定痛丸，内外合治，起到了活血化瘀、通络止痛、软坚散结之效果，从而达到治愈的目的。

# 骨质疏松

骨质疏松症是指以单位体积内骨量减少和骨组织的显微结构破坏为特征，致使骨结构改变，从而导致骨脆性增加甚至骨折的一类骨代谢性疾病。其主要临床表现为骨痛、骨密度降低、骨皮质变薄、髓腔增宽、骨小梁减少、变细，易于折断。本病一般多见于老年，妇女常见于绝经期后，女性的发病率常数倍于男性。老年性骨质疏松主要因性激素水平低下、骨骼合成性代谢刺激减少所致，亦有见于营养缺乏，如饮食中长期缺钙，或蛋白质、维生素C等影响基质形成所致。

本病临床多见疲倦乏力，腰膝酸软，周身骨痛，于登楼或体位改变时尤甚，机体活动受到明显障碍，日久后下肢肌肉往往有不同程度的萎缩。易患骨折，常见脊椎压缩性骨折或其他部位的病理骨折。

## 一、病因病机

尽管中医学无明确的病名与骨质疏松症相对应，但根据其所描述的临床症状及发病机理，“骨痿”“骨痹”“骨枯”等与骨质疏松症颇为相似。《素问·痿论》述：“肾者水脏也，今水不胜火，则骨枯而髓空，故足不任身，发为骨痿。”中医认为，肾藏精，生髓主骨，为精血生化之源。骨质疏松多由肾元不足、肾精亏损不能生髓滋骨、骨失所养所致。人届老年，肾气渐衰，精血亏乏，不能滋养于骨，故易患本病。

本病病位在骨，因肾藏精，生髓主骨，故其病因病机是由肾精亏乏，不能生髓滋骨所致。其证候特点亦呈腰膝酸软、体倦乏力、骨松易折、肾精亏损、骨失所养的病理现象，此其病本。肾元亏损，不能鼓舞生机，温煦气血，而致气血涩少瘀滞，骨痹疼痛，此又由虚致瘀，是其病标。本病的病机特点是虚为本，瘀为标，表现为虚瘀夹杂。

## 二、辨证施治

在治疗上，本病宜以温肾助阳、鼓舞生机、滋肾填髓、强筋壮骨、益气养血、祛瘀逐痹为大法。

经验方：桂枝 90g，黄芪 200g，当归 90g，丹参 90g，赤芍、白芍各 90g，鸡血藤 200g，元胡 200g，淫羊藿 200g，骨碎补 200g，狗脊 120g，怀牛膝 120g，补骨脂 120g，巴戟天 120g，明天麻 90g，全蝎 60g，党参 200g，生龙骨、生牡蛎各 300g，甘草 90g，熟地 90g。

用法：上方药研细，炼蜜为丸，重 9g，日服 3 丸。主治：骨质疏松引起的腰膝酸软，疲倦乏力，周身或骨折部位骨痛，肢体活动障碍，肢体某部位骨折，肌肉萎缩等。

## 三、病案举例

王某，女，71 岁，2005 年 2 月来诊。述其腰膝酸软疼痛不适数年，行走时间稍长或久立时疼痛加重。伴疲倦乏力，夜间抽筋，肢端麻木，形寒肢冷，头目眩晕，手足心热等。诊见其弯腰、驼背，脉沉细弱，舌淡苔白厚。骨密度测定：$L_2$ ～ $L_4$BMD 均值：–4.05，Neck：–3.1，GT：–3.48。中医辨证属肾元亏损，骨失所养，气血瘀滞。治宜温肾助阳，鼓舞生机，滋肾填髓，强筋壮骨，益气养血，祛瘀逐痹。服上方配制的丸药，每日早、中、晚各服 1 丸，并配合服用钙剂与维生素 D 类药。患者坚持服药 3 月余，疼痛大为缓解，症状好转。嘱继续服药，并适度体育活动，以巩固疗效。

按：由于本病病程较长，日久缠绵，非三五副药可以见效或痊愈，加之本方药味较多，故作丸剂服用。大方丸剂，药力持久缓和，适宜于一些慢性疾病。此如李东垣云："丸者缓也，不能速去病，舒缓而治之也。"

# 脑萎缩

脑萎缩是一种慢性退行性变的脑部器质性病变，是指各种原因所引起的脑组织结构体积缩小，脑实质减少，脑重量减轻，细胞数目减少，脑回变平，脑沟增宽增深，脑室、脑池和蛛网膜下腔扩大等。多发于老年人，起病多在 50 岁以上，故亦为早老性痴呆的一种，且女性的发病率高于男性。

多数由于老年性血管硬化，局部血液供应减少而引起，以进行性智能衰退和大脑局灶性损害为主要病理变化。

本病起病隐微，进展缓慢，一般病程 2 ～ 10 年，主要是渐进性的高级智能障碍，最终发展到完全痴呆。初期的症状不自知有病，表现注意力不集中，记忆力不良，兴趣减退，不想活动，懒惰，联想力差，抽象思维困难，对衣着等生活细节不注意，渐渐对家务或工作、社交不能胜任，但也有表现欣快和动作增多、道德观念混乱者。在神经系统局限体征方面表现为语言障碍，以致完全的运动性失语，有的表现健忘性失语和难于理解复杂语句；亦有的表现失认、失用和书写、诵读的困难。概括地说，都是以智力障碍与语言障碍为显著的症状，渐发展至痴呆。

中医学中虽然没有脑萎缩的病名，但历代文献有类似记载。根据其病变特点及临床表现，可归属于“中风”“失眠”“健忘”“眩晕”“痿证”等范畴。《灵枢·决气》篇中有“脑髓消”的记载，其症状与脑萎缩的表现相似。

## 一、病因病机

本病病位在脑，并与心、肾两脏有密切关系。脑位于颅内，由髓汇集而成，肾主骨而藏精，通于脑，精生髓，髓聚而为脑。《灵枢·海论》谓：“脑为髓之海”。《灵枢·大惑论》曰：“髓海有余，则轻劲多力，自过其度，髓海不足，则脑转耳鸣，胫酸眩冒，目无所见，懈怠安卧。”由此看来，脑之生理病理应归属于五脏肾之范畴。心主神明，脑为元神之府，故其生理病理又与心脏有关，故本病的病因病机多为年老、体弱、久病等因素导致机体脏腑功能衰退，尤其是肾元亏损，不能化生精髓，充养于脑。本病的证候特点也表现出一派肾精亏损、脑髓空虚、元神失养的病理现象，如健忘、精神疲倦、意志衰退、兴趣淡漠等，渐至思维困难、失语、失认等。

## 二、治则治法

治疗本病以益肾填髓为主。因心藏神，主血脉，故又当辅以养心安神、补血通脉之法。通过养血通脉，促进血液循环，增加脑血流量，使滋养于脑，改善脑萎缩病理状态，亦是非常重要的治疗原则。因本病主要表现为神智障碍，故又当佐以养心安神豁痰之法。总的治法为：益肾填髓，和血通脉，养心安神，豁痰开窍。

经验处方：熟地 90g，枸杞子 150g，女贞子 150g，淫羊藿 200g，补骨脂 150g，五味子 90g，当归 90g，丹参 200g，川芎 150g，广地龙 150g，桂枝 90g，仙茅 150g，远志 90g，菖蒲 90g，郁金 90g，炒枣仁 200g，黄芪 200g，天竺黄 90g，甘草 90g。

服用方法：上方药研细，炼蜜为丸，重 9g，日服 3 丸。

方药浅析：方中以熟地、枸杞子、女贞子、淫羊藿、仙茅、补骨脂益肾填髓；当归、丹参、川芎、广地龙、桂枝和血通脉；远志、菖蒲、郁金、炒枣仁养心安神；天竺黄豁痰开窍；黄芪益气固本。现代药理研究表明，熟地具有促进骨髓造血之功；石菖蒲、郁金、地龙活血通络，化痰开窍，能增强巨噬细胞的吞噬作用，解除血管痉挛，抗凝溶栓，降血脂，改善血液高黏状态，激活脑细胞，维持脑功能。石菖蒲还可以明显地改善或消除记忆功能障碍，提高学习、记忆能力。

## 三、病案举例

徐某，男，57岁，2005年6月11日初诊。来诊时行走缓慢，且步伐不稳，由爱人搀扶。爱人代诉其患脑萎缩两年多，患病后，逐渐性情冷漠，记忆力衰退，懒惰无力，郁郁寡欢，语言迟钝，智力大减。曾做磁共振诊为：局限性脑皮质萎缩。曾多处住院治疗仍无好转。诊见：患者精神疲倦，表情淡漠，神情呆滞，反应迟钝，语言不利；舌瘦红，少苔，脉弦细。中医辨证属肾元亏损，脑髓空虚，元神失养。治宜益肾填髓，和血通脉，养心安神，豁痰开窍。服上方配制的丸药，每日早、中、晚各服1丸，3个月为1个疗程。服药2个月后，患者精神、神志较前大为改善，走路已不要人扶，语言渐趋流利，反应也较前敏捷。嘱其继续服药。2006年2月，患者已能亲自来诊，且语言较为灵活，思路清晰，与过去判若两人。

按：本患者以记忆力丧失、智力减退和行为人格退化为主要临床表现，是一典型的早老性痴呆症。本病是一种以进行性认知障碍和认知能力损害为主要症状、以脑萎缩为主要病理改变的中枢神经系统退行性疾病。结合现代医学之CT、磁共振不难诊断。《本草备要》说："人之记性皆在脑……老人健忘者，脑渐空也。"《医学心悟·健忘篇》云："肾主智，肾虚则智不足，故善忘其前言"。治疗以益肾填髓为主，辅以和血通脉，养心安神，豁痰开窍。由于脑萎缩病程较长，故亦作丸剂服用。

# 皮疹、瘙痒

皮疹、瘙痒是指临床常见的湿疹、荨麻疹、风疹、脓疱疮、带状疱疹等以瘙痒症状为主的皮肤病而言。

## 一、病因病机

由于皮肤病的临床症状多表现在皮肤表面，而且以瘙痒症状为主，有的证兼疼痛、灼热、麻木等，故对其发病原因和病机多从风邪外侵、湿热内蕴、营卫失和来进行分析。《诸病源候论》卷三十七谓："风瘙痒者，是体虚受风，风入腠理，与血相搏，而俱往来于皮肤之间，邪气微不能冲击为痛，故但瘙痒也"。由此可见，瘙痒的致病因素主要是风邪侵表，与血气相搏。风邪善行而数变，故其痒常流窜不定，遍发全身，迅发速消。现代医学认为，本病的发病机制主要是变态反应所致。除风邪外，引起瘙痒的致病因素还可因湿胜所致，故其痒多见于人体下部的皮肤病，其皮疹损害常伴糜烂、溃疡、脓水淋漓，如湿疹，而且皮疹痛痒多好发于暑夏湿盛季节。这些都应从湿胜来辨证。血分有热、营卫失和亦是引起皮疹、瘙痒的主要病因。《内经》，谓："诸痛痒疮，皆属于心。"这里所言之心是代表火与血脉而言。张景岳谓："热甚则疮痛，热微则疮痒"。可见，皮肤疮疡证见痛痒，其病因病机亦多属心火盛、血分有热，热郁肌肤、营血之中，热甚则痛，热微则痒。皮肤病热盛作痒，则皮损多见色红、灼热、化脓、痒痛相兼，入晚或得热尤甚。由此可见，本病的发生总的来讲，多系素体血热，湿热内蕴，风邪外侵，风、湿、热三邪搏于肌肤，以致血行不畅、营卫失和而发生。

## 二、治则治法

对本病的治疗一般应以疏风祛湿、清热解毒、凉血和营为大法，再根据临床症状表现随证加减化裁。

基本处方：白鲜皮 20g，地肤子 9g，苦参 20g，板蓝根 20g，土茯苓 20g，浮萍 9g，蝉衣 9g，赤芍 20g，丹参 20g，紫草 20g，防风 9g，白蒺藜 20g，何首乌 20g。水煎服。

方药浅析：本方有疏风祛湿、清热解毒、凉血和营的作用。方中以防风、浮萍、蝉衣疏风止痒。经验证明，浮萍、蝉衣有抗过敏的作用，临床多用于治疗荨麻疹和各种皮肤瘙痒之症。以白鲜皮、地肤子、苦参清热利湿，此 3 味药相伍，以治疗各种皮疹、瘙痒症见长。以板蓝根、土茯苓清热解毒；赤芍、丹参、紫草凉血和血。何首乌有补血益精之功，临床常用于治疗瘰疬痰核及各种皮肤病等。老年性皮肤瘙痒尤为适宜。本方用白蒺藜是取其清风热抗过敏之作用，以治疗皮疹瘙痒。若热毒壅盛，皮肤呈潮红、灼热、化脓，加金银花 20g，连翘 20g；皮疹瘙痒难忍，加蛇床子 20g，全蝎 6g。

## 三、病案举例

**案 1：**李某，男，29 岁，2004 年 10 月 16 日初诊。1 月前开始，背部、腰部不明原因发出红色小丘疹，奇痒难忍，且呈逐渐加重之势。诊见背、腰部红色小丘疹，边缘清楚，个别有白色脓头，散在分布，且数量较多，皮肤有被抓破痕迹；伴心烦身热，口渴喜饮，大便干结，舌红，苔黄厚，脉弦数。中医辨证属风邪外侵，湿热内蕴，营卫失和。治宜疏风祛湿，清热解毒，凉血和营。处方：白鲜皮 20g，地肤子 9g，苦参 20g，板蓝根 20g，土茯苓 20g，银花 20g，连翘 20g，浮萍 9g，蝉衣 9g，赤芍 20g，丹参 20g，紫草 20g，防风 9g，白蒺藜 20g，生地 20g。水煎服，日 3 次。服药 2 剂，疹痒即减，连服 7 剂，疹消痒退，诸证悉除，病愈。

**案 2**：唐某，男，41 岁，2006 年 5 月 8 日初诊。面、颈部皮肤疱疹、痤疮 1 年多，诊见面部、颈部布满红色丘疹，大者根径约有 10mm，高出皮肤 2 ～ 3mm，质硬，部分有白色脓头，瘙痒难忍。舌瘦尖红，苔黄腻，脉滑数。证属风邪外侵，湿热内蕴，营卫失和。治宜疏风祛湿，清热解毒，凉血和营。处方：白鲜皮 20g，地肤子 9g，苦参 20g，板蓝根 20g，土茯苓 20g，银花 20g，连翘 20g，浮萍 9g，蝉衣 9g，赤芍 20g，丹参 20g，丹皮 15g，紫草 20g，防风 9g，生地 20g，首乌 20g。水煎服，日 1 剂，分早、中、晚 3 次服用。服药 3 剂后，疹痒消失，皮疹减轻。20 剂后，皮疹完全消退，诸证悉除。

按：此两例患者虽然患病的部位及皮疹的形态有所不同，但风、湿、热三邪搏于肌肤的病因和素体血热、湿热内蕴以致血行不畅、营卫失和的病机相同，故治疗时均以疏风祛湿、清热解毒、凉血和营为大法。

# 血管性头痛

头痛常见者为血管性头痛，包括偏头痛、丛集性头痛、紧张性头痛等，是头颅部血管神经调节障碍所引起的一种临床综合征。目前其发病机理尚不十分清楚，多数学者认为它与遗传因素、脑的兴奋性异常、扩展性皮质抑制失常，以及一些生化因素及相关中枢神经疼痛传导通路的功能异常有关。由于颅内神经调节功能失常，血管舒缩功能紊乱，导致血行障碍，累及痛觉纤维神经而引起头痛。

## 一、病因病机

本病属于中医学的“头风”“脑风”“头痛”范畴。《灵枢·邪气脏腑病形篇》曰：“十二经脉，三百六十五络，其血气皆上于面而走空窍……”。头为“诸阳之会”“清阳之府”，又为髓海所在。凡五脏精华之血，六腑清阳之气，皆上注于头。《类证治裁·头痛》又云：“头为天象，诸阳会焉，若六淫外侵，精华内痹，郁于空窍，清阳不运，其痛乃作”。凡六淫之邪外袭，上犯颠顶，阻抑清阳，或七情内伤，肝失疏泄，导致气机逆乱，痰瘀阻络，脑失所养，以致不荣不通，均可发为头痛。

## 二、治则治法

本病的发生是因脉络痹阻或失养、清窍不利而成，因此治疗时必须以疏风利窍、涤痰祛瘀、通络止痛为基本原则。

基本处方：川芎 30g，白芷 20g，菊花 20g，僵蚕 9g，杭芍 20g，茺蔚子 20g，蔓荆子 20g，蝉衣 9g，蒿本 9g，胆南星 6g，白附子 6g，生龙骨、生牡蛎各 30g，石决明 30g，细辛 4g，薄荷 9g。水煎服。

方药浅析：方中川芎气味辛温，入肝经，能上达巅顶，为血中之气药，有“上行头目，下行血脉”之功效，善祛风邪，通经脉而止头痛，为治头痛之要药；白芷、菊花、蔓荆子宣发清阳，醒脑，祛头风，止头痛；白芍平肝养血；生龙牡、石决明平肝潜阳息风，镇静安神；蝉衣、薄荷凉肝息风；芳，藁本、细辛祛风胜湿，通窍止痛；南星、白附子专走经络，善祛风痰止痛；细辛、薄荷味辛，且轻清灵动，能通闭散结。诸药合用，共奏疏风通络、涤痰平肝、化瘀止痛之效。

加减运用：川芎辛温走窜，活血化瘀，散风止痛，病情严重者，可用至 40 ～ 50g；风寒头痛者，加川草乌各 6g，荜茇可用至 25g；久痛入络，亦可加地龙 20g，全蝎粉 3g（冲服），蜈蚣两条（焙研粉冲服），以增加入络搜邪之功；风火上攻者加生石膏 40g。有人用川芎、僵蚕、延胡索制成头痛灵糖浆治疗血管神经性头痛有效。

## 三、病案举例

孙某，女，35 岁，2005 年 7 月 12 日初诊。患者述，近年来易患头痛，疼痛部位以前额与巅顶为诸。近 1 月来发作数次，且多在傍晚时分。每次发作疼痛剧烈难忍，持续数小时。头痛时自服 APC 能有所减轻。诊见神色正常，舌红，苔薄，脉弦。中医辨证属风痰阻络，清阳不升，浊阴翳蔽，经络闭塞。治宜疏风通络，祛瘀止痛。处方：川芎 20g，白芷20g，桑叶9g，菊花20g，杭芍20g，元胡20g，蔓荆子20g，蒿本9g，全蝎6g，僵蚕9g，茺蔚子20g，生龙骨、生牡蛎各30g，石决明30g，胆南星9g，白附子9g，薄荷9g。水煎，日1剂，服3次。服药10剂，期间头痛发作1次，且较轻。原方加防风20g，细辛4g，继服10剂。后多次随访，至今未再复发。

按：大多数头痛均与风、痰、瘀三者密切相关，风为病因，而痰、瘀既是病理产物，同时又是病因。《素问·风论》指出："风者，百病之长，至其变化乃为它病"。在外感风、寒、暑、湿、燥、火六淫中，风为之长，其他邪气都依附于风而令人发病。同时风为阳邪，其性轻扬。经云："伤于风者，上先受之"，"高巅之上，唯风可到"。头为诸阳之会，位居高巅，"三阳六腑清阳之气皆会于此，三阴五脏精华之血亦皆注于此"。因此，风邪易侵袭而致头痛。风能致头痛的另一关键是风常兼他邪侵入，影响机体水液代谢、气机升降，可致痰、瘀。痰、瘀阻滞脉络，导致不荣不通，故治疗头痛的关键在于抓住风、痰、瘀。

# 红斑狼疮

系统性红斑狼疮（SLE）是一种临床表现有多系统损害症状的慢性系统性自身免疫病。其病因尚不明确，但根据其症状特点，与中医学中的"阴阳毒""鬼脸疮""蝴蝶丹""马樱丹"等疾病相类似，多发生于15～40岁的妇女。其症状特点主要表现为面部持久不退的红斑。此红斑界限十分清楚，看上去有如盘碟，特名“盘状红斑”，分布于两颊或其他部位，且全身性红斑狼疮常伴有发热、关节痛、血沉加快及内脏损害。

## 一、病因病机

SLE 是本虚标实之证，是人体在正气不足，主要是肾、脾亏虚的基础上，感受风、湿之邪。风湿内舍，酿热成毒，热毒结于血分可致血脉瘀滞。瘀滞的气血再与邪毒相合，外伤皮肌筋骨，内伤五脏六腑。邪毒闭阻于皮肤血络，则出现红斑、皮疹、溃疡等；闭阻于肌肉筋骨，则见肌肉、关节的酸痛或肿胀；若闭阻五脏，轻则气短乏力、纳少便溏、身发寒热，重则心慌胸痹、气喘干咳、腰疼浮肿、腹满胁痛、夜寐多惊等。再者邪热之毒灼伤营血，营阴被灼，损及卫阳，卫失调摄则营卫不和。

总之，本病虚、瘀、毒三者并存，且互为因果。脾肾亏虚则邪毒易于蕴结；热毒内蕴，伤阴耗血，阻滞气机，影响升降则脾肾更亏；邪毒结于血分，“热更不泄，搏血为瘀”，血脉瘀滞，失其濡养，留而为患。不荣不通，气机不调，血脉不畅则疼痛多发，病变多样，故虚、瘀、毒三者互为影响终成本虚标实、虚实夹杂之证。其发病初期是以邪毒内蕴、血气瘀阻之邪实为主，后期则以五脏气血亏虚之正虚为要。

## 二、治则治法

根据 SLE 脾肾亏虚、瘀毒内蕴、营卫不和的病机特点及本虚标实的病性，在治疗上应宗标本同治、攻补兼施、病证结合，在辨病的基础上进行辨证治疗的基本治则。SLE 是一种临床表现有多系统、多器官损害症状的慢性疾病，患者间临床表现差异较大，可因心、脾、肺、肾等不同脏腑的损害而表现为不同的症候群，即中医的证。如邪毒伤心则出现胸闷气短、心悸胸痹，甚则影响神明，出现失眠多梦、癫痫妄想诸证；邪毒伤脾则有厌食呕吐、腹痛腹泻等。治病必求本，对于SLE来说，虽然临床表现差异较大，但其致病之本即病因病机相同，诸证均是因风、湿之邪侵犯脾肾虚弱之体，风湿酿热，致瘀致毒，邪毒流窜于不同脏腑所致，故治疗本病应病证结合，在辨病的基础上进行辨证治疗。在具体治疗上应补肾益气、清热解毒、祛瘀通络、调和营卫4法并用。

基本处方：淫羊藿20g，桑寄生20g，补骨脂20g，巴戟天20g，黄芪30g，紫草20g，白花蛇舌草20g，半枝莲20g，板蓝根20g，当归9g，赤芍9g，丹参20g，桂枝9g，白芍9g，鸡血藤20g，乌梢蛇9g，全蝎6g。

方药浅析：邪之袭人必本于正气虚惫，肾元不足，所谓“正气存内，邪不可干”。《景岳全书·虚损》曰：“五脏所伤，穷必归肾”，故方中淫羊藿、桑寄生、补骨脂、巴戟天4药并用以补肾固本，鼓舞正气。黄芪补益脾肺，既能顾护后天之本，又能调节肌表腠理。《珍珠囊》云：“黄芪甘温纯阳，其用有五：补诸虚不足，一也；益元气，二也；壮脾胃，三也；去肌热，四也；排脓止痛，活血生血，内托阴疽，为疮家圣药，五也”。现代药理研究表明，黄芪既能增强体液免疫、细胞免疫和非特异性免疫功能，又能调节免疫及诱生干扰素。紫草、白花蛇舌草、半枝莲、板蓝根清热解毒；当归、赤芍、丹参补血活血，祛瘀通络；桂枝、白芍调和营卫；鸡血藤、乌梢蛇、全蝎祛湿除风。诸药合用，共奏补肾益气、清热解毒、祛瘀通络、调和营卫之功，使驱邪而不伤正，扶正补虚而不恋邪。

临证时再按具体证之不同，随证加减。如偏于阳虚者加制附片；阴虚则酌加鳖甲、枸杞、女贞子；体虚乏力者加红参、白术；血瘀甚者加制乳没、三七；肌表红斑重者加白芷、防风、蝉衣；肢节痛甚者酌加制附片、羌独活、细辛、元胡；浮肿加猪苓、茯苓、泽泻；精神症状严重者加枣仁、远志。此外，还应分期对待，发作期以祛邪为主，重用清解化瘀之药；缓解期则要着重扶正。

## 三、病案举例

**案1**：杜某，女，44岁，1986年4月初诊。自述于两年前开始，全身皮肤不明原因出现红色丘疹，后又出现四肢关节疼痛，伴有体乏无力严重、纳差等证。多处治疗无效，1985年初开始出现经常性发热恶寒症状，发热时体温高达39℃。后在某医院作肝功、免疫因子、组织病检等多项检查，确诊为系统性红斑狼疮，并在该院住院治疗。医院给以激素治疗，病情好转后出院。后病情反复，又多次住院。由于长期服用激素，患者出现全身浮肿、血压升高等不良反应。

时见患者面部及双手有数处淡红色丘疹，颜面及双下肢浮肿，全身多处关节疼痛，精神萎靡，舌红暗，边有齿痕，苔少，脉细软。证属风湿内舍，酿热成毒，营卫失调，血脉瘀滞，脾肾虚损，阳虚水泛。治宜补肾益气，清热解毒，祛瘀通络，调和营卫，温阳利水。处方：淫羊藿20g，仙茅20g，黄芪30g，猪茯苓各9g，紫草20g，白花蛇舌草20g，败酱草20g，半枝莲20g，板蓝根20g，当归9g，赤白芍各

9g，丹参20g，制乳没各9g，制附片9g，桂枝9g，鸡血藤20g，甘草9g。水煎服，日1剂。服药1周后，诸证悉减。又以上方加减，再服用3个月，患者诸证悉除，各项实验室检查均为阴性，至今已有20年，未再复发。

**案2**：穆某，女，36岁，1994年3月15日初诊。自1993年5月面颊两侧出现蝴蝶斑，曾诊断为“盘状红斑性狼疮”，经激素治疗后缓解。1994年2月开始发烧不退，体温持续在38℃左右，下肢关节疼痛，腰痛。尿常规检查：尿蛋白（++），红细胞15～20个/HP，白细胞3～5个/HP，管型2～3个/HP，血沉60mm/h，红斑狼疮细胞试验（+）。西医诊断为：系统性红斑狼疮肾病期。经激素及免疫抑制剂对症治疗有缓解，欲求中医治疗。证见面浮肢肿，神疲乏力，头发稀疏，纳差便溏，尿少，月经不调，舌胖嫩，质稍红苔白，边有齿痕，脉沉细稍数。中医辨证属风湿内舍，酿热成毒，营卫失调，血脉瘀滞，脾肾虚损。治宜补肾益气，清热解毒，祛瘀通络，调和营卫。处方：桂枝9g，黄芪30g，当归9g，赤芍、白芍各9g，鸡血藤20g，紫草20g，淫羊藿20g，桑寄生20g，补骨脂20g，丹参20g，巴戟天20g，白花蛇舌草20g，半枝莲20g，板蓝根20g，全蝎6g，益母草20g，茯苓20g，车前子20g。水煎，日服1剂。随证加减，共服中药45剂，诸证除，病情稳定。化验查，尿常规正常，血沉20mm/h，红斑狼疮细胞有少量。嘱继续服药半月余，以巩固疗效。

**案3**：高某，女，33岁，2005年8月13日初诊。患者于2000年10月开始出现双手遇冷或凉水刺激后发白，以冬季为著。2005年2月因受凉后出现发热、咳嗽、头痛、鼻塞、流涕、全身肌肉疼痛等症，自服感冒药无效。继而颜面部出现片状红斑，双下肢浮肿，同时全身肌肉疼痛加重，随后在某三甲医院住院治疗。入院诊断为系统性红斑狼疮、狼疮性肾炎、狼疮性脑病、贫血。经治疗好转后出院，但继服用甲泼尼龙及糖皮质激素。后因病情加重，经人介绍来我处就诊。

时见咳嗽，胸闷，疲乏，面部红斑，全身肌肉关节疼痛，双下肢浮肿，舌红少苔，边有齿痕，脉沉细无力。查：红细胞 $3.07\times10^{12}$/L，血红蛋白 80g/L，血沉 100mm/h，尿蛋白（++）；IgG、IgA、CRP、RF 均为阳性。胸片示：少量胸腔积液；彩超示：心包积液（少量）。中医辨证属风湿内舍，酿热成毒，营卫失调，血脉瘀滞，脾肾虚损。治宜补肾益气，清热解毒，祛瘀通络，调和营卫。处方：淫羊藿20g，仙茅 20g，黄芪 30g，茯苓 20g，紫草 20g，白花蛇舌草 20g，败酱草 20g，半枝莲 20g，板蓝根 20g，当归 9g，赤芍 9g，丹参 20g，制乳没各 9g，桂枝 9g，白芍 9g，鸡血藤20g。水煎服，日 1 剂。随证加减，30 剂后，诸证消除。为巩固疗效，以上方加桑寄生 20g，补骨脂 20g，巴戟天 20g，制附片 9g，红参 9g；去紫草、板蓝根、制乳没继续服用。两个月后化验检查，各项指标均已正常，2006 年 4 月随访，诸证再无复发。

按：这 3 例患者的治疗体现了治疗本病应病证结合，在辨病的基础上进行辨证治疗的辨证思想。在具体治疗上，把补肾益气、清热解毒、祛瘀通络、调和营卫等多法并用，又体现了“复方多法、综合运用、整体调节”的治疗思想。

# 口腔溃疡

口腔溃疡是临床常见的口腔黏膜疾病，其发病机理目前还不十分明确，可能与自身免疫功能失调、内分泌及胃肠功能紊乱、遗传、感染、精神刺激、局部创伤、维生素缺乏等因素有关。临床以复发性口腔溃疡为多见。其症状表现主要是口舌出现单个或多个黄白色的溃疡点，多发于唇内侧。其次是舌尖、舌缘、舌腹、两颊、舌底、上腭等部位，通常每次只出现一个或几个，初起为细小的红点，局部灼热，随后红点逐渐扩大并溃烂，形成黄豆大的有凹、黄、红、痛四4个特征的溃烂点。一般溃疡10天左右逐渐愈合，不留疤痕。但如调治不当，多延久不愈，或此起彼伏，反复发作。

## 一、病因病机

本病属中医学“口疮”“口疳”等范畴。中医学对本病病因病机的认识多为因情志不调、饮食不节等因素所造成的心脾之虚火发于口舌。《诸病源候论》云：“手少阴心经也，心气通于舌，足太阴脾经也，脾气通于口，故令口舌生疮也”。《内经》曰：“诸病疮疡，皆属于火”。《景岳全书》：“口疮连年不愈者，此虚火”。《外台秘要》曰：“口疮者心脾有热，气冲上焦，熏发口舌，故作疮也；胃气弱，谷气少，虚阳上发而为口疮”。本病若从清泻心脾之火论治，虽能取效，但容易复发。复发性口腔溃疡的发病机制主要是脾虚气弱，营卫失调。

## 二、辨证论治

本病中医辨证一般多见心脾积热、外感邪热、阴虚火旺、阳虚浮火4型。在治疗上，以健脾益气、和血调营、托里生肌为大法，再结合虚热、虚寒的不同，随证加减。

基本处方：党参20g，炒白术9g，黄芪20g，当归9g，丹参20g，赤芍15g，紫草20g，三七粉5g（早、晚分冲），白及9g，生地20g，板蓝根20g，白芷9g，甘草9g。水煎服。

方药浅析：方中党参、白术、黄芪、甘草有补中益气、健脾生血、托里生肌之功。现代药理研究表明，党参、黄芪、甘草具有抗溃疡的作用，能改善微循环，增加血流量，提高机体抵抗力，从而促进口腔溃疡早日愈合。当归、丹参、赤芍、紫草等和血调营之品，具有促进血液循环、活血生肌的作用，且赤芍、紫草又有凉血止痛之功。再配以有清热解毒作用之板蓝根，尤适宜于虚火浮动、溃疡局部表现红肿灼痛之症。三七为化瘀止血之品，配以有止血生肌作用之白及，可收相得益彰之功。生地滋阴养血，白芷消肿止痛，对治疗本病均起到良好作用。以上各种药物有机结合，综合运用，共奏补中益气、和血生肌、清热解毒之效，以达到整体调节之目的。

## 三、病案举例

**案1：**李某，男，37岁，2005年11月14日初诊。患者近年来一直易患口腔溃疡，每次发作迁延难愈，极为痛苦，多处求医无效。半月前又开始发作，至今不愈。证见口唇内侧及牙龈处有多个黄白色溃疡面，大者如绿豆，边缘发红，溃破处疼痛；伴口干、疲乏等症，舌淡红，苔薄黄，脉细数。中医辨证属脾虚气弱，营卫失调，虚火上炎。治宜健脾益气，和血凉营，托里生肌。处方：党参20g，炒白术9g，黄芪20g，当归9g，丹参20g，赤芍20g，紫草20g，板蓝根20g，银花20g，三七粉5g（早、晚分冲），白及9g，生地20g，丹皮9g，甘草9g。水煎，日1剂，分3次服。2剂后溃疡面减小，痛减。8剂后溃疡面完全消失，病愈。嘱忌辛辣炙煿之品。以后多次随访，本病未再复发。

**案2**：伏某，男，34岁，2006年6月24日初诊。口腔溃疡反复发作已5年。此次复发长达3个月，多处治疗无效。证见口腔内壁数处溃疡，大者如绿豆大，周边淡红，隐隐作痛，伴疲乏无力、纳少、眠差、口舌干燥、手足心热。舌暗红，苔薄黄，脉细微弦。此乃脾气虚弱、营卫失调、阴津不足、虚火上炎之证。治当健脾益气，和血养阴，托里生肌，兼清虚火。药用：党参20g，炒白术9g，黄芪20g，砂仁9g，当归9g，丹参20g，赤芍15g，三七粉5g（早、晚分冲），制乳没各9g，生地20g，元参20g，板蓝根20g，黄连9g，甘草9g。每日1剂，水煎服。连服6剂后口舌干燥、口疮均减，纳食增，睡眠好。以前方加紫草20g，继服6剂，口腔溃疡痊愈，其他诸证也均明显缓解。继按上方加减调治半月余，并嘱其畅情志，节饮食，忌辛辣。随访至今口腔溃疡未再复发。

按：口腔溃疡反复发作长达数月不愈者，多责之于虚。脾胃共处中焦，为气机升降之枢纽，脾之经脉连舌本，散舌下。脾气虚，运化水谷失职，精微不能上输，津不上承，口腔失养，则口干舌燥，口舌糜烂。治疗不可苦寒泻火伤及中气，同时强调调畅情志，节制饮食，忌食辛辣，使药物治疗与生活调理相结合，确能达到较好的临床疗效。

# 梅尼埃病

梅尼埃病（美尼尔氏综合征）也称内耳眩晕症，主要临床表现为发作性眩晕、波动性耳聋、耳鸣。现代医学认为病因尚不明确。一般认为，本病是由于自主神经功能失调引起迷路小动脉痉挛，局部缺氧，毛细血管通透性增加，导致内淋巴产生过多，或由于内淋巴囊吸收障碍，引起膜迷路积水，使蜗管、椭圆囊及球囊积水膨大，蜗管内压力增加，压迫螺旋器突入半规管壶腹部时，刺激前庭感受器，而产生剧烈眩晕、耳鸣、耳聋等症候群。由于梅尼埃病的病因至今仍不明确，因此西医治疗无特效，一般采用对症治疗，控制发作期症状，但易反复发作，严重地困扰患者。

## 一、病因病机

中医学对本病有很好的疗效，根据其临床表现，本病属于中医学“眩晕”病范畴。中医学对此病类似记载已有很长的历史，《素问·至真要大论》云：“厥阴之胜，耳鸣头眩，愦愦欲吐。”在病机描述上，认为是风、痰、火所致清阳不升，浊阴不降而然。如朱丹溪云：“痰在上，火在下，火窜上而动其痰也，此病属痰者多，盖无痰不能成晕也，虽有风者，亦必有痰也。”《素问玄机原病式·五运主病》中言：“所谓风气甚，而头目眩晕者，由风木旺，必是金衰不能制木，而木复生火，风火皆属阳，多为兼化；阳主乎动，两动相搏，则为之旋转”。严用和云：“眩晕之证，虽云肝风上攻所致，然体虚之人，外感六淫，内伤七情，皆能眩”。《内经》病机十九条有“诸风掉眩，皆属于肝”的论述。这些论述不仅描述了本病的典型症状，同时指出了其病因病机。目前大多数学者认为，本病的发病机制主要是痰饮内停、上蒙清窍所致。结合本病头晕、目眩、耳鸣、呕吐、病发巅顶的症状特点，其发病机制应为肾元虚损，下虚上实，肝气上逆，夹饮上泛。所谓病发于上，其本在下。即《内经》所谓：“是以头痛巅疾，下虚上实，过在足少阴、巨阳，甚则入肾。徇蒙招尤，目冥耳聋，下实上虚（吴鹤皋曰：“下实，肝胆自实，上虚，经脉虚也”），过在足少阳、厥阴，甚则入肝。”

## 二、治则治法

本病有报道从痰夹肝气上逆立论，用旋覆代赭汤加减治疗；亦有人根据《金匮要略》“心下有支饮，其人苦冒眩，泽泻汤主之”治疗的记载；也有从支饮冒眩立论，并结合西医学内耳膜迷路水肿的认识，提出本病属中医饮邪范围，以泽泻汤为基本方，随证加减施治。根据其发病机制，可从肾元虚损，下虚上实，肝气上逆，夹饮上泛来辨证论治。对本病的治疗，以平肝降逆、滋阴潜阳、蠲饮化痰为大法，以达到治晕止呕之目的。一般用羚角钩藤汤、天麻钩藤汤、镇肝息风汤、泽泻汤、温胆汤等方药加减施治。

基本处方：生地 20g，桑叶 9g，菊花 20g，钩藤 20g，明天麻 20g，白蒺藜 20g，茺蔚子 20g，胆南星 9g，川芎 9g，生龙骨、生牡蛎各 30g，石决明 30g，泽泻 20g。水煎服。

呕吐严重者加半夏、竹茹各 9g。在眩晕缓解期间，可上方加参、芪以巩固疗效。

## 三、病案举例

万某，男，62岁，2004年10月25日初诊。主诉头晕、耳鸣、视物旋转，经常发作，1年余。伴恶心、呕吐、体乏等症。血压：20/12kPa（156/98mmHg）。曾在兰州某三甲医院诊为梅尼埃病，多处治疗无效。诊见面色微赤，舌质红，苔薄黄腻，脉弦滑。中医辨证属肾元虚损，下虚上实，肝气上逆，夹饮上泛。治宜平肝降逆，滋阴潜阳，蠲饮化痰。处方：生地20g，桑叶9g，菊花20g，钩藤20g，明天麻9g，白蒺藜20g，茺蔚子20g，胆南星9g，川芎9g，生龙骨、生牡蛎各30g，石决明30g，泽泻20g，陈皮9g，半夏9g，生姜3片，甘草6g。水煎，每日1剂，服3次。服药20余剂，诸证悉除，血压正常。后多次随访，至今未再复发。

按：虽然梅尼埃病的主要病机特点为本虚标实，但在治疗时还须根据临床表现分清标本主次。本例患者壮年之身，在施治时应该先治其标，以平肝降逆、祛邪息风、涤痰化饮为治。此即所谓："知标本者，万举万当"。

# 诊余漫话

## 崇尚《内经》

综观古代著名医家，莫不咸遵《内经》为圭臬，今之医者也应奉之为准绳，我的学术思想亦源于《内经》。因此，我毕生致力于《内经》研究，深谙《内经》旨意。尽管《内经》博大精深，涉猎广泛，但自始至终贯穿一条主线，这就是统领全书的整体观、系统观和辩证观的哲学思想。这一基本观点使中医学形成了一套完整而独特的理论体系。同时也形成了中医在认识疾病和处理疾病时的独特的思维方法：即从宏观的、联系的、动态的角度去观察人体生理和病理，用整体调节的方法去协调阴阳，以达到恢复机体平衡、治疗疾病的目的。整体系统观和辩证恒动观是《内经》学术思想的精髓和核心，也是中医学术独有的、区别于其他任何医学的理论特色。作为中医，不论是从事临床、科研，还是教学和理论研究只有时时处处突出这一特点，才能在中医事业上有所建树，取得成绩。

早在20世纪70年代后期，我在论述藏象学说时指出："藏象学说把人体看成最复杂的自动控制系统，对各个脏腑的认识，不受脏腑实体即形态学的束缚，而是以功能系统为单位，着重研究它们之间的联系，并用五行归类和生克制化的理论，阐明机体内脏与外界环境的统一性和机体整体统一性，以及机体各系统自控调节的复杂关系。"从阴阳对立统一的辩证观点出发，分析生命活动的实质。我认为，人体的生命现象和所进行的功能活动，无不包含阴阳对立的两个方面，而这相互对立的阴阳双方，又都无时无刻不处在"阴静阳躁""阳化气，阴成形"的相反相成的矛盾统一运动规律之中，从而促进人体的生长发育，产生气化的能动作用，推动人体的生命活动。此说明，藏象学说体现了中医学在生理上的系统观、整体观和方法上的辩证思维理论特点。

对于病机学说的研究，我同样强调要突出整体观和系统观。我主编出版的《决生死秘要》一书就是力求突出中医诊治急症从整体观念出发这一理论特点。我在序言中说："中医诊断疾病，决断生死，不论望色、辨神、察舌、切脉、审证，都要着眼于整体，了解全身的变化情况，如精神的得失、四肢的寒温、色泽的荣枯、舌色的死活及脉象的虚实等，而且还须结合自然变化，昼夜变化，四时气候变化以及年、月、日、时变化等对疾病的影响，以窥测病机，决断生死预后。""这些诊断依据是患者在整体平衡失调的疾病状态下不断表现出来的动态信息群。医者站在宏观角度上，将这些信息群作为一个整体来认识，进行望、闻、问、切，归纳分析，这本身就是一个复杂的、系统分析的过程，这样分析所得出的结果必然是人体整体功能失调的高度概括。而这些活的、不断变化的信息群，却往往是现代医学在诊断疾病时所不够重视甚至忽视之处，但它却体现了中医理论的独特和科学之处”。

在临床实践中，由于我深谙《内经》旨要，所以能在治疗疾病时高屋建瓴，统观全局，注重对整体病变的纠正。我的“综合运用、整体调节”的遣方用药总原则，就是在《内经》治则思想指导下创立的。它使我在处理诸多疑难重症时往往得心应手，左右逢源，收到意想不到的效果。

除了临床、科研，我还长期从事《内经》教学近40年。我的许多重要学术精华也往往在教学中得到体现。我认为，中医课堂教学同样要突出中医特色。而要突出特色，现行的《内经》教材改革势在必行。教材改革涉及方面很多，但只要紧紧把握突出中医特色这一中心，就不会走向歧途。我在《突出特色，发挥所长，为发展中医事业而努力》一文中指出：《内经》一书中熔铸了我们祖先的惊人智慧和伟大创造，内容涉猎广泛，丰富多彩，它不单纯是研究人体生命的一门科学，其中渗透了古代哲学的内容，而且也综合运用了当时与人体有关的各门自然科学知识，包括天文、历算、地理、气象、生物、物理等。可以把《内经》看作是以医学为主体的、综合性很强的论文汇集。改革《内经》教材要善于揭示它的特色。教改中必须重视3个方面：

第一，突出《内经》综合性特点。《内经》一书所具有的各科知识领域之间相互渗透的综合性特点，体现了中医认识问题的方法是从系统联系的整体观出发，重视各学科之间的相互联系，相互渗透，这是中医学理论的特点，应该继承和发扬。现在看来，这也符合现代的要求。当今世界教育改革、科技革命新的发展趋向，亦是由知识分化逐渐走向一体化、综合化。以往是各学科知识越分越细，而现在是越来越走向综合，打破了学科界限，学科之间相互渗透，相互结合。科学发展逐渐由分析时代走向系统时代。《内经》一书所具有的综合性、整体性学术特点，是符合世界科技发展新趋势的。在《内经》教材改革上，无论是选文、分类，还是按语分析方面都要突出《内经》综合性的特点。

第二，突出哲理性特点。任何科学都是理论与方法的结合，一定的理论总是由一定的方法达到的，独特的理论必定含有独特的方法。中医学是医疗实践知识与哲学方法相结合而建立起来的独具特色的理论体系。在《内经》一书中有相当多的篇幅深刻地阐发了当时哲学领域的一些重大问题，整本书中都渗透了系统观、整体观和辩证观的哲学思维方法。系统整体的方法，就是分类与联系的方法，强调研究问题要从整体着眼。整体观念是系统观的中心和出发点。辩证的方法是把阴阳二分法作为一种认识工具，辩证地、动态地认识、分析问题的方法。两种方法的综合体现了古代哲学体系的唯物观和辩证观的实质。对《内经》每章所摘取的经文、注释和按语等要考虑能够反映中医学这一独具特色的哲理性特点，给以充分发挥。

第三，实践性特点。我一贯认为，经验与哲学是《内经》理论形成的两大渊源，哲学的合理性与经验的有效性构成了《内经》一书的科学价值。改革《内经》教材，也必须突出其实践性的特点。所选摘分类的经文，应以能指导临床实践为衡量标准。对于那些限于目前种种原因而对其实践意义尚未揭示和认识的经文，可以作为某些专门学者整理研究的课题。作为教材则不应兼收并蓄。选文如此，注释、按语与综述更应如此。切忌由概念到概念，言而无物，空泛乏味，使学生觉得中医是“玄学”。尤其是摘选和分析病因、病机、诊断、治疗等与临床密切相关的内容时，更需紧密联系临床，突出实践意义，这样才能让学生透彻理解《内经》实质。

在《内经》授课时，应注重时时处处突出中医的整体性、哲理性和实践性特点。只有牢牢掌握这一总的原则，才能启发和诱导学生从更广阔、深远的角度去领会《内经》的深刻含义。理论联系实际是我授课的一大特点。长期的临床使我对那些高深古奥的经文讲解得生动自然，有条不紊，有理有据，切合实际，容易掌握。同学们说我把“把枯燥的经文讲活了”。

我虽然强调“发展中医，必须保持中医特色，发挥所长，推陈致新”，但并不是说中医的发展可以离开现代科学的轨道，而是说中医的发展必须承袭其自身的理论特点和长处，同时亦要与现代科学的成就相联系，使之逐渐转移到中医现代化道路上来。这是历史发展的必然规律。中医、西医两种医学体系共同存在，互相结合与渗透，这反映了时代的特点。西医是建筑在近代科学的基础上，中医是建筑在长期医疗实践的基础上，又接受了古代辩证唯物主义思想影响，两者各有所长，亦各有其不足。我们的态度应该是用彼之长，补己不足，以促进中医理论的发展。

在现代科学发展的时代，中医传统“宏观辨证”的方法，应与建立在现代科学基础上的“微观辨证”的方法有机结合，互相补充，这对发展中医很有必要。但必须明确，中医运用“微观辨证”同中医运用传统“宏观辨证”一样，都必须突出中医特色，以中医整体系统的方法为指导，运用中医理、法、方、药来辨证施治，不能走西医诊断、中医治疗的道路。目前有一种倾向，好像中医一谈微观辨证就是背离了中医理论，失去了中医特点，其实这种顾虑是没有道理的。消除这种误解应从思想上明确两个概念。一方面应正确理解中医所谓的“宏观”，其确切含义是对疾病的认识，不是孤立地、片面地只看局部病变，只重视实验室的微观指标，而是应重视局部病变同整体的关系，着重从宏观方面来动态地观察和分析机体在致病因素作用下所引起的整体性病理反应；在治疗上注重调节机体阴阳，使之恢复相对平衡的关系。也就是通过对机体平衡失调的整体调节，恢复体内自控性，使机体自稳系统达到最佳状态。中医的“宏观理论”不能单纯理解为“宏观辨证”，而是包含了比宏观辨证更广博、更深刻的内在含义，体现了中医观察人体、研究生命实质的一种认识观和方法观。

另一方面，要明确“证”是处于一定阶段时的病因、病位、病变性质和邪正力量对比等各种因素的整体反应。这个整体反应，既然有肉眼可见的宏观变化，也必然存在肉眼所看不见的微观变化。宏观变化和微观变化都可作为机体整体反应的组成部分，二者的关系是相互补充而绝不是相互取代。微观辨证是在传统宏观辨证基础上的进一步发展和深化，是传统辨证在更深层次上对机体整体病理反应的微观认识，同样体现了中医的整体观和辨证观思想。两种辨证的结合可使我们获得更加广泛、更加深入的信息群，这是对以往四诊的深化和补充，也是对中医整体观念的深化和补充。这必将使传统辨证更完整，更准确，能更加本质地阐明“证”的实质。

我在临床上既重视宏观辨证，又不忽视微观辨证。我认为，肝病患者尽管病程不同，证型各异，但在微观辨证方面常有共同的病理基础，如肝细胞不同程度的变性与坏死、肝纤维组织的增生、肝微循环的障碍等，这些微观病理变化可以贯穿于肝脏病变的始终，它们有的可以同时反应于宏观表现之中，有的却未能及时得到反应。辨证时只有既重视宏观证候表现，又不忽略微观病理变化，才能准确把握病机，抓住共性，区别个性，采取更有针对性的治疗措施。这一见解，为我临床采取综合措施治疗各种肝病提供了理论依据。

此外，我还认为“微观辨证”对中医判断临床疗效也提出了更为明确的客观指标。以往中医没有实验室指标参照，对疾病疗效的认识只能根据症状改善或消除来判定。现在有了微观指标，对疗效标准的认识就更加客观、全面。

综上所述，我对发展中医的认识，既强调必须保持中医特色、承袭其自身的特点和长处，又重视同现代的科学成就相联系，使之逐渐转移到中医现代化的道路上来。

## 阐发病机十九条

病机十九条是《内经》病机学说的重要内容之一。我长期从事《内经》教学和研究，加上有较丰富的临床经验，使我对十九条有了较深的理解，不但在临床上能灵活运用，而且在阐述经义时也辨析精详。所写《病机十九条临证辨析》（下称《辨析》）一文，较全面地反映了我对《内经》病机理论的许多独到见解。现将本文一些主要学术观点综述于后。

## 一、谨守病机　无失气宜

病机十九条是《内经》论述病机理论的核心内容。它是古代医家在长期医疗实践中把各种疾病所表现的错综复杂的病理机制概括归纳为十九条，作为临证探求病机的理论原则。其言简意赅，颇为实用，临床指导意义颇大。

病机十九条虽繁，然归纳起来，不外乎五脏病机与六气病机两个方面。一般来说，五脏病机是就其病位而言，六气病机是就其病性而言，然病位与病性又是不可分割的两个方面。言病位则离不开病性，言病性则又离不开病位。所以五脏病机总的来说，不外乎六气之化，而六气的变化，又是脏腑阴阳盛衰失调所表现的病理反映。此即《素问·至真要大论》所谓“夫百病之生也，皆生于风寒暑湿燥火，以之化之变也。”又谓：“谨守病机，无失气宜”。“气宜”即指六气变化之机宜，说明五脏病机主要是六气之化，即肝病化风、肾病化寒、脾病化湿、心病化火、肺病化燥等。这反映了中医学病机学说的理论实质。

五脏是人体的实质脏器，六气是自然界的六气变化。运用两者之间的内外联系，构成中医病机学说的理论特点。此即张志聪所谓：“盖天有六淫之邪，而吾身有六气之化也”。这一理论的形成主要是运用“天人相应”的整体观念，运用系统联系、五行归类的方法总结出来的。近代也认为，自然界存在的物质因素在人体也同样存在着，这是客观存在的必然法则。以肝为例：“诸风掉眩，皆属于肝”，提示“肝病化风”是肝的主要病机。“风”是天之六气之一，“肝”是人体脏器。肝病之所以会化风，是运用五行归类的方法，认为肝与风两者的性能有相近之处，皆具有“木”的属性和特征，而且是内外相应的，亦即它们都具有事物的生发、温煦、振动的性能和特征。此即《素问·五运行大论》所谓：“在天为风，在地为木，在气为柔，在藏为肝，其性为暄，其德为和，其用为动，其变摧拉。”其中“暄”“柔”“和”“动”是言两者的正常性能，“摧拉”是言其反常性能。风是春天的主气。春天风和日暖，气候温煦，阳气升动，万物生发，草木滋生，欣欣向荣；肝的生理特性亦是温柔和顺，条达疏泄，主升主动。然其升是微升，其动是微动，其温是微温，犹如春风之温煦和畅、内外相应。肝脏在人体，只有维持温柔和畅、条达疏泄之少阳特性，才能斡旋敷布一身之阴阳气血，而使阳舒阴布，气血和调，意志顺遂，胸襟开朗。肝与风的这种性能与特征，《尚书·洪范》比喻为“木曰曲直”。“曲直”两字含有刚柔相济之义。如木之干挺直，若松柏之挺拔，木之枝屈曲，犹杨柳之垂柔。这提示木有曲直、刚柔之双重性。春风肝木之气，只有柔中有刚，曲中有直，才能鼓舞启动，舒发阳气，鼓动生气，发挥正常作用。如果肝与风一反其少阳之特性，就要引起“摧拉”的反常现象。自然界风邪太过，其力就可由柔和而变得急暴，引起摧枯拉朽之恶果。同理，人体肝阳，肝气太过，就好像反常之风邪，其力也变得急暴亢奋，有上逆、下迫、横逆、郁结之变。如此，就要引起“掉眩”而出现肢体动摇不定、拘挛抽搐、眩晕昏仆的肝风内动症状。也即《素问·阴阳应象大论》所谓的“风胜则动”。

上述分析，非常形象、生动地把自然界之风与人体之肝有机地结合起来，进而阐明了肝病所以化风的道理，明白易懂却又寓意深刻，使学者不但能较透彻地掌握“诸风掉眩，皆属于肝”一条经文的精神实质，而且还能从更高的角度领悟到中医病机理论所蕴含的整体观的内涵。

我对五脏病机的分析都以“天人相应”的整体观念为准则。

## 二、审证求因　探求病机

根据病机十九条的理论认识与掌握疾病的病理机制，必须从分析证候入手。“证”是在致病因素作用下，脏腑的功能失调所出现的病理反映。“有诸内必形诸外”。任何疾病，通过对体表症状的分析判断，就可以测知相应内脏的病理变化情况。所以病机十九条的每一条病机都是通过主要证候表现来审证求因，探求病机的。如肝病化风的病机主要是通过“掉眩”的症状分析得出的，即所谓“诸风掉眩，皆属于肝。”同样，肾病化寒、脾病化湿、心病化火、肺病化燥等气机失调的病机，亦是通过“收引”、“肿满”、“疮疡痛痒”、“膹郁”的症状分析得出的。只有通过体表的症状分析，辨明证候性质，才能明确病因、病机，掌握疾病的本质。这反映了中医病机学说的理论特点。

另外，我认为，要加深领会五脏病机，还须结合五脏的阴阳属性进行分析。心、肝皆为刚脏，亦为阳脏。结合“天人相应”运气学说的观点，又称风火之脏。所以在临床上，心、肝之病多从实化、热化。其病机和证候多表现出阳亢气逆、风火炽盛、急暴亢奋的特点。肝阳偏亢、肝气疏泄太过可致阳动风生，而出现“掉眩”“强直”的急暴证候。此亦即《素问·藏气法时论》所谓“肝苦急”。心火旺盛，扰动神明，可致神识狂乱，发生“瞀瘛”“躁狂”“口噤鼓栗”等病证。二者的治疗皆宜苦寒折降，泻其太过，以抑其急暴亢奋之势。同时亦要佐以甘缓滋润，以柔制刚。此即叶天士《临证指南医案》所谓：“肝为刚脏，非柔润不能调和也”。又谓：“心肝为刚脏，可受柔药”。《素问·脏气法时论》也谓：“肝苦急，急食甘以缓之”；脾肾皆为柔脏，亦为阴脏。肾为水脏，为先天之本，内寓元阳、元阴，为生气之源；脾居土位，为后天之本，濡润泽物，为气血生化之源，故在临床上，脾、肾的病变多表现为化源不足，阴阳气血亏损，而呈现虚损危重的证候特征。如肾阳虚损、命火式微可致寒从中生，关门不固。证见身寒、肢冷、恶寒蜷卧、二便遗泄、遗精滑泄等，治宜补肾填精，温阳散寒，回阳救逆。脾阳受挫，阳虚不运，不能输布津液，运化精微，可发生浮肿、腹胀、便溏、气血虚损等病证，治宜温运脾阳，健脾利湿，益气生血。此即叶天士所谓：“脾肾为柔脏，可受刚药”。至于肺介于阳与阴之间，为阳尽阴生之脏，与秋燥之气相应，燥为次寒，故肺病多从燥化。肺又主一身之气，肺气失调又可发生喘逆、痞闷之症，治宜降肺理气，通调气机。

可见，探求病机必须从分析证候入手，同时亦要结合五脏阴阳属性，明察“天人相应”之理，揆度内外，以表知里，深入剖析，以洞察真谛，掌握要领。

## 三、理论联系实际　学以致用

学习病机十九条绝不能空谈理论，从概念到概念，而应理论联系实际，立足临床，学以致用。病机十九条概括性很强，实践性也很强。临床一切病证都可运用病机十九条作为认识上的指导原则进行辨证施治。例如，上述分析“诸风掉眩，皆属于肝”的病机时，不但从理论上阐发、揭示了“自然人体观”的实质，而且还密切联系临床实际，以使学以致用。肝风内动所表现的“掉眩”病证，有实风与虚风两端。实风之证，总的来说，是肝阳偏亢，肝气疏泄太过，以致阴不制阳，风阳扰动，阳动风生。在临床上，实风一般又可分为两种证型。一为外感热炽，热盛动风，风火兼化，而致拘挛抽搐、神志昏愦。此热为本，风为标，治宜针对邪热炽盛投以苦寒清泄，以治其本，如大青叶、龙胆草、芩、连等，再酌情辅以甘缓柔润，以柔制刚，缓痉息风，兼顾其标。一为肝失条达，风阳扰动，气血上壅，瘀阻清窍，或气升痰壅，蒙蔽清窍，而致昏仆无识，治宜舒肝解郁，平肝降逆，镇肝息风。同时，对眩晕昏厥之证，尚须考虑上实下虚的病理特点，重视上病下取，一般宜七分下取以治其本，三分上取以治其标，投以育阴潜阳、潜镇降逆之品。虚风之证，总的来说，多为肾阴亏损，肝血不足，阴不涵阳，血不荣筋，阴虚阳亢，阳动风生。在临床上，虚风一般又可分为3种证型：①邪热久羁，阴虚风动。②阴虚阳泛，风阳上扰。③血虚生风，肢体震颤。凡此均以虚为本，盛为标，一般均应以治虚为主，兼治其标。治宜滋水涵木，育阴潜阳，柔肝息风。基于我对“诸风掉眩，皆属于肝”的深刻领会，并能够联系实际，灵活运用，从而构成了我在临床上对痉病和中风病的临证思路和用药特点。

以上仅举“诸风掉眩，皆属于肝”为例。实际上我对每条病机的剖析都密切联系临床实际，而且融进了我本人大量的临床经验和用药特点。如在辨析“诸逆冲上，皆属于火”条文时，非常详尽地介绍了我在临证时对逆气冲上的治疗经验。火盛之所以会导致逆气冲上，这与火热之邪的特性是分不开的。火曰炎上，热性急迫，所以火盛则会迫使气机上逆，从而导致呕吐、呃逆、喘急、呕血、衄血等证的发生。在治疗上，我不但重视泻火，而且辅以降冲、泻火与降冲并用，这构成了我的用药特点。例如，胃之火热盛可致胃气上逆，而发生呕吐、呃逆，治宜泻火降胃。方用大黄黄连泻心汤，以黄连、黄芩泻胃火，大黄降胃逆。其他如小柴胡合小陷胸汤或橘皮竹茹汤，都有泻火降胃、利胆止呕之功，可随证加减施用。肺之火热盛，可致肺气上逆，而发生呼吸喘急，治宜泻火降肺。方用麻杏甘石汤宣肺清热平喘。由于麻杏甘石汤泻火降冲作用不足，可酌加黄芩、知母、瓜蒌、枇杷叶、马兜铃等泻火降肺之品，其效始显。胃为燥土，肺为燥金，胃肺火盛、气逆所致之喘急、呕逆往往易化燥伤阴，引起胃肺阴虚津亏。因此，在泻火降逆的基础上均需考虑酌加甘寒滋润之品，以滋养胃肺之阴，如沙参、麦冬、玉竹、石斛等。如由火盛引起上窍出血，是由火热亢盛，灼伤血络，迫血妄行，而致呕血、衄血，应治以泻火降冲，凉血止血。方用大黄黄连泻心汤，以大黄推陈致新，泻火降胃。胃气顺则血不上逆而循经，则血自止。这是我对“诸逆冲上，皆属于火”的病机分析与指导临证用药特点。

# 略谈《内经》阴阳学说

阴阳学说是古代哲学思想体系中的朴素唯物观和辩证法思想。《内经》作者汲取其重要的哲学概念和合理的内涵，使之与医学有机地结合，用以说明人体的组织结构、生理功能和病理变化，并用于疾病的诊断和治疗。如此就更加丰富和发展了古代的哲学思想，并将朴素的辩证法推向了一个新的水平。

《内经》认为，阴阳是宇宙的总规律，是世界一切事物产生、运动和变化的根源。宇宙中一切事物都是在阴阳二气的相互作用下产生的，并且其中存在着阴阳对立统一的矛盾。《内经》谓：“天为阳，地为阴”；“日为阳，月为阴”；“水为阴，火为阳，阳为气，阴为味”。它将天地、日月、水火、气味分为阴阳，它表示了阴阳相互对立统一的关系，这是自然界中最显而易见的运用阴阳来归类事物属性的方法，不仅无生命的事物可以分属阴阳，而且有生命的事物同样可以分属阴阳。《内经》云：“自古通天者，生之本，本于阴阳”；“人生有形，不离阴阳。”就人体来说，“五脏为阴，六腑为阳”；“肝、心、脾、肺、肾五脏皆为阴，胆、胃、大肠、小肠、三焦、膀胱六腑皆为阳”。可见，自然界中一切事物都可以用阴阳来概括分类。

《内经》所说的阴阳，除了指出它们具有对立统一的关系外，还具有另外一些特殊的质的规定，即阴阳两方面各代表了一定的趋向和性态。关于阴阳的两类属性，《内经》用水火的特性来说明。即“水火者，阴阳之征兆也”。因为火性炎热、升腾、轻浮、活动，集中体现了阳性特征；水性寒冷、沉静、下降，正好体现出阴质的本性。实践证明，《内经》所讲的阴阳，不是主观虚构的，而是对客观世界许多特殊矛盾现象的概括。

《内经》认为，不仅事物外部以及一事物与他事物之间表现出阴阳正反对立的辩证关系，而更主要的是所有事物内部都包含着阴阳二者对立的趋势，万物的运动和变化就是在阴阳相互交感的作用下产生的。所以《内经》把阴阳对立统一的规律，看成万物运动、变化的源泉和宇宙的总规律。此即《内经》所谓“阴阳者，天地之道也，万物之纲纪，变化之父母，生杀之本始，神明之府也”。它清楚地说明，万物的生成、运动、变化和消亡的根源不在于上帝鬼神，不是超感性的精神本体，而在于自然界物质内部阴阳二者的相互作用。

唯物辩证法认为，一切事物都包含着两个既对立又统一的矛盾双方，这双方存在着作用和反作用的关系。正是事物的这种矛盾运动推动了事物的运动和发展。关于阴阳的论述表明，《内经》的作者对于事物内部的矛盾性，以及这种矛盾运动是事物运动和发展的源泉，已经有了相当程度的认识。

《内经》认为，阴阳对立统一的辩证关系中，阴阳矛盾双方既处在一个统一体中，阴阳之间就必须维持相互联系和相互合作的统一关系，没有阴和阳二者的统一，事物就不能存在和发展。此即《内经》所谓“阳生阴长”“阳化气，阴成形”；“阴者藏精而起亟也，阳者卫外而为固也”。说明在人体中，阳主生发，阴主成长，只有阳气生发、气化功能旺盛，始能生精化血，促进形体的生长发育。因此说，没有化气，就不能成形，没有成形，也不能化气。人体的整个生命过程，可以概括为“化气”与“成形”互相作用的结果。阴阳两者之间任何一方都不能脱离对方而单独存在，这是事物存在的必然法则。此即《内经》所谓“阴中有阳，阳中有阴”；“一阴一阳，互为其根”。

阴阳的相互对立，就是说阴阳两者之间存在着相互排斥的关系，这主要是说明阴阳之间的斗争性。由于阴和阳的属性与作用相反，且又相互联结、不可分割，这就必然构成阴阴阳两方面相互排斥、相互制约的辩证关系。《内经》谓："动静相召，上下相临，阴阳相错，而变由生也。"此"相错"就是指阴阳之间交错地相互作用，表现为阴阳正反对立的两个方面存在着上下、升降、动静的相互交感，亦即《内经》所谓的"阴阳上下交争"。这实际上是指阴阳的相互排斥。万物的运动和变化就是在阴阳相互交感的作用下产生的。可以看出，阴阳相错包含着《内经》作者对作用和反作用的直观了解。

事物内部由于阴阳两方面的相互斗争、相互排斥、相互制约促进了事物的消长和转化，即事物内部的阴阳两方面是由于相互排斥、相互制约的结果。一方太过就会引起另一方的不足；而一方不足也可导致另一方的太过，形成此盛彼衰、彼消此长、虚实相移的现象。如此就推动事物由成转败或由败转成，促进新旧事物的交替，亦即促进事物由量到质的变化过程，再由新质而产生新量的发展过程。此即《内经》所言："阴阳上下交争，虚实更作，阴阳相移"。《内经》又谓："夫物之生，从于化，物之极，由乎变，变化之相薄，成败之所由也"。文中的"相薄"，即相互排斥、斗争之义，是说明阴阳的消长转化过程，是阴阳之间矛盾斗争的结果。由此可以看出，阴阳的消长转化，实际上包含着"化"与"变"前后相接的两个过程。其中"物之生"是指事物的形成、生长和发育的过程；"物之极"是指事物兴盛到了极点就开始走向衰败，从此使事物渐渐走向死亡和极变的过程，其中包含了质量互变的辩证关系。"变化之相薄，成败之所由也"，说明在事物的"化"与"变"的过程中，亦包含着肯定和否定。"化"起肯定的作用，"变"起否定的作用。正是由于事物内部这两种对立的力量和因素相互斗争，才推动了事物由成转败，或由败转成，引起新旧事物迭相交替。可见，《内经》中虽未明确提出量变和质变的概念，但已接触到量变和质变的问题，并且清晰地论述了矛盾的相互排斥、相互斗争以及矛盾的斗争在事物发展过程中所起的决定性作用，这一点在朴素辩证法的发展史上是很可贵的。

《内经》运用阴阳的对立互根、消长转化的理论，来说明一年四季气候的变化规律和人体的生理功能及病理变化，并用于疾病的诊断和治疗。《内经》认为，一年四季的寒暑变迁，或一天当中气温的变化，都是由于阴阳二气消长转化的结果。《内经》云："四时之变，寒暑之胜，重阴必阳，重阳必阴"。又云："是故冬至后四十五日，阳气微上，阴气微下；夏至后四十五日，阴气微上，阳气微下"；"阴中有阳，阳中有阴。平旦至日中，天之阳，阳中之阳也；日中至黄昏，天之阳，阳中之阴也；合夜至鸡鸣，天之阴，阴中之阴也；鸡鸣至平旦，天之阴，阴中之阳也。故人亦应之"。此说明一年四季中从冬至春及夏，或昼夜当中由夜半至平旦及日中，气候由寒逐渐变热，属于"阴消阳长"由阴转阳的过程；而从夏至秋及冬，或由日中至傍晚及夜半，气候由热逐渐变寒，属于"阳消阴长"由阳转阴的过程。由此说明，四季寒暑的推移、一日间昼夜气温的变化，实际上是由于阴阳二气消长转化的结果。

《内经》认为，阴阳之间只有相互对立、相互制约又相互联系、相互依存，才能够保持阴阳双方的平衡协调关系。《内经》运用阴阳平衡协调的理论来阐述人体的生理功能。例如，人体内的水津与温热是阴阳相互对立的两个方面。水为阴，火为阳，水火阴阳之间，一升一降，一寒一温，它们相互牵制，相互作用，才能使火温而不亢，水润而不寒，水火既济，发挥其温润全身的作用。《内经》认为，阴阳平衡协调作用在人体是非常重要的，提出“凡阴阳之要，阳密乃固。两者不和，若春无秋，若冬无夏，因而和之，是谓圣度。故阳强不能秘，阴气乃绝；阴平阳秘，精神乃治；阴阳离决，精气乃绝”，“阴阳匀平，以充其形，九候若一，命曰平人”。“所谓平人者不病，不病者，脉口、人迎应四时也”。可见，维持人体的阴阳平衡协调，是维护健康不病的关键。本文所言的阴阳平衡，既包括机体内部的阴阳平衡，也包括机体与外环境之间的阴阳平衡。若“两者不和”，阴阳平衡被破坏，即意味着生病。《内经》是运用阴阳失调来阐述人体的病理变化的。所以，中医养生与治疗疾病的根本目的就在于调和阴阳，使之达到“阴平阳秘”的生理状态。即本文所谓“因而和之，是谓圣度”。然而，《内经》所言的阴阳平衡不是绝对静止的平衡，而是阴阳双方在相互消长制约中所达到的相对平衡状态。

唯物辩证法指出，无论何种事物的运动都存在平衡和不平衡两种状态，这两种状态都是事物存在和发展不可缺少的环节。没有平衡，事物就不可能有一定质的稳定性，也不可能有正常发展。没有不平衡，矛盾统一体就不会破裂，一事物就不可能转化为它事物。可见，《内经》应用阴阳对立统一学说分析人体健康与疾病的矛盾，提出了维持人体阴阳平衡的理论，为中医学和哲学发展都做出了独创性的贡献。

综上所述，《内经》在对阴阳对立互根、消长转化几方面关系的分析中，阐明了对立统一规律的一些重要原则，并说明阴阳学说具有明晰的辩证法思想。《内经》运用阴阳学说的辩证思维方法，使之与医学相结合，赋予医学的内涵，而成为中医基础理论的重要组成部分。因此，在中医学理论中，总是运用阴阳的概念将具体的生理、病理现象加以抽象概括，如将动静、寒热、虚实、升降等分别归属于阴阳，构成独具特色的理论系统。《内经》的阴阳学说，一方面体现了朴素的对立统一的辩证观，另一方面又具有自身的特殊含义和存在价值，为一般矛盾法则所不能替代。关于《内经》阴阳学说的特殊含义，仍然是一个有待于深入研究的课题。

有人认为,《内经》阴阳学说的观点，只能了解事物外在的矛盾对立，不能了解事物内在的“矛盾斗争”的自身运动，或者说只强调阴阳互根的一面，而忽略了阴阳斗争的一面。由此而得出结论，认为《内经》阴阳学说最终还是转入了静止的观点，即从原始的辩证唯物观转入形而上学的机械唯物观，不能进入辩证唯物主义等。这种认识是没有深入领会《内经》阴阳学说的理论实质而得出的一种错误的结论。

## 略谈《内经》藏象学说

《内经》关于研究脏腑的理论，称为藏象学说。其内容主要是研究人体内脏组织器官的生理功能及其相互联系，是中医基础理论的重要组成部分。“藏象”一词，首见于《素问·六节藏象论》。《内经》为何把人体内脏的生理、病理学称之为“藏象”，唐代医家王冰解释说：“象谓所见于外，可阅者也。”明代医家张景岳说：“象，形象也。藏居于内，形见于外，故曰藏象。”这就清楚地表明，“藏”是指隐藏于活的人体内的脏腑器官，而“象”是内脏器官功能活动在机体外部的表现，是可以通过直观把握的。死人的内脏停止了活动，也就失去了其显露于外的征象。因此说，藏象学说研究的是活的机体，本质上属于动态，死人是谈不到的。《内经》的藏象学说着重研究的是如何通过活的机体的外部表象来推导人体内部脏腑组织器官的运动和变化规律，从而确定“象”与“藏”之间的相互关系。

《内经》谓：“藏象何如？岐伯曰：心者，生之本，神之变也；其华在面，其充在血脉，为阳中之太阳，通于夏气。肺者，气之本，魄之处也；其华在毛，其充在皮，为阳中之少阴，通于秋气。肾者，主蛰，封藏之本，精之处也；其华在发，其充在骨，为阴中之太阴，通于冬气。肝者，罢极之本，魂之居也；其华在爪，其充在筋，以生血气，此为阴中之少阳，通于春气。脾、胃、大肠、小肠、三焦、膀胱者，仓廪之本，营之居也，名曰器，能化糟粕，转味而入出者也；其华在唇四白，其充在肌，此至阴之类，通于土气。凡十一藏取决于胆也”。本文是《内经》藏象学说的理论核心。据此可知，《内经》藏象学说的特点，就是着重于从系统整体的方法和相互联系的观点出发，通过“以表知里”的推导方法，来窥测内脏功能活动的实质。即《内经》所谓“以我知彼，以表知里，以观过与不及之理，见微得过，用之不殆”。《内经》认为，人体的生命活动是一种极为复杂的整体系统。脏腑的功能活动不是孤立进行的，而是通过脏腑之间、脏腑与体表组织之间的本质性、结构性的整体联系而进行的。脏腑与各个组织器官之间有机联系的总合，构成人体整体生命活动的过程。《内经》所研究的脏腑，包括了内脏的功能活动和内脏与体表组织器官之间的联系，以及四时气候对内脏的影响关系等。

《内经》“以表知里”的推导方法，属于系统方法的范畴。人体的所谓“表”，包括机体外部的器官组织，各种生理功能的外部表现，以及疾病的各种外在症状。人体的所谓“里”，就是机体内部的脏腑组织器官、生理病理过程及其规律。藏居于内，象见于外。内脏的性态、功能作用及其病理变化，可以通过体表组织器官的生理、病理现象加以分析和判断。以心为例，心脏虽居于内，但其功能的盛衰可以通过体表组织、血脉充盈的情况和面部气色变化来判断和掌握。心脏的功能健全，则血脉充盈，上荣于面，则面色红润而光泽；反之，心脏功能虚弱，不能统运血脉，血液不能充盈于脉中，气血虚少，则面色淡白无华；如果心气不足，运血无力，血脉瘀滞，可致唇绀舌暗，面色青紫。此即《内经》所谓“其华在面，其充在血脉”。这种“由表及里”的推导方法，《内经》称之为“外揣”，谓“故远者司外揣内，近者司内揣外”。

由表及里的推导方法，使它不能孤立地研究每一器官组织本身所具有的形态、物质成分，只能从整体上、结构关系上来研究人体。着重用相互联系的观点研究各种器官组织之间及它们与外界环境之间的关系，从它们之间相互联系中探究各器官组织的性质和作用。阴阳五行的理论对藏象学说的形成具有相当大的促进作用。《内经》就是运用阴阳来分类脏腑组织的属性，又运用五行归类的方法以五脏为中心，同行相比，从而形成五脏的功能系统。其方法及运用，主要是根据人体与自然界的统一性原则。即一切事物都具有五行结构，人体五脏也分属五行。按照五行的法则，凡与五行属性相同而不同类的事物，就可以内外联系，类比推理。这就是类比推理的客观基础。五行类比推理的方法是以五脏为中心，与六腑、体表组织器官和情志活动相联系，这样就形成了与五脏相联系的五腑、五体、五华、五充、五官、五色、五神等生理功能系统，从人体扩展到自然界，又形成了与五脏相联系的五时、五气、五味、五方、五音等自然界中有关事物，进而形成了包罗极为广泛的从整体出发的五脏功能系统。可见，在这种认识的基础上所形成的藏象学说，就必然表现出从整体观念出发的理论特点。

由此可以看出，运用这种整体联系和类比推理方法所形成的脏腑概念，虽然最初它没有离开解剖的实体，但并没有从脏腑实体的微观结构上去研究，而是着重从功能活动的角度出发，以功能活动为中心，从结构关系上、整体上进行内外联系，去分析脏腑功能活动的实质。例如，《内经》在论肺脏时，对其本身的结构、形态器质未多加说明，却详细地论述了肺脏在机体生命活动过程中如何司呼吸，为“气之本”的作用。《内经》认为，肺主一身之气，凡是与气的作用有关的生理病理现象，诸如气的宣发与肃降，“温分肉，充皮肤，肥腠理，司开合”，“通调水道”，以及佐心以主治节等功能作用都与肺有关。余脏皆依此类推。其他如心主神明，其充在血脉；肝主疏泄，其充在筋；脾主运化，主肌肉和四肢；肾主闭藏，其充在骨等，都是从功能作用上来加以说明的。不能否认，任何功能活动的产生都是以物质形态为基础的，功能与形态之间是相互依存且不可分割的。然而，由于中医和西医对脏腑的认识方法的不同，从而形成了各自不同的理论特点。如西医的解剖生理学，是从以形态结构为中心的认识出发来认识和阐明内脏的生理功能的。它所阐述的功能，离不开解剖的实体，其功能主要代表了实体的属性。中医学脏腑的概念是从以脏腑的功能活动为中心的认识出发，它所阐释的脏腑功能不体现在形态结构上，而主要体现在功能系统上，即体现在这种功能在系统运动中所处的位置上。中医脏腑功能的概念，虽然也包括了一些基本的实物功能的内容，如肺司呼吸、胃主消化等，但主要还是属于系统功能的概念。如前所述心主神明、肝主疏泄、肾主封藏等，只能是系统功能。中医学的藏象理论包含了许多超结构的联系，如肾主骨、肾开窍于耳等，其原因就在于此。现代系统论已认识到：在复杂的事物中有多种多样的联系，诸如系统联系、结构联系、功能联系、起源联系、因果联系等，由于联系的多样性决定了系统的多样性，中医的藏象理论从一个特定的角度出发，认识到人体系统联系的某一侧面，所以它尽管与现代解剖生理系统相去甚远，却同样能自成体系。对中医脏腑的概念不应单纯把它看成某个形态结构的单位，而应当把它看成某个功能单位，把各个脏腑看成诸多功能有机地联系而且自成系统的功能单位。

以系统整体联系和类比推理的方法所建立起来的藏象学说，不仅充分地体现了中医脏腑学说的理论特点，而且有效地指导着临床实践。例如：根据五脏与五体的联系，根据肾主骨、肝主筋、脾主肌肉的理论，在临证中，对于筋骨痿软不举之证，则治从肝肾；对于肌肉消瘦、疲乏无力之证，则治从脾胃。若离开以脏腑为根据的辨证施治原则，中医临证诊治就无从入手。

从以上论述可以看出，《内经》运用“以表知里”的推导方法建立起来的藏象学说，与现代控制论的暗箱方法在原则上有着一致性。它符合原始的、自发的暗箱方法，属于系统整体方法范畴，又可称之为现象论的研究方法。它是在古人处于无条件解剖人体及打开人体这个“黑箱”的条件下，自然产生的黑箱方法的运用，是在不解剖人体、不破坏人体正常生命的条件下，对活的人体进行由表及里的观察，通过外在信息，亦即通过体表的生理现象，去窥测和推知脏腑功能活动的实质。这说明，古人虽无“黑箱方法”之名，然而却在行“黑箱方法”之实，只是由于历史条件的限制，还不够完善精确而已。

## 《内经》的学术成就和对后世医学的影响

《内经》是现存中医文献中最古老的一部医学经典著作，它着重从理论上比较全面地总结了春秋战国时期及其以前的医学成就，对后世医学发展起到重大的推动作用。历代以来，凡学有成就的著名医家，皆对《内经》有精深的研究。因此，对《内经》的学术成就及理论特点进行认真地探讨，有着很重要的现实意义。

### 一、《内经》成书的时代背景

《内经》的成书年代约在两千年以前的春秋战国时期（东周时期），但直至西汉年间，仍在不断补充完善，是历经众多医家编写修补而成的。从《内经》所涉及的哲学思想体系来看，《周易》的阴阳学说、《洪范》的五行学说、老庄道家学说和儒家学说等对其均有影响，这就说明《内经》除以朴素的唯物论和辩证法思想为指导之外，还掺杂了其他的哲学思想，反映了时代的特点。

《内经》全名《黄帝内经》，黄帝乃《内经》作者托名黄帝之义。《汉书·艺文志》记载，有《黄帝内经》《外经》之分。因《外经》已亡佚，所以称为《内经》。张景岳谓："内者性命之道"。方以智云："岐黄曰内经，言身内也。"可见，《内经》是专门研究人体有关生理、病理变化的医学论著，故谓之"内"。"经"有"训经为法""训经为常"之义。按传统习惯，把古书引为典范著作的，称为"经"，一般称为经典著作。由此可见，《内经》是专门论述中医基础理论的古典医学专著。我们研究《内经》，只有对《内经》成书的时代和当时所受哲学思想的影响有所了解，方能窥悉《内经》原旨。

## 二、历代医家研究《内经》的情况

《内经》一书对中医的学术思想、疾病预防以及人体生理、病理、脏腑经络、病因病机、诊断、治则、养生等方面进行了全面的论述，奠定了中医学的理论体系。历代以来，经过反复验证，证明这些基本理论不但能有效地指导临床实践，而且成为中医学不断发展的渊薮。历代医家凡学有成就的，皆对《内经》有精深的研究，而且在其基础上进一步有所发挥，进而推动了医学向前发展。

隋唐以前，秦越人所著的《难经》，进一步阐发了《内经》的经脉和脉诊理论。东汉张仲景著的《伤寒杂病论》，为临床医学辨证施治开拓了道路。该书的编著是在《素问·热论》六经分证的基础上，综合东汉以前的医学成就，并结合自己的医疗经验编著而成的。正如张仲景在《伤寒杂病论》序文中所说："勤求古训，博采众方，撰《素问》《九卷》《八十一难》《阴阳大论》《胎胪药录》并《平脉辨证》，为伤寒杂病论合十六卷。”晋·王叔和所著的《脉经》，是对《素问》《灵枢》中有关脉诊的整理提高，并参合《难经》《伤寒杂病论》的脉诊部分编著而成的脉学专书。晋·皇甫谧从《内经》中辑集经脉、刺法分类整理而成《甲乙经》，成为针灸学专书。

宋以后研究《内经》的人颇多，在研究方法上亦多种多样。有很多著名的医家，由《内经》理论受到启发，并根据个人的实践体会创出新的学术理论。特别值得一提的是金元四家：刘河间根据《内经》病机十九条大都是火热为病（在病机十九条中火热为病占了九条），并在总结自己治疗热性病的经验基础上，力倡火热病机之说。他认为，六气之中，火、热是最重要的致病因素，而且六气都可化火。他著的《素问玄机原病式》阐发了这方面的学术理论。由于他崇尚火热的理论，对于使用寒凉药物有独到的研究，因此后人称他为“寒凉派”。他在总结治疗热性病的经验基础上，自己化裁了一些古方，创用了一些新方，为后世温病学说的发展开辟了先河。张从正以《内经》理论作根据，认为药物之味的作用不外“辛、甘、淡三味为阳，酸、苦、咸三味为阴，辛、甘发散，淡渗泄，酸、苦、咸涌泄。发散者归于汗，涌者归于吐，泄者归于下，渗为解表归于汗，泄为利小便归于下。”他说：“圣人止有三法，无第四法也”；“三法能兼众法”，主张治病应以汗、吐、下三法驱邪为主，后世称他为“攻下派”。李东垣在钻研《内经》的基础上，受到《素问·平人气象论》“人以水谷为本，故人绝水谷则死，脉无胃气亦死”及《素问·太阴阳明论》《素问·阴阳应象大论》中脾胃理论的启发，结合自己的医疗经验，提出了“内伤脾胃，百病由生”的论点，在临床治疗中强调培补脾胃，偏重于补气升阳，所创立的补中益气汤至今仍为后世所常用。他著有《脾胃论》，以阐述其学术论点，后世称他为补土派。朱丹溪致力攻读《内经》，对《内经》“年四十而阴气自半也，起居衰矣”和“阳道实，阴道虚”的学术论点颇有心得，结合自己的临床实践，倡导“阳常有余，阴常不足”和“相火论”的学说，提出滋阴降火的治疗方法，后世温病学派受他的影响很深。此外，明清时代的著名医家，凡学有成就的，亦皆对《内经》有很深的研究。如著名医家薛己、赵献可、李中梓、张介宾等人对《内经》努力钻研，阐发自己的学术见解，使李东垣、朱丹溪的脾肾理论更趋于系统和完善。特别是张景岳攻读《内经》甚精，著有《类经》与《类经图翼》，以阐发《内经》的理论。他引用《内经》“凡阴阳之要，阳密乃固”和“阳气者，若天与日，失其所则折寿而不彰，故天运当以日光明”等说，以证实阴阳两者，阳居主位，以阐明其“阳非有余”的论点。认为人之生气以阳为主，难得而易失，在治疗上强调温补命火、肾阳，反对丹溪苦寒戕伐肾阳之非，而成为温补派之中心人物。以上各医家的医学成就，皆是通过研读《内经》学有心得，并结合临床实践，进一步有所发挥，有的是对脏腑学说的阐发，有的是病因病机，有的是临床医学，各有专长，从而推动了医学的发展。《内经》确为我国重要的文化遗产之一，其学术思想与理论原则，对推动我国医学发展起到了重要的作用。

## 三、《内经》的学术成就与理论特点

《内经》是我国古代劳动人民长期与疾病作斗争经验的总结，有着极为丰富的科学内容和规律性的理论系统，对后世医学发展起到了很重要的指导作用。

第一，朴素的唯物论和辩证法思想应用于医学，构成中医学术的整体观。西周在中国哲学史上有两个巨大的贡献，一个是存在于《周易》一书里的阴阳说，另一个是存在于《尚书·洪范》里的五行说。前者代表古代朴素辩证法思想，后者代表古代原始的唯物论思想（摘自《哲学研究》1979 年 6 月）。恩格斯说："不管自然科学家采取什么样的态度，它们总还是得受哲学的支配。"这是因为自然科学家"离开了思维便不能前进一步，而且要思维就必须有逻辑范畴"（《马克思恩格斯选集》第 3 卷 533 页）。先秦的医学家，就是运用当时进步的阴阳五行这种哲学逻辑来总结医疗经验的。

《内经》非常重视四时气候的特点及气候变化对人体的影响，重视医学气象学问题。这种认识是从人与自然界存在着矛盾统一的整体观念出发的，认为机体与周围环境息息相关，是不可分割的整体。四时气候的正常变化，是人类和一切生物赖以生存和发展的必要条件，即《内经》之"人以天地之气生，四时之法成"。如果四时气候变化反常，六气太过或不及，而人体的抵抗力又处在低下状态时，就能成为引起外感发病的致病因素。所以中医对外感病的发病规律的认识及其治疗原则的制定，非常重视四时气候季节性的变化特点，即《内经》之"必先岁气，无伐天和"和"审察病机，无失气宜"。这就是所谓的"天人相应"之说，并以此指导临床实践。例如，1955 年石家庄流行乙型脑炎，当时中医根据患者表现及当年气候变化认为是"暑温"证，以白虎汤治疗取得了很好的疗效。第二年北京地区也流行乙型脑炎，有人仍以白虎汤治疗，效果却不好。究其原因，发现当年北京雨水较多，湿气较重，患者还表现出“湿邪”症状，故按“湿温”证治疗，选方苍术白虎汤加减等，效果就不同。因此，矛盾统一的整体观是《内经》对于人和自然关系的辩证认识和重视医学气象学说的思想指导。

《内经》不仅认为机体与周围环境息息相关，而且认为机体也是一个有机联系的整体。《内经》采用五行学说，按照五行的属性和特征，以逻辑推理的类比法为基础，把与人类生活有关的自然现象同人体的脏腑组织、生理、病理现象做了联系归类。这是以五脏为中心，联系五体、五官、五季、五气、五味等，从而形成机体与环境的统一性和机体整体统一性的脏腑学说的理论特点。这是古代五行学说与医学实践相结合的产物，一直广泛为中医临床所应用，而且取得了一定的效果。今天看来，五行归类的方法虽在一定程度上不无片面性和直观性，但实践证明，它可间接地、曲折地反映出某些实际上存在着而又尚未揭示出来的某种客观联系。

《内经》从朴素的唯物论和辩证法思想的阴阳学说出发，认为人体的一切生理和病理现象都是相互对立的矛盾统一。《内经》认为，在生理上，脏腑之间，脏为阴，腑为阳；气血之间，气为阳，血为阴；营卫、津液、上下、内外，皆各分属阴阳；五脏虽为阴，但各脏又有阴阳之分。阴阳之间都处于“阴静阳躁”“阳化气，阴成形”的矛盾统一运动规律之中，从而推动人体的生命活动。在病理上提出，“阳胜则阴病，阴胜则阳病；阳胜则热，阴胜则寒”。在诊断上应“察色按脉，先别阴阳”。在治疗上提出“阳病治阴，阴病治阳”等。这些概念构成了中医生理、病理、诊断、治疗的理论基础。

综上所述，《内经》的阴阳五行学说、朴素唯物论和辩证法思想构成了中医学术的整体观。无论在生理、病理、诊断、治疗等方面都主张从整体观念出发，不孤立地看问题，强调彼此间的联系，强调机体的整体性和人与自然界的整体性，这无疑是中医学的理论特点。

第二，提出了脏腑经络学说的基本理论：脏腑经络学说是中医基础理论的核心，它的理论原则不但是生理、病理学的基础，而且也是临床医学的基础。脏腑经络学说，在《内经》中就已奠定了基础，对后世医学发展起到重要的指导作用。直到今天，人们仍把它看成对中医基础理论进行探讨和发掘的重点研究课题。中医的脏腑学说主要体现了从整体观念出发的特点。它所指的脏腑，不完全是指内脏的实质，而且也包括了内脏的功能和内脏与体表组织器官的联系，以及四时气候对内脏的影响关系等。例如，五脏上通七窍，外合筋、骨、脉、肉、皮等。掌握了这些理论，方能从整体上指导临床诊断和治疗。例如，脾的功能主输布水谷精微，运化水湿，为气血生化之源，主肌肉四肢。而脾的这些功能是与脾与胃相表里，在体合肉，开窍于口，脾主中气，在五行属土，土性敦厚，“其用为化”等这些内外联系的整体作用分不开的。从近代医学来看，脾的这些功能可能包括消化系统（各种消化酶的作用在内）、水液代谢系统、骨髓造血系统、微循环系统、内分泌系统，而且与机体的能量转化和免疫系统的功能结构有密切关系。由此看出，脾不是一个单一的脏器，而是诸种功能有机联系而且自成系统的功能单位。所以探讨脾的功能实质，必须从脾的各种作用入手，密切联系临床，再进一步找出其共同的物质基础和功能核心。这是我们研究脏腑学说所必须注意的。上述脾的一系列作用主要是与脾的气化作用分不开的。《内经》归结为“其用为化”。张景岳谓“万化所归，土之用也”。结合临床来分析，脾主“化”的作用，实际指的是脾阳、脾气的作用。脾阳充沛，脾气健运，始能腐熟水谷，生精化血，统运营血，升清降浊，精微输布于全身，废浊排除于体外，由此推动机体的新陈代谢，维持生命活动。李东垣强调土为万物之母，脾胃为生化之源，其道理就在于此。临床治疗脾的功能失调引起的诸种疾患，多以调补脾阳、脾气为主。我们探讨其他脏腑的功能实质，也必须运用这样的方法，从各脏功能的内外联系入手，寻找其共同的物质基础和功能核心。

可以看出，中医脏腑的这种整体联系，不全是根据形态学与人体解剖学上的联系，而主要是根据医疗实践，并运用古代朴素辩证的思维方法，即以阴阳五行的理论进行推理归类而总结出来的。

《内经》所奠定的经络学说与脏腑学说共同组成中医基础理论的核心，而且为近代医学科学的研究开拓了广阔的前景。

第三，确立了病机与治则的理论原则：《内经》在提出脏腑经络理论基础的同时，还提出了病机与治则的理论基础。如《素问·至真要大论》提出了“病机十九条”，以及散载于各篇的五脏与六气病机、阴阳寒热虚实表里升降的病机等。它反映了临床各种疾病病理机制的普遍规律，为辨证施治提供了理论依据，长期以来一直指导临床实践，并在实践中不断丰富和发展。

《内经》病机学说的理论特点是对疾病的发生、发展、变化和转归的认识，亦贯穿着系统的矛盾统一的整体观。它认为人体是个有机的整体，疾病是病因作用于机体的整体反映。疾病是多种多样的，疾病的机制也是错综复杂的。然总的说来，疾病变化的一般机制最基本、最重要的不外乎邪正虚实和阴阳盛衰失调。《内经》认为，“邪气盛则实，精气夺则虚”；“阳盛则热，阴盛则寒”。虚和实是邪正交争，即致病因素与机体抗病能力相互对抗消长的病理反映；寒和热是致病因素作用于机体而导致机体阴阳盛衰失调所出现的证候反映。其他如五脏与六气病机等，实际上也不出阴阳虚实的范围。邪正虚实和阴阳盛衰失调反映的是机体的整体性功能变化，并不反映某种局部的、具体的形态学变化。比如一个慢性气管炎的患者，其具体变化是支气管壁的炎性病变，但中医根据患者的整体性反映，如口渴不渴，四肢寒温，以及二便、饮食、气色、痰液、舌苔、脉象等情况，以探求病机，辨证分型，定为肺寒、肺热、脾虚、肾虚等，说明中医对疾病的认识不是孤立地、片面地只看局部病变，而是重视局部病变同整体的关系，注重从宏观方面分析机体在致病因素作用下所引起的病理反映，这正是中医的长处，也是《内经》病机学说的理论特点。

正因为中医认为疾病的发生是机体整体性的功能变化，是阴阳盛衰失调所致，因此在治疗上，就重视对整体性病变的纠正，也就是注重运用不同的治疗法则平衡阴阳，和调气血，提高机体抗病能力。它不是单纯着眼于局部或祛除病因，而是着眼于整体。这就是《内经》所谓：“谨察阴阳所在而调之，以平为期”和“寒者热之，热者寒之”“阳病治阴，阴病治阳”的治疗原则。例如，对上述气管炎患者的治疗，不是单纯祛除气管炎症，只专治肺，而是根据全身反应情况，有时肺脾同治，有时肺肾同治或肺脾肾同治，这样往往可以获得佳效。又如对肿瘤的治疗，中医不是着重杀灭癌细胞，而是用扶正培本的方法，增强机体的免疫功能，以改善症状，延长寿命。这就是中医辨证施治的实质和特点。

## 肝病辨治刍言

余所言之肝病，乃指因情志不遂、肝失疏泄条达所致之胁脘胀痛、胁下癥积、腹胀腹水、食积食滞、饮食减少、面色黧黑、身体虚羸诸证。此概属于中医之胁痛、癥积、鼓胀等疾病范围，系西医肝脏系统慢性疾病。

慢性肝病多表现为肝强脾弱、邪实正虚、虚实夹杂之特点。诊治中，必须辨析确当，掌握要领。

### 一、胁痛、胁下癥积

多见于慢性肝炎、肝硬化初期、肝脾肿大等。若肝失疏泄条达，以致气滞血瘀，则见胁下癥积（肝脾肿大），此为邪实，予以攻补兼施之法，始为切当。对此，古人早有明训。《内经》云："因其重而减少"，"坚者削之"，"血实宜决之"。李中梓谓："积之成者，正积自消"。胁下癥块、肝脾肿大为血瘀而成积，疏肝理气、祛瘀消坚乃治此病之重要原则。但在祛瘀泻实的基础上，亦要兼顾正气，辅以健脾益气、调养气血之品，以增强机体的抗邪能力，即所谓"扶正以祛邪"，这又是中医治肝病必须从整体出发所应遵循的治疗方法。疏肝理气宜用柴胡、香附、郁金、枳壳；养血柔肝宜用当归、白芍、枸杞、沙参；祛瘀削坚宜用丹参、元胡、三棱、莪术、鳖甲、牡蛎；健脾益气宜用黄芪、党参、白术、云苓、鸡内金、砂仁。

1956年，余曾治一患者侯某，男，43岁。于1956年3月间自觉右胁下疼痛，经东北某医院检查，诊为慢性肝炎疑似合并肝癌，家人为此苦恼，患者又拒绝一切检查，要求中医治疗。余诊时，见患者形体消瘦，面色黧黑，两胁胀闷疼痛，右胁为甚，触之有癥块（肝脾肿大，季肋下四横指，质硬），脘腹满胀，纳食不佳，体倦神疲，舌质暗淡，脉沉弦。余认为，证属肝郁日久，气血瘀滞，积聚不散而为癥，形消体倦乃气血亏损之象。拟调肝化癥、补脾益气、攻补兼施之法。处方：柴胡9g，炒白芍20g，丹参20g，郁金15g，香附9g，元胡9g，党参9g，炒白术9g，黄芪20g，三棱9g，莪术9g，鳖甲20g，砂仁9g，炙甘草6g。水煎服。服药10余剂，症状好转。后又在此基础上加减化裁，又连续服药10余剂，身体逐渐恢复，诸证亦随之消失。经检查肝肿大已缩至肋下二指，质较前变软，脾已摸不到，西医各项化验指标均正常。以后又服中药数10剂。2年后随访，情况良好。

## 二、鼓胀

鼓胀亦属慢性肝病范围。《内经》云："鼓胀何如？……腹胀身皆大，大与腹胀等也，色苍黄，腹筋起，此其候也。"鼓胀命名是形容腹胀如鼓，腹皮绷急，而这里腹胀又兼见"色苍黄，腹筋起"之征，这说明此腹胀的发生非纯因气滞，还兼有血瘀、积水等综合因素形成。色苍青，腹筋起，状似蜘蛛（腹壁静脉曲张），为血瘀；腹胀如鼓，为气滞、水停所致；色黄为脾土衰败之征。此病后世亦有称之为蛊胀。一般多见于肝硬化、血吸虫等疾病所出现的腹水体征，是肝功能进行性恶化的结果。可以看出，此病亦表现出邪实正虚的特点。血瘀肝硬、腹水潴留，此为邪实；肝木乘脾，脾虚失运，此为正虚。治疗此病宜调肝祛瘀，补脾利水，采用攻补兼施的原则。《金匮要略》曰："血不利则为水"。此说明肝病所致腹水，除脾虚不运的原因外，还由肝失疏泄条达、气血瘀滞、血不循经、津液外渗、水液潴留而成。因此，治疗肝硬化腹水，除补脾利水外，还须通过活血祛瘀，消除血脉瘀滞，以达到利水消肿的目的。这就是《内经》所谓"去菀陈莝"的治疗原则。活血祛瘀法不仅对消除肝硬化血瘀有利，而且亦可起到通脉利水的作用。行气祛瘀之药如前所述，其健脾利水之品可用五皮饮、党参、白术等。

1972 年曾治赵某，男，48 岁。患慢性肝炎已 8 年有余，近年来腹部胀满，日渐腹大，西医诊为肝硬化腹水，曾住院治疗服用利尿剂，继则抽腹水 2 次。其腹大不减。苦于无术，转请中医邀余为诊。

诊见腹大如箕，脐眼外突，青筋暴露，臂、颈、胸等外均见蜘蛛痣，面色黧黑，轻度浮肿，脘痞纳呆，泛恶欲呕，呼吸气促，疲倦乏力，形肉瘦削，两胁胀痛，可触到癥块（肝肿大约季肋下二横指，质硬；脾肿大约四横指）。尿少而赤，舌苔黄糙腻，舌质暗淡有瘀斑，脉沉弦。证系肝失条达，血瘀成癥，肝强脾弱，血不利则为水，脾阳虚则湿聚，水不去而潴留于内，故有腹水之患。治宜疏肝化瘀，补脾利水，攻补兼施，标本同治。处方：柴胡 9g，当归 9g，炒白芍 20g，丹参 20g，郁金 15g，三棱 9g，莪术 9g，香附 9g，党参 9g，炒白术 9g，大腹皮 20g，猪苓 15g，茯苓 15g，泽泻 15g，白茅根 20g。水煎服。服药 10 剂，小便增多，腹围渐减，知饥能食。在此基础上加减化裁，又连服20余剂，诸证悉退，肝功能亦恢复正常。

根据余40多年的临床经验，治疗慢性肝炎，针对邪实正虚的特点，要始终掌握攻补兼施的治疗原则。在活血祛瘀方面，我通常是轻重药物并用，以当归、白芍、丹参、郁金、元胡等轻缓药物为常用之品，还辅以三棱、莪术等重品以破血祛瘀，磨削癥积，如此以增强化癥消积的效果。祛瘀药与行气利水药同用，这又是我治疗肝硬化腹水所常遵循的用药原则，往往收到满意的效果。从整体着眼，兼顾正气，培补脾气，这是中医治疗肝病所独具特点的治疗原则，它既可以收到攻邪而不伤正、补虚而不恋邪的效果，又可增强机体的抗邪能力，达到“扶正以祛邪”的目的。

# “诸气膹郁，皆属于肺”之辨析

凡是由于气病引起的呼吸喘急、胸部痞闷之证，都属于肺病范围。本条所言肺的病机，未从六气之燥言，而竟从气言，说明肺的病机多表现肺气不利，这更具有实践意义。

肺的病机何以多表现出肺气不利？是因肺司呼吸，而主一身之气。如《素问·六节藏象论》谓：“肺者气之本”。《素问·调经论》谓：“肺藏气”。后世医家谓：“肺者气之本，肺气降则诸气皆降”。可见，肺气以降为顺。在临床上，肺的病变主要表现为肺气不利而引起肺气上逆与郁滞的病理特点。肺气上逆则呼吸喘急，肺气郁滞则胸部痞闷。不论喘急与痞闷，均是肺失肃降所致，所以在治疗上，均应以降肺理气为主。肺气降则诸气皆降，故凡降肺之药皆理气，理气之药皆降肺就是这个道理。

在临床上，肺气不利所表现的病证不外虚实两端。肺气实引起的喘急、痞闷，其病机为肺气有余，气滞痰壅，肺失肃降。其症状特点多表现出痰涎壅盛、呼吸粗迫、咳声有力、病程短。这也是鉴别要点。肺气虚引起的喘急、痞闷，其病机为肺气不足，肃降无力，肾失纳摄。其症状特点表现为呼吸气短、气息不续、咳声低微、病程长。此为肺气虚的鉴别要点。凡属肺病，不论肺虚、肺实均可导致肺气不利而出现喘急、痞闷的症状。

在治疗上，总的来讲，不能离开虚者补之、实者泻之的治疗原则。但须知道，因肺的病变不论肺虚、肺实均应考虑肺气不利这一病理特点。治疗上凡属肺的病变，均应考虑降肺理气的治疗原则，这是不容忽视的。肺实所致的咳喘、痞闷，当以降肺理气、开泄气机为主，即属肺虚所致的咳喘、痞闷，亦应在补肺的基础上，佐以利肺调气之品。只有补中有利，补利兼施，才有利于肺气的通调和降，消除咳喘、痞闷的症状。在临床上，肺虚的病证很少纯虚，多表现虚实夹杂，或虚中夹实。比如肺阳虚所致的咳喘，肺阳虚是本。肺阳虚所致之寒饮不化，痰浊阻滞，其邪实是标，属本虚标实，虚实夹杂之证。在治疗上，既要考虑补肺益气温阳以治其本，又要考虑佐以蠲饮化痰利肺之品以治其标，这样标本兼治、补利兼施，才能增强治疗效果。这既有利于缓解病情，消除咳喘症状，收到短期效果；又有利于扶正培本，恢复肺阳，巩固长期疗效。

# 谈“胃与肾”的关系

肾为先天之本，阴阳水火之宅；脾胃为后天之本，气血生化之源。脾胃之腐熟水谷，化生气血津液，须赖肾阳的温煦、生化与肾阴的濡润、滋养作用。肾中所藏的精气亦有赖水谷精微的不断补充与化育。在生理上，肾与脾胃有着先天与后天的关系。两者相互资助，相互促进，以维持人体的生命活动。在发生病变时，亦常相互影响，互为因果。

脾为湿土，喜燥恶湿；胃为燥土，喜润恶燥。单从肾与胃的关系看，主要表现在水液代谢与阴液的滋生濡润上。肾阴乃一身阴液之源，胃之所以能维持其濡润不燥之特性，须赖肾阴以滋之。肾为胃之关，肾中阴液又来源于胃。水饮入胃，历经三焦，下达于肾，肾才得蒸水化气，内寄水火。因此在临床上，凡属津液干燥、阴津不足的病证，皆与胃肾有关。《素问·宣明五气篇》谓：“肾恶燥”。后人谓：“胃为燥土”就是说两脏的病多从燥化，而且有着相互影响、互为因果的关系。

一般来讲，肺胃津亏，其证较轻，肾阴亏损，病情较重。常见外感邪热入里，伤津化燥，轻者表现肺胃津亏，证见口燥咽干、渴饮、燥咳、苔黄燥等，治以甘寒滋润之品，如麦门冬、沙参、石斛等。方用益胃汤。重者热邪深入下焦，耗阴劫液，肾阴亏涸，证见口燥咽干、唇焦齿槁、舌质干绛等，治以咸寒增液之品，如阿胶、生地、元参、龟板、鳖甲等。方用三甲复脉汤。可见，胃与肾的关系失调主要表现为阴虚不滋，化燥伤阴。在临床上，实际是关系肺、胃、肾3脏。一般谓上燥则咳，属肺燥；中燥则渴，属胃燥；下燥则结，属肾燥。但也须知道，三者的燥证所见，虽有先后轻重之分，但往往相互影响，交错混杂。如口燥咽干，既可见胃津不足，亦可见肾阴亏涸。因此，在治疗上，往往需考虑轻重药并用，甘寒润胃，咸寒滋肾相互配合运用，这样既可起到杜渐防变之效果，又可体现中医综合兼顾的组方原则。另外，润胃滋肾方法的运用范围是很广泛的，不论外感热证、内伤劳热都可应用，运用得当，效如桴鼓。当然有时也要同其他方法配合应用，始为得当。

余曾治金某，1989年因患急性单核细胞性白血病入院。当时患者体温40℃以上，经连续输血4300mL、化疗等效果不显，已下病危通知。证见：T：40℃，面色㿠白，两颧泛红，精神委顿，神志恍惚，语言低微，口腔有多处黏膜溃疡，皮肤有散见血斑。诉口干口渴不欲饮，心悸气短，眩晕，腰膝酸软，乏力不支。舌质淡红而干，苔黄糙，脉细数。中医辨证系气血虚损，复感外邪，邪热炽盛，灼阴劫液。当内外合治，滋肾益胃，以滋化源；益气养血，清解祛邪。处方：生地30g，元参20g，阿胶9g（烊化），龟板30g，沙参15g，麦门冬9g，太子参20g，黄芪30g，山萸肉30g，枸杞15g，板蓝根20g，白花蛇舌草20g，青蒿9g。水煎服，日服3次。连续服药3剂，感染控制，壮热已退，但仍有低热。显然是邪热虽退，阴津不复，阴不济阳，余热遗留。治以滋肾益胃，调养气血。处方：生地20g，元参15g，龟板30g，阿胶9g（烊化），沙参20g，石斛20g，太子参20g，黄芪20g，枸杞15g，山萸肉20g，女贞子15g，丹参20g，鸡血藤20g，青蒿9g，地骨皮9g，大枣10枚。水煎日服3次。连续服药20剂，体温恢复正常，诸证好转。之后的治疗针对气血两虚，突出培补脾肾，调养气血，兼顾甘咸滋润。在上方基础上，随证加减。另外，以人参研粉吞服，早、晚2次，每次各服1.5g。3个月后，血象基本正常，出院在家坚持服中药治疗，1年随访，病情稳定。

# “崩漏”小议

血热、气虚、血瘀三者往往是崩漏最基本、最重要的机制。热者清之、虚者补之、瘀者消之是其基本法则。血热堤决，迫血妄行，则宜清热，凉血、止血之品，如生地、熟军炭、盐知柏、益母草、生侧柏、生地榆、大小蓟等。此多见于月经过多、经行超前、白带夹血等。

中虚气陷，冲任不固势必成崩，当以补气为主，参、芪为必需之要药，佐以升举固涩，升其下陷，涩其气血下脱也，以补中益气汤加赤石脂、禹余粮之类。方中应重用参、芪。

有瘀血阻其新血、积而成崩者，则宜用化瘀之中有止血，止血之中有化瘀，如鸡血藤、益母草、三七之类，以达到祛瘀不伤正、止血不滞瘀的目的。诊断血瘀一般以有无小腹痛为主要依据。

临床上最常见的崩漏证要算是西医所谓的“功能性子宫出血”了。该病往往因卵巢功能失调引起子宫内膜不正常反应，以致出现月经周期缩短、经期延长、经量过多、体倦乏力、面色㿠白等，多属“中虚气陷型”，治疗当以补脾固肾、益气摄血为主。常用归脾汤加减治之。处方示例：党参

15g，炒白术9g，黄芪20g，熟地15g，益母草20g，乌贼骨30g，川断15g，补骨脂20g，五味子20g，阿胶珠9g，艾炭9g，陈棕炭9g，侧柏炭9g，仙鹤草20g。水煎服。

## 谈“药食五味，不可过偏”

古代医家非常重视对饮食五味的调节，若药食五味过偏，将成为致病因素之一。

《素问·至真要大论》关于饮食五味对人体的作用提出：“夫五味入胃，各归所喜，故酸先入肝，苦先入心，甘先入脾，辛先入肺，咸先入肾。久而增气，物化之常也，气增而久，夭之由也。”本文的中心意思是言药食五味酸、苦、甘、辛、咸在人体各有偏入之脏。药物治疗就是利用五味之偏，以增强或纠正因病致偏的脏气，从而起治疗的作用；饮食五味又是脏腑营养的来源。这就是本文所谓“久而增气，物化之常也。”但是药食五味必须调用得当，不使有偏。倘若久嗜偏食或“矫枉过正”，就会导致有偏盛，有偏盛必有偏衰，因致五脏之气盛衰失调，而引起疾病发生。此即所谓“气增而久，夭之由也”。古代医家非常重视饮食五味的调节，认为这是养生保健的主要方法之一。如能调用得当，不使有偏，寿命之长，可以享有自然寿命，“度百岁乃去”。近代研究人类生命科学亦重视对饮食疗养的研究。中医认为，根据五味入五脏，“久而增气”，“气增而久，夭之由也”的道理，应注重对饮食五味的调节。饮食过饱，恣食肥甘，五味营养摄入过剩，其危害比一般的五味营养摄入不足更为严重。如偏食甘味，摄入过多，特别是蔗糖，易使人发胖，导致衰老加快，亦与心脑血管病、糖尿病等老年多发病的发生有很大关系。《素问·奇病论》谓：“此人必数食甘美而多肥也。肥者令人内热，甘者令人中满，故其气上溢，转为消渴”。“消渴”即指糖尿病。偏食咸味，每易导致高血压、动脉硬化的发生，亦对老年人的健康不利。《素问·宣明五气篇》谓：“咸走血，血病无多食咸”。《素问·五脏生成篇》谓：“是故多食咸，则脉凝泣而变色”。“血病”即包括心、脑血管疾病的发生。近几年研究发现，老年人摄入过多的蛋白质也会加速机体的衰老。所以日常饮食要清淡，不要贪食肥甘厚味，要尽量少吃甘与咸，即糖与盐。偏食辛辣，易动火耗血，口干便秘，亦会影响老人健康。所以适当地限制饮食，调节五味，不使有偏，是养生保健的重要方法。这就是《素问·生气通天论》谓：“是故谨和五味，骨正筋柔，气血以流，腠理以密，如是，则骨气以精。谨道如法，长有天命”。

临床治疗，根据五味入五脏，“久而增气，物化之常”之理，一般应选所宜之味，即“心欲苦，肺欲辛，肝欲酸，脾欲甘，肾欲咸”。如心病多从火化，心火偏亢，宜选苦寒清泄之品，如黄连之类；肝病多从风化，肝气疏泄太过，肝风内动，宜选酸敛抑降之品，如白芍等；脾病多从虚化，脾气虚弱，生血无源，而致运化失职，气血虚损，宜选甘温之品，如参芪之类，以健脾益气，补虚生血。这是五味入五脏所引起治疗作用的临床验证。所选五味要调用得当，切中病情，不要过于偏食，偏则为害，“夭之由也”。《素问·宣明五气篇》又有“气病无多食辛”“血病无多食咸”“肉病无多食甘”“筋病无多食酸”之禁，说明调节药食五味，要知所宜忌，久服多生流弊，滥用尤为不宜，这是医者所必须知道的。

# 论五脏虚实病机及其证候特征

人体与外界环境之间、五脏与六气之间是内外相应的。五脏的病机主要表现为六气的变化，即《素问·至真要大论》所谓："夫百病之生也，皆生于风寒暑湿燥火，以之化之变也"，即"诸风掉眩，皆属于肝；诸寒收引，皆属于肾；诸气膹郁，皆属于肺；诸湿肿满，皆属于脾；诸痛痒疮，皆属于心"。《内经》中又言："心恶热，肺恶寒，肝恶风，脾恶湿，肾恶燥"。根据五脏与六气之间的关系及其阴阳特性，五脏病机不外乎概括为虚实两端。有的以实证为主，有的以虚证为主，故分别论述如下：

1. 心、肝为阳脏，主要表现实证：心、肝为阳脏、刚脏，亦称风火之脏，其临床多表现实证。如肝阳偏亢、肝气郁滞、肝气横逆所致之眩仆、瘈疭、胁痛癥瘕、暴怒惊厥；心脉瘀阻、心火亢旺所致之胸痹心痛、谵妄狂越等，皆属实证范围。一般谓"肝无虚证"，其斯之谓。当然，心肝之病亦有虚者，肝病之虚必须与肾相联系，因乙癸同源，如肝肾阴虚、阳虚便是。心病之虚要从气血进行分析。但从五脏虚实来论，心、肝之病要以实为主。下面列举心、肝常见的几种实证、急证，以辨其证候的轻重安危。

（1）中风昏厥：肝阳素旺，又因情志郁怒，肝失条达，肝气逆上，血随气逆，气血上壅，瘀阻清窍而引起突然昏倒、不省人事、牙关紧闭、两手握固、面红气粗、痰声如拉锯、口眼㖞斜、半身瘫痪等。《内经》亦称“薄厥”“大厥”。治宜潜镇降逆，镇肝息风，开窍启闭。经过急救治疗，上逆之气复返下行，人事苏醒，可有生望；如果气血逆而不下，有升无降，一厥不复，预后不佳。中风昏厥亦有由实转虚，证见口张目合、气息微弱、两手撒开，应根据阴脱或阳脱，治以益气固脱，或回阳救逆。

（2）气厥：因忿郁恼怒、情激太过而致肝阳暴张，阳亢气逆，上于清窍，引起突然昏倒、不省人事、面红气粗、口噤拳握、四肢厥冷、脉浮或沉弦等证。若昏厥时伴呕吐痰涎，喉有痰声，呼吸气促为气升痰壅，痰气交阻，亦可称为痰厥，治宜平肝降逆，镇肝息风，豁痰开窍。

（3）暑厥：暑热季节，久曝烈日之下，感受暑邪，暑热郁蒸，心火炽盛，内闭心包，上蒙清窍，引起头晕头痛、闷乱烦躁、面色潮红、继而卒仆、不省人事，或有谵妄、舌红而干、脉象洪大，治宜解暑生津，清心开窍。

（4）热闭心包：外感邪热，深入营血，热闭心包，引起高热昏迷、烦躁谵语，重则昏愦不语，或有斑疹，或有抽搐，舌质红绛、苔黄燥，治宜清心开窍，泄热护阴。

（5）湿热痰蒙：因湿热郁蒸，酿成痰浊，内闭心包，上蒙清窍。神昏的特点是神识呆滞、表情淡漠、时昏时醒缠绵不解，身热不扬、午后热甚，兼有胸闷、恶心，治宜清热化湿，豁痰开窍。

（6）热盛致痉：邪热炽盛，肝经炽热，引动肝风，风火相煽，肝阴暗耗，筋脉被灼，风阳扰动，引起筋脉抽搐发痉、颈项强直、牙关紧闭、角弓反张。风阳上扰，内蒙心窍，而致神志昏愦。若“口张目瞪，昏昧无知”“角弓反张，离席一掌”，病属难治，治宜清热止痉，凉肝息风。

2. 脾、肾为阴脏，主要表现虚证：脾、肾为阴脏、柔脏。肾主先天，为封藏之本，阴阳水火之宅；脾主后天，为气血化生之源，故脾肾的病证多表现阴阳气血化源不足，以虚证为多见，此其特征。不论哪一脏腑的疾病，到了后期危重阶段，皆要累及脾肾，导致化源枯竭，阴阳虚脱，方能致死。如上述心、肝实证，为中风昏厥，湿热、暑病、痉病之昏迷、厥脱，均系由实转虚，由闭转脱，累及脾肾，导致阴阳衰竭。而肾为阴阳水火之宅，故皆须由肾辨证施治。

（1）亡阴：温热病后期，常由温热久羁，耗阴劫液，肾阴枯涸，病陷危笃；或在疾病后期，发汗、吐泻过度，失血过多的情况下发生。证见低热大汗，口燥咽干，精神委顿，呼吸微弱，或神倦瘈疭，舌绛不鲜或干枯而萎，唇焦齿槁，脉细数无力。由于阴阳互根，阴液枯涸，阴损及阳，阳无所附，亦要随之散越。可急服生脉散和独参汤，以益气敛阴固脱，或服三甲复脉汤，益气滋阴，补血复脉。

（2）亡阳：亦多见于外感热病后期，疾病由实转虚，由阳转阴，或久病虚衰；或汗、呕、泻太过，失血过多，以致气无所附，阳气虚脱，病临垂危。证见面色苍白，四肢厥冷，恶寒蜷卧，冷汗淋漓，神情淡漠，甚或昏迷，口开目合，手撒遗尿，舌淡而润，脉微欲绝。《伤寒论》谓：“少阴病，恶寒，身踡而栗，手足逆冷者，不治。”又谓：“少阴病，四逆，恶寒而身踡，脉不至，不烦而躁者死。”治宜回阳救逆，温阳固脱。

（3）阴阳俱脱：病情最重，多属厥脱晚期。证见神志昏迷，目呆口张，瞳孔散大，气少息微，汗出如油，舌卷囊缩，二便失禁，六脉垂绝等。治宜补阳救阴。

（4）喘息气脱：亦多发生于外感病后期危重阶段，或久病肾肺之气衰竭，肾竭不纳，肺竭不敛。证见气脱暴喘，呼吸困难，发绀。多见于痉病传变之危候。《素问·藏气法时论》谓：“肺欲收，急食酸以收之。”治宜补肺敛肾，益气固脱。

（5）气血亏虚：脾胃为后天之本，气血生化之源。久病不愈，劳伤心脾，耗伤气血，血不上荣，可致眩晕时作，甚或眩仆，面色无华，口唇淡白，神疲乏力，心悸失眠，食少纳呆，舌淡红，脉微弱。治宜益气补血，健脾养心。

（6）细审神志，辨别虚实：心实证，热毒炽盛，内陷心营，神志多为神昏谵语，循衣摸床，撮空理线；湿热酿痰，蒙蔽清窍，神志表现多为神志呆滞，时昏时醒，昏则谵语，醒则呆痴，呈似清似昧状态；胃燥热结，上扰心神，神志表现多为神昏谵语，烦躁明显；瘀热阻络，闭塞心窍，神志表现多为昏迷谵语，如狂发狂。虚证昏迷，神志表现多为气微昏睡，呼之不应。

3．肺病的虚实特征：肺的实证包括外感热证、肺胃燥实，以及痰浊壅肺所致之肺实咳喘。肺的虚证，一般要联系脾、肾进行分析。肺为贮痰之器，脾为生痰之源，肾为生痰之根；肺不伤不咳，脾不伤不久咳，肾不伤不喘，故久咳不愈，老年痰喘多表现肺、脾、肾三脏俱虚，其治也以调补三脏为主。

4．制方原则：归纳五脏病机及其证候特征主要为六气之化。心、肝为风火之脏，亦称刚脏。因此，在临床上多表现为阳亢气逆、风火炽盛、急暴亢奋的证候特征。肝阳偏亢，肝气疏泄太过，可致阳动风生，而出现“掉眩”、“强直”的急暴证候。《素问·藏气法时论》谓之“肝苦急”。心火旺盛，扰动神明，可致神识狂乱，瞀瘛、躁狂、口噤鼓栗等病证。其治皆宜苦寒折降，以抑其急暴亢奋之势。同时亦要佐以甘缓滋润，以柔制刚。叶天士《临证指南医案》谓：“肝为刚脏，非柔润不能调和也。”又谓：“心肝为刚脏，可受柔药。”《素问·藏气法时论》谓：“肝苦急，急食甘以缓之，以酸泻之。”脾、肾皆为柔脏，亦为阴脏。肾主先天，内寓元阳、元阴，为“生气之源”；脾主后天，濡润泽物，为气血生化之源。在临床上，脾、肾的病变多表现化源不足，阴阳元气虚损，严重时呈现虚损危重的证候特征。如肾阳虚损，命火衰微，可致寒从中生，关门不固，证见身寒肢冷、恶寒蜷卧、二便遗泄、遗精滑泄等。治宜补肾填精，温阳散寒，回阳救逆。脾阳受挫，阳虚不运，不能输布津液，运化精微，可发生浮肿、腹胀便溏、气血虚损等病证。治宜温运脾阳，健脾利湿，益气生血。此即叶天士所谓：“脾肾为柔脏，可受刚药。”至于肺为乾金，与秋燥之气相应，司呼吸而主一身之气。肺的病变主要表现肺气失调而发生的喘逆、痞闷等病证，治以降肺理气，通调气机为主。这是五脏病变的一般制方原则。

# 论疼痛

疼痛是临床常见的自觉症状之一，亦是内科急症常见的主要证候。就疼痛的部位而言，如痛在胸部，病在心肺；痛在上腹脘部，病在脾胃；痛在上腹胁部，病在肝胆；痛在脐腹部，病在大小肠；痛在小腹部，多属肝经及冲任之病；痛在脐右下腹痛，多属肠痈。就疼痛的性质而言，凡起病急骤、痛势剧烈、痛而拒按、热敷不减、烦热渴饮者，为热证、实证；凡发病缓慢、痛势隐隐、痛时喜按、疼痛遇冷加剧、得热减轻者，为寒证、虚证。凡胀痛明显，痛处走窜不定，多属气滞；疼痛剧烈或如针刺，或如刀割，固定不移，多属血瘀。而气滞与血瘀，又往往相兼为患，但要分别主次，权衡轻重。

临床常见内科急症之疼痛，有以下几种：

（1）里热结滞，腑气不通：多由于外邪所感，热结胃腑，腑失通降，气血充逆，而致突然腹痛，痛甚不休，持续加重，或阵发剧痛，腹部胀痛、拒按，或腹肌紧张，烦热口渴，大便干结，小溲黄赤，或脘痞呕恶，舌苔黄腻，脉洪数等。若右少腹痛甚拒按，或可触及肿块，则为肠痈。

（2）湿热蕴结，肝胆失疏：湿热蕴结于肝胆，而致失于疏泄，甚则结石阻塞，引起右胁痛甚不休，阵发加剧，往来寒热，胸胁苦满，心烦喜呕，口干苦，黄疸，小便黄赤，舌苔黄腻，脉弦滑数。

（3）胃络内损，瘀血凝滞：胃脘痛经久屡发，疼痛剧烈且有定处，痛而拒按，或见黑便，或呕吐黑血，舌质紫暗或有瘀斑，脉细涩。

（4）寒邪直中，气机阻滞：多因突受寒凉或恣食生冷瓜果，以致寒凝气滞，引起腹痛急暴，遇冷则剧，得暖则舒，痛处拒按不显，怕冷蜷卧，口不渴，大便溏薄，小便清利，舌苔薄白，脉沉紧。

（5）胸阳不通，心脉瘀阻：因胸阳不振，气虚血涩，痰浊、瘀血痹阻心脉，引起心胸部刺痛或绞痛，胸痛彻背，汗出肢冷，时有发作，胸闷气短，心慌，舌质紫暗或有瘀斑，脉细涩或结代。

## 论“阳化气，阴成形”

“阳化气，阴成形”此语出自《内经》，主要是讨论阴阳的性态和作用问题。“阳化气”是指阳有化气的作用，可使物质由液态（体）变为气态（体），或由固体变为液态（体），或由物质转化成能量。根据阴阳的属性，阳是无形的，主动、主热，具有升发、温散之功，故有化气的作用。天地间万物以及人体的生命活动，全赖此阳气的温煦激发，始能机能旺盛，生化不息。在自然界中，春阳升发，启动生机，植物始能生长，大地回春，欣欣向荣；而在人体只有阳气充沛，促进气化功能旺盛，始可生精化血，布散精微，从而促进人体的生长发育。饮食水谷入胃后，就是依靠脾胃阳气的腐熟熏蒸作用，才使饮食水谷由固体变为液态（体），并化生为水谷精微，从而布散于周身，营养周身。若人体脏腑的阳气虚衰，生化功能衰退，就须用温补之法，以鼓舞阳气，促进人体的气化功能。

“阴成形”是指阴为有形之质，其属性是相对静止的，凝敛的，故有凝聚成形的作用。无论在自然界，还是在人体，一切有形之质的构成皆是阴精凝结而成。张景岳谓：“阳动而散，故化气，阴静而凝，故成形”。由此可见，“阳化气”实际上是指物质从有形转化为无形，即由物质转变为能量；“阴成形”实际是指物质从无形转变成有形，即由能量转化为物质。“化气”与“成形”是既相反又相成的两种作用，没有化气就不能成形；反之，没有成形也不能化气。《内经》运用“化气”与“成形”的两种相反相成的作用，来解释人体和自然界中的许多现象。例如，自然界中云、雨的形成，就是“阳化气”和“阴成形”的过程。又如人体中的同化与异化、合成与分解、能量的贮存与释放过程，实际上就是“阳化气”与“阴成形”的过程。概括地说，人体生命活动的全过程就是“化气”与“成形”相互作用的结果。

在“阳化气，阴成形”的两种作用之间，《内经》认为阳居主导地位。在人体，只有阳气生发，气化功能旺盛，始能生精化血，构成有形阴质，即《内经》所言“阳生阴长”。这里包含有无形生有形的辩证法思想，后世医家据此说明阴阳生化之机，阳居主位的道理。张景岳认为：“生化之机，则阳先阴后，阳施阴受”。李中梓认为：“补气在补血之先，养阳在滋阴之上”，说明对于阴阳气血虚损不足的病证，治宜以温阳益气为先。通过温阳益气，特别是通过温补脾肾之阳，可促进人体的气化功能，生精化血，填补气血有形之不足，此为无形生有形也。明·张景岳受《内经》重阳思想影响颇深，认为阴阳之中阳居主位，人之生气以阳气为主，阳气为人身之大宝，难得而易失。因此，他在治疗上，重视温补肾阳、命火，从而成为“温补派”的代表医家。

从上可以看出，《内经》关于阴阳学说所言的阴阳这一对矛盾范畴，它和现代辩证法所说的矛盾范畴相比较，其含义既有相同的一面，又有其特定的含义。现代辩证法中所说的矛盾对立的两个方面是不加任何限定的泛指，因此，该矛盾范畴适用于一切领域，是事物和现象最抽象、最一般的概念。而阴阳这一对矛盾范畴，不仅具有对立统一的属性，把阴阳看作是天地万物运动变化的总规律，即《内经》所谓：“阴阳者，天地之道也，万物之纲纪，变化之父母，生杀之本始，神明之府也”，而且还包含着自己的特殊内容，即《内经》所说的“阴静阳躁”，“阳化气，阴成形”。也就是说，阴阳相互对立的两个方面，在性态和趋向上各具不同特点，即正反对立。一方面具有阴性特征，呈现静止、凝敛成形的特性；另一方面必然具有阳性特征，呈现躁动、升散化气的特性。阴阳之间既体现着对立统一的一般关系，又体现着对立统一的特殊关系。中医学正是运用阴阳之间的特殊关系来研究和阐释人体的生理、病理、诊断和治疗诸方面的问题，从而形成独具特色的中医学理论。

## 论“阳道实，阴道虚”

“阳道实，阴道虚”此语出自《素问·太阴阳明论篇》。它是根据阴静阳躁、阳刚阴柔的特性及其作用提出的论点。后世医家运用此论点来阐释自然现象和人体的生理、病理现象。后世医家朱丹溪据此创立了“阳常有余，阴常不足”的理论。他在解释自然现象时，认为日为阳，有满无亏，此实也。月为阴，有盈有亏，此虚也。他在解释人体生理现象时，认为女子月经届月必亏，此虚也；男子精气应经常保持充满，损者为病，此实也。据此，他在解释人体病理现象时，创立了“阳常有余，阴常不足”的理论。他认为，在日常生活当中，由于纵情色欲，房事不节，烦劳过度，而相火易亢，肾精易损，故常常表现出“阳常有余，阴常不足”的病理变化与证候表现，恰如《内经》所言：“阳气者，烦劳则张”“年四十而阴气自半也，起居衰矣”，从而提出了滋阴降火的治疗原则，后世称之为滋阴派。张景岳对此持有异议。如《类经图翼·求正录大宝论》中说：“丹溪引日月之盈亏，以为阳常有余，阴常不足之论，而立补阴大补丸，以黄柏、知母为神丹，家传户用，其害孰甚，……天之大宝，只此一丸红日，人之大宝，只此一息真阳，孰谓阳常有余，而欲以苦寒之物伐此阳气，欲保生者，可如是乎。”两家相争的焦点在于：一是倡导滋阴为主，创立滋阴降火的治疗大法；一是倡导温阳为先，创立温补肾阳、命火的治疗原则。正因如此，就形成了金元时代四大医家学术争鸣、创立各家新说的局面，从而推动了中医学向前发展。由此可见，《内经》一书实为中医学术思想的渊薮，纵观中国历代著名医家和医学流派，其理论无不源于此。诚可谓“医家之宗”，万世徽音。

# 脉诊在诊断上的重要性

诊脉是中医学诊断疾病和判断预后吉凶的重要方法。《素问·脉要精微论》说：“微妙在脉，不可不察。”几千年来历代医家经过不断总结和发展，从临床实践中积累了极其丰富的经验，形成了比较系统的理论和独特的方法。实践证明，通过切脉，判断病情的变化和预后转归具有非常重要的临床意义，值得重视和深入探讨。

脉，指脉道，既是血液汇聚的地方，又是气血运行的道路。正如《素问·脉要精微论》说："夫脉者，血之府也。"《华佗神医秘传》也说："脉为气血之先，气血盛则脉盛，气血衰则脉衰。"

心脏跳动而推动血液在脉管中流动时产生的搏动，称为脉搏。人身气血所以循着脉道而运行不息，主要由于心与脉相连，而脉为血之府。它们在组织上相互沟通，共同组成"心主血脉"的活动整体。同时心脏的搏动、脉道之约束以及血液的质和量，三者在功能上是相互为用的。这种组织与功能关系所体现的"心动应脉"而"脉动应指"的形象，就称为脉象。

脉象的形成不仅与心、血、脉三者有关，而且与整个脏腑功能活动的关系也很密切。人身气之来源与肺有关，血之生化源于中焦水谷之气；血之运行归心所主，归脾所统，归肝所藏，且赖肺气的调节而后流布经脉，灌溉脏腑，布于全身。血为阴精，而肾主藏精；中焦之营气，化赤为血都必须借命门真火的温养，而后始能生化以充养血脉。所以脉中的血流情况和表现于脉的形象都与整体脏腑功能活动息息相关。

此外，血不但为神、气的物质基础，而且与精、气、津、液同属于水谷精微所化，它们之间的关系是既相互滋生，又相互影响，所以血液的盈亏和血行的流滞与营卫、津液、精神等也有一定的关系。

由于脉为气血运行的道路，与人体各脏器组织息息相通，脉与心又密切相连，心为气血运行的动力，心神与各脏腑的功能活动密切相关，所以人体气血的多少、气血运行的情况、脏腑功能活动是否正常、病变过程中正邪的消长等都能直接或间接地影响于心脉。因此，通过切脉能够诊断疾病，判断安危。正如《灵枢·逆顺篇》说："脉之盛衰者，所以候血气之虚实，有余不足。"《素问·脉要精微论》说："夫脉者，血之府也，长则气治，短则气病，数则烦心，大则病进。"又如《诊家枢要》说："脉者，气血之先也。气血盛则脉盛，气血衰则脉衰，气血热则脉数，气血寒则脉迟，气血微则脉弱，气血平则脉治。"

## 老年人进食补药的原则与方法

使用传统中药来补益老年人气、血、阴、阳的不足，治疗各类老年人常见疾病，延缓人体的衰老进程是我国传统养生学说的重要组成部分。

数千年前，我们的祖先就懂得使用中药进补，并积累了丰富的经验，形成了较为系统的理论认识。这些富有民族特色的经验总结和理论知识，不但散见于各种古医籍中，凡文、史、哲和儒、释、道经典亦多有记载。其中所涉及的古代著名医家和养生家的经验之谈，内容丰富翔实，多经临床考验，实用价值很高。其在人体衰老机制、进食补药的原则及正确使用补药的方法等方面的论述，至今绝大部分仍有指导意义。正确地掌握和运用这些原理，定会使人延缓衰老，减少疾病，增进健康，寿享遐龄。

## 一、衰老机制的研究

现代医学认为，在人体的生命过程中，40岁是分界线。40岁以前是发育成熟期；40～50岁之间是重大的转折期，机体由盛变衰；到60岁就进入老年期，全身出现退行性变化，各种老年性疾病随之而来。早在两千年前，中医学对人体的生长、发育、壮盛和衰老的生命过程及其规律性就已有了明确的认识。《黄帝内经·素问》发现，女性在“五七”35岁，男性在“五八”40岁，就开始出现衰老的征象。之后，随着年龄的增长，衰老便逐渐明显。男子在60岁或“八八”64岁以后，就可见“天癸竭”“齿发去”，“九窍不利”“涕泣俱出”，“发鬓白，身体重，行步不正”等老态龙钟之象。在这里《素问》还提出了“天年”的概念。“天年”是指人的自然寿命的极限。《素问》指出：“度百岁乃去”即“终其天年”之意。《尚书·洪范篇》解释：“一曰寿，百二十岁也”。说明“天年”是120岁。《素问》不但认识到衰老的必然性，还进一步探讨了引起衰老的机制。它认为，人体的强弱、寿命的长短主要取决于肾气的盛衰。《素问·上古天真论》指出：“丈夫八岁，肾气实，发长齿更；二八，肾气盛，天癸至，精气溢泻，阴阳和，故能有子；三八，肾气平均，筋骨劲强，故真牙生而长极……五八，肾气衰，发堕齿槁”。可见，肾气在生长、发育、衰老过程中起着主导作用。肾气充盛，人就处在生机勃勃的青壮年时期，肾气虚衰，人就变老，甚至未到老年便出现早衰。现代研究认为，肾气与免疫、内分泌、遗传因素有密切关系；而免疫功能减退、内分泌失调、遗传变异正是肾气虚的表现，也是导致衰老的重要原因。所以中医认为，肾为先天之本，与人体之强、弱、寿、夭密切相关。

在人体生长发育过程中，所需要之营养物质又皆来源于脾胃，由脾胃所化生。肾所藏先天之精，亦需要脾胃所化生后天之精的不断供养，才能持续滋养充盛，发挥对人体生长发育的作用。所以，中医又认为，脾胃为后天之本，气血生化之源，人之强、弱、寿、夭亦与脾胃的功能密切相关。正如《老老恒言》所谓："胃阴弱而百病生，脾阳足而万邪息。"脾胃乃后天之本，老年更以调脾胃为切要。可见，肾与脾同人的生长、发育、寿夭均有着十分密切的联系。所以历代中医学家在应用补法以抗衰老的认识中，有"补肾不如补脾"，"补脾不如补肾"及"脾、肾双补"等不同的学术观点。清宫医案在防老抗衰和医治老年病方面，倾向于使用脾肾双补之法。宫廷御医善于补肾以滋先天，补脾以壮后天，充分体现了其积极、谨慎、稳妥的高超医疗实践水平。

中医还认为，肾为精血之源，脾胃为水谷气血之海。机体和生命活动赖以气血的相辅相成，气为血帅，血为气母，相互生化，互为依存。气血和调则精神旺盛，体质强健，百病不生。大凡人体之脏腑功能失调或人体之衰老病死，无不与气血之虚衰失调有关。因此，调补气血亦为防老抗衰的重要治则之一。

另外，随着机体衰老和脏腑气化功能的减退，一些代谢产物、有害物质不能及时从体内排出，易在体内蓄积，反过来又会加速衰老，造成老年病发展的不利因素。如瘀血、湿浊留滞、血清胆固醇、三酰甘油水平升高而引起的动脉硬化、高血压、心脑血管病、糖尿病等，无不与上述发病机制有关。因此，在临床上，以上病证大多表现出本虚标实、虚实夹杂的病理共性。所以，中医在对防治老年病药物的选用方面，重视在补虚的同时，适当地使用行气血、化痰浊、利水道的药物就显得非常必要。这又构成了抗衰老和防治老年病的另一重要方面。

## 二、老年人进食补药的原则及其方法

随着老龄人口的日渐增多，防治老年病的问题显得更为重要。如何防治老年病、老年人如何进食补药、进食补药应注意哪些问题、采用怎样的方法服用更为妥当，中医学典籍中在这方面不乏记载。

中医学在防老抗衰的研究方面一贯重视并极力主张立足防病、以防为主的重要法则。例如，《素问·四气调神大论》中讲到，“是故圣人不治已病治未病，不治已乱治未乱，此之谓也。夫病已成而后药之，乱已成而后治之，譬犹渴而穿井，斗而铸兵，不亦晚乎。”对此，元代名医朱丹溪有过很好的解释：“未病而先治，所以明摄生之理”。“有谓治已病不若治未病，愚谓以方药治未病不若以起居饮食调摄于未病”。又如《医学入门》谈到，“与其病后善服药，莫若病前善预防”。这种“治未病”的思想，不仅是指预防疾病而言，还包含防早老、早衰和未老先防的思想。这种以预防为主治疗老年病的根本大法，也是我们在进食补药时应该时刻遵循的原则。

中医在漫长的实践过程中，由于受历史条件及各种哲学思想的影响，在养生方面形成了许多独具特色的学术流派，如老子的“道法自然”，庄子的“恬淡虚无”，孔子的“自强不息”，荀子的“制天命而用之”等养生观，对后世养生家均产生过巨大的影响，同时也造就了中医养生学极其丰富多彩的内涵，使之涉及保健、养生、导引、气功、食疗、方药、衣、食、住、行等多种传统养生之术，采用药物进补仅是防老抗衰中常用的方法之一。古代医家认为，衰老是一个自然现象，服补药不是唯一的方法。《养生延命录》认为，“虽常服药物，而不知养性之术，亦难以长生也”，主张综合调摄与气功导引并重，并创造出许多如“食养与药补结合”“养心与药补结合”的方法。《仙传四十九方》所创“气功与药物结合”的方法，更具临床意义。昔谓之，“其效甚速”（晋·葛洪），可供老年养生防病借鉴。

我国古代文献中涉及的抗衰老、延年益寿药物，在医学专著、道家著作、文学作品、随笔杂记及养生专著中，均有收载。但收载最为翔实的要属中药学专著。我国现存最早、最重要的一部中药经典著作，距今已有两千多年历史的《神农本草经》，收载药物共 365 种；分为上、中、下三品。上品 120 种，中品 120 种，下品 125 种。上品药以扶正、补益为主，多属摄生、保健的药物；下品药以祛邪、攻邪为主，多属治病、愈疾的药物；中品药的功效既可“补虚羸”，又可“遏病”。

《神农本草经》中具有“不老”“延年”“增年”“头不白”“好颜色”“坚骨齿”“轻身”等功效的药物，绝大多数集中在上品之中。在此类药物中，有相当一部分在食疗中被当作食物来看待。“食”“药”之间并没有十分严格的界限划分，这可能与中医“药食同源，药食同用，药食同理”的观点有关。从中药学角度来看，许多食物就是药物，中药与食物有着水乳交融的不解之缘。

中医在重视药补的同时，亦非常重视食养。药补与食养并重体现了中医防治老年病的独到之处。如《内经》曰：“无毒治病，十去其九，谷肉果菜，食养尽之。”《老老余编》

又谓:“身闲不如心闲,药补不如食补”。“凡老人有患,宜先以食治,食治未愈,然后命药”。在充分了解食物功效的前提下,“调而用之,则倍胜于药也”。这充分肯定了食疗在防老抗衰方面卓越的治疗效果。

中医对老年人进食补药的方法和注意事项如下:

第一,历史的教训必须吸取。在封建社会,许多帝王为了“长生不老”“返老还童”,常常乞求于“神仙家”和“炼丹术”,滥用补药,服食金石之品,以为生命从此可以“永葆青春”,甚至“羽化成仙”。然而,事与愿违,上演了不少悲剧。我国历代不少封建皇帝,从秦始皇开始,到唐宪宗、唐穆宗、唐敬宗、唐武宗、唐宣宗等都因滥服金石之药而铸成大错。

《诸病源候论》记载了由于少壮之时误服大量金石之药品,老年下焦产生虚热,气血津液不足,引发消渴病的案例。

《养生肤语》列举了积劳成疾的西江巡抚以松子代餐而毙命的病例,说明“善养生者,岂徒持药物已哉”的观点。

《慎疾刍言》谓:各种误补、滥补之风,今日仍是存在,当然也不应一概反对服用补药。正确进补,当补则补,有斯证用斯补,不应当把补药视为万能,也不应为了取悦病人、迎合病人的心理而盲目用补,应顾及老人年暮力衰,不禁毒药之害,不堪峻药之猛,故凡峻猛有毒之品,若用于老人,无论寒热,均不可轻率从事,误补、滥补反致伤身,历史经验,必须记取。

第二,据证施方,辨证进补。老年人进食补药时,必须因时、因人、因病而异,了解证候,把握病机,据证施方,辨证进补。要选用品优质良的地道药材,反对老人在进食补药时所产生的求愈心切、操之过急、多多益善、奢求滋补、价昂药好、偏信新药的错误心理状态，尤其对市场购买、亲友馈赠、不知方味及药力峻猛的药要“切宜详审”，不可盲目滥用。《华氏中藏经》谓：“其于久服方药，在审其宜，人药相合，效岂妄邪，假如脏不足则补其脏，腑有余则泻其腑，外实则理外，内虚则养内，上塞则引上，下塞则通下，中涩则解中，左病则治左，右病则治右，上下左右内外虚实，各称其法，安有横夭者也，故药无不效，病无不愈者，切务于谨察也”。《知医必辨》曰：“补法的应用，并不是盲目地进补，现时有一种错误的观点，以为进补无须辨证，动辄人参、黄芪、熟地……而作者认为，调理病人亦然，有宜清养者，有宜峻补者，有宜补气者，有宜补阴者，必求其当，而后有效”。可见，老年人进服补药，必须在医生的指导下，针对患者的具体情况，据证施方，辨证进补，始为得法。

第三，服药进补应顺应自然界阴阳消长变化规律。在漫长的医疗实践中，中医学还注意到服食补药必须顺应一日之中、一年四时之中自然界阴阳消长变化对人体功能的影响，强调服食补药应当因时、因人、因病而异，要了解证候，把握病机，据证施方，辨证进补。《养老奉亲书》对老年人一日的药食做了具体的安排，主张晨起服补肾药，辰时（上午7～9时）服调脾胃药，睡前服治病药，中间再插入饮食和活动，使延年与祛病、营养与锻炼有机地结合起来。在顺应四时服药进补方面，《内经》提出了“春夏养阳，秋冬养阴”的治疗原则。这对治疗老年人久治不愈的咳喘病，包括慢性气管炎、肺气肿、肺心病等有显著的效果。在顺应四时之气以调养饮食五味上，《修真秘录》谓：“春宜食辛，辛能散也；

夏宜食咸，咸能润也；长夏宜食酸，酸能收也；秋宜食苦，苦能坚也；冬宜食甘肥，甘能缓中而长肌肉，肥能密腠理而补中，皆益五脏，而散邪气臭”。《益龄单》谓：“春宣脏腑，夏补丹田，秋温脾胃，冬凉上隔”。这是根据“天人相应”的整体观点，顺应四时阴阳之气的消长盛衰变化规律而提出的治疗原则。在进食补药时，如能“合人形以法四时五行而治”(《内经》)，则会收到满意的效果。

第四，扶正补虚是防老抗衰的重要原则。如前所述，衰老的机制是随着年龄的增长、脏腑气血功能日渐衰退、机体抗邪防病能力逐渐下降而呈现的自然生理现象。虚者补之，损者益之，利用进食补药来延缓脏腑功能的衰退，提高机体的防病抗邪能力，以达到延年益寿的目的就成为防老防衰方法中重要又经常采用的有效措施之一。

一般所指益五脏，补虚羸，强力壮骨都属“广谱”补益作用。其中以培补脾肾尤为重要。因肾主先天，主骨生髓，为精血之源；脾主后天，运化精微，为水谷气血之海。肾与脾都与人之生长、发育、强弱、寿夭有密切的关系，故在扶正补虚、防老抗衰的用药方面，应以培补脾肾的药物为首选。我认为，根据《内经》“阳生阴长”“阳化气，阴成形”的原理，根据张景岳所谓“生化之机，则阳先阴后，阳施阴受”，以及李中梓“补气在补血之先，而养阳在养阴之上”的学术观点，培补脾肾主要应以培补脾肾之阳，即温阳益气为主，这也符合《内经》“劳者温之”，“形不足者，温之以气”的治疗原则。通过温补脾肾阳气，促进气化功能，则自能生精化血，无形生有形，从而起到防老抗衰、延年益寿的作用。如《外台秘要》谓：“由于老年以阳虚居多，故用药则以温补为主，且多用丸剂之缓，适当延长用药时间，以无伤正气，祛除病根”。张景岳谓：“阳强则寿”。《证类本草》收载了114味各类抗衰老补虚药，其中，温阳益气的药物出现了53次，出现率为最高。当然，温阳益气法对老年人起到延年益寿的作用只是针对老年人整体情况而言，中医还须按个人具体情况调整补阴药与补阳药比例、剂量大小，避免气味单一而引起的“偏胜气增”之患。清代慈禧太后，十分讲究养生驻颜。据其医案记载，慈禧年60岁时，红颜未衰，望之若40岁，其所用养生驻颜之方多达30大类。这些方药集中表现在补肾健脾两大方面。由此可见，脾、肾二脏与抗衰老关系密切，培补脾肾对防老抗衰、延年益寿有着不可忽视的重要作用。

第五，补中有通、开合并济是老年进补的又一重要原则。《知医必辨》认为，“善于补者，补中有开”，开合并济，方能有益无损。《圣济总录》在治疗老年病证的选方中，注意了老年多虚多瘀的特点，将活血化瘀方药广泛用以治疗多种老年病。这提示我们在治疗老年病过程中，不能仅靠培补，必须补中有通，开合相济，这样才能相得益彰，发挥显著的作用。

现代医学也认为，随着年龄的增长，脏腑气化功能减退，机体会产生一些有害代谢的物质促使衰老，如自身中毒说、自由基学说、交联键理论等。这就决定了老年病在临床多表现出本虚标实、虚实夹杂的病理特点，因而，在重视补虚的同时，根据辨证，还应适当辅以中药通利之品，以利于气化的升降出入。这也是延缓衰老进程不可忽视的原则。

祛瘀法的合理应用也对抗衰防老起着重要作用。这是因为，老年期体质多虚，气血运行无力，具有虚中夹瘀的倾向。从细胞水平来看，老年人微血管基底膜增厚，这就增加了周围血液供应的阻力，改变了细胞周围的环境，最终导致器官老化的功能衰退。因此，防老抗衰，治疗老年病，在扶正补虚的同时，适当配合祛瘀之法，无疑会促使老年人的气血流畅，对保持机体功能旺盛具有重要意义。

利水排泄法的合理运用也有利于防老抗衰。老年人气化无力，体内水液代谢和排泄功能都日趋衰退，易停蓄为患，在补虚的同时，适当地用些通利水道之药，可加快代谢废物的排出，使新陈代谢趋于正常，从而延缓衰老。

利水道以调整机体水液代谢，祛瘀以流畅气血，两法合用构成了对机体气血津液代谢平衡的调整。气血津液贵在运行不息，滞则为邪。在重视以补虚为主的同时，适当辅以行气血、利水道药物，则大大有助于气血津液的正常运行，是抗衰老和治疗老年病的另一重要方面。

## 三、老人进补的常用方药

老年病的病机特点为本虚标实、虚实夹杂。因此，其用药宜补虚祛邪并施。而补虚多以培补脾肾之品为首选。常用的药物有：灵芝、黄精、山萸肉、枸杞子、菟丝子、地黄、玉竹、何首乌、肉苁蓉、仙茅、仙灵脾、补骨脂、刺五加、女贞子、旱莲草、蜻蜓、巴戟天、海马、蛤蚧、桑椹、桑寄生、槐实、肉桂、附子、鹿茸、紫河车、山药、云苓、白术、人参、黄芪等。

行气血、利水道的药物多用当归、丹参、鸡血藤、红花、山楂、泽泻、茯苓等，以助机体气血津液的不断运行，促进新陈代谢迅速恢复正常。

“活血化瘀”药在老年病防治方面的应用已有多年历史。临床实验研究证明，这一方法对老年人祛疾延寿确有意想不到的效果。如最常见的老年脑血管病，其发病原因为脑脉络瘀阻，由气虚血瘀而引起。实验研究证明，活血化瘀药如丹参、川芎等，有扩张脑血管，降低脑部阻力，增加脑血流量，改善脑细胞代谢、营养的作用。这种活血化瘀药物，无论用于临床治疗，还是对中风（脑卒中）易患对象进行预防性治疗，经验证明都会收到积极效果。

老人进补常用的补方成药有汤剂和丸、散、膏、丹、药酒之分。在民间广泛流传，确有疗效的传统补方大致亦分为培补脾与肾两大类，计十全大补丸、人参归脾丸、六味地黄丸、金匮肾气丸、左归丸、右归丸、天王补心丹、还少丹、七宝美髯丹、五子衍宗丸、人参再造丸、河车大造丸、人参蛤蚧散等。

另外，需要强调指出的是，中医传统补方在组方原则上，虽系以补为主，但亦非纯补，而系补中有通，开合并济，正如《知医必辨》所谓："善用补者，补中有开"。根据阴阳、气血互为依附、相互作用的辩证关系，在药物配伍上，要善于补阴以涵阳，扶阳以配阴，或气血兼顾，益气生血。如常用的六味地黄丸和金匮肾气丸均系通过培补肾阴、肾阳而抗老防衰的代表方剂。大凡补肾药方，皆出于以上方剂的加减化裁。方中用茯苓、泽泻二味以泻水浊，这就形成了补中有泻，寓泻于补，通补开合兼施的方剂。张景岳仿六味、八味之意，创左归丸以补水，右归丸以补火。但更确切地说，左归是育阴以涵阳，右归是扶阳以配阴，蕴含了阴阳互根之旨。又如，补中益气丸、归脾丸为健脾益气以抗衰老的常用方剂。二方均以参、术、芪健脾益气之品为主药。补中益气丸方中复以升麻、柴胡升举阳气，根据升降相因、气血互根、通补兼施的原则，补中益气丸方中又辅以陈皮理气，当归补血和营。此二方均系以补为主，但皆非纯补，而是补中有通，合中有开，阴阳兼顾，气血双补，这符合中医综合运用、整体调节的组方用药特点。又如，清代名医王清任所创之“补阳还五汤”，系益气化瘀、补中有通的代表方剂。方中重用黄芪以益气补虚为主药，辅以赤芍、川芎、归尾、地龙等品以活血化瘀。原方专为因虚致瘀引起中风偏瘫者而设。现在临床多用于治疗老年心、脑血管疾患，即老年人由于气虚、运血无力导致血脉瘀滞，以致胸痹、中风偏瘫等病证，包括西医的动脉硬化、冠心病、心绞痛、心肌梗死、脑卒中（缺血性）后遗症、半身不遂、口舌歪斜、肢麻等。现代研制出的诸多防治老年心、脑血管疾病的中成药新产品，都是在“补阳还五汤”益气化瘀、通补兼施的组方原则基础上开发出来的。可见，益气化瘀法及其成药的应用，对防老抗衰和治疗老年病起到了不可忽视的重要作用。这也是值得我们今后深入研究的课题。

以上谈的是多年来在临床、民间广为使用和流传的传统方剂。这些补方及成药经过千百年实践证实，在祛疾延寿和补益延寿方面都有令人信服的效果。至于近些年通过各科研机构研制，而在药店销售的治疗老年病和防老抗衰的补方成药，因品种复杂，名目繁多，就不予枚举。但希望今后对药品的研制工作，必须力求遵循上述的理论原则，要病证结合，审证周详，组方合理，务求实效，严格把关。老人进服补药时，最好在医生指导下，针对病情，选方购药，切勿滥购误补，这样不但于病情无益，反而贻害匪浅。

利用传统的中医药理论和方法祛疾增龄，经过数千年实践检验是确有作用的有效方法。只要我们深入学习，切实掌握要领，身体力行，坚持下去，企慕长寿的理想一定会变为现实。祝愿老年人沧桑多经人不老，老树春来犹着花，尽管两鬓霜花，还能再着新鞭，为社会贡献力量。

## 中医学关于养生和抗衰老途径的认识

青年人希望青春常驻，老年人希望老当益壮，寿比南山。这是人们所共有的美好愿望。然而，人之有生都要经历生、长、壮、老、死的过程。这是不可抗拒的自然规律。唯一希望的是如何通过养生之道，增强体质，延缓衰老。这是古往今来，上自天子下至庶人都无不孜孜探求的生命奥秘。

前已述及，衰老是不可抗拒的，但是可以预防和治疗的。早在两千多年前，我们的祖先就在积极探索人类生命的运动规律。经过长时期的理论探讨和经验积累，进而提出了系统的防老抗衰、颐养天年的养生方法，形成了中医学预防学说和老年医学的理论特色。除用药物补益养生延年外，以下几个方面是抗衰老的重要方法和途径。

### 一、防老抗衰重在保养精气

这里精气是指促进人体生长发育和生殖繁衍的基本物质。它来源于先天，禀于父母，为“男女媾精”所成，所以又称先天精气。因精能化气，人体出生后，此精藏之于肾，须赖后天水谷精气的滋养补充，故《内经》亦称肾气。《素问·上古天真论》谓：“女子七岁，肾气盛，齿更发长；二七而天癸至，任脉通，太冲脉盛，月事以时下，故有子……五七，阳明脉衰，面始焦，发始堕……七七，任脉虚，太冲脉衰少，天癸竭，地道不通，故形坏而无子也。丈夫八岁，肾气实，发长齿更；二八，肾气盛，天癸至，精气溢泻，阴阳和，故能有子……五八，肾气衰，发堕齿槁……七八，肝气衰，筋不能动，天癸竭，精少，肾脏衰，形体皆极。八八，则齿发去。”可见，人的生长、发育、壮盛和衰老的整个生命活动过程都是此精在发挥作用。因此，古代养生家非常重视保养精气。就是通过养生之道，使精不妄耗，永远保持精气充满，这样就可以增强人体的生活机能，达到防病健身、延年益寿的目的。这就是《素问·上古天真论》所谓："夫道者，能却老而全形"。"道"指养生之道；"却老"指能防止、延缓衰老。又谓："积精全神，益其寿命"。《延年却病笺》谓："圣人爱精重施，则髓满骨坚"；"无劳尔形，无摇尔精，归心寂静，可以长生"。《千金要方》谓："凡精少则病，精尽则死"。这里，"积精""爱精""无摇尔精"都是指通过养生方法来保养精气，使精不妄泄，保持充满。

## 二、调摄精神是养生的重要方法

中医学认为，通过调摄精神，能够使阳气平和，阴平阳秘，"无摇尔精"，从而达到保养精气、增强气化功能、防老抗衰的目的。这就是《内经》所谓的"恬淡虚无，真气从之，精神内守，病安从来"。这是《内经》养生学说的理论核心。可以看出，"恬淡虚无""精神内守"讲的是调摄精神的方法。它一是指日常生活中，精神上要排除外界事物的干扰，不要妄动七情，要少生私欲杂念；二是指练气功时的意守入静，以神御气而言。"真气从之""病安从来"，是阐述调摄精神能起到精神变物质、物质变动力，使人体内的元真之气充沛旺盛，从而起到防病健身、延缓衰老的积极作用。

（1）涵养精神，培养乐观情绪：在日常生活中，保持乐观情绪和豁达开朗的精神状态，对增强健康、延长寿命是至关重要的。马克思曾说过："一种美好的心情比十副良药更能解除生理上的疲惫和痛楚"。巴甫洛夫在研究精神状态和长寿的关系时也谈道："一切顽固沉重的忧悒和焦虑，足以给各种疾病大开方便之门。"中医学对精神因素与疾病的关系，认识更为深刻。认为情志失调是导致内伤疾病的主要致病因素。如《黄帝内经》中谈道："余知百病生一气也，怒则气上，喜则气缓，悲则气消，恐则气下，惊则气乱，思则气结"。又谓："暴怒伤阴，暴喜伤阳……喜怒不节，生乃不固"，明确提出"百病生于气"的论点。如何涵养精神，陶冶性情？《素问·阴阳应象大论》谓："是以圣人为无为之事，乐恬淡之能，从欲快志于虚无之守，故寿命无穷，与天地终，此圣人之治身也"。即说在日常生活中，要保持情绪乐观，意念纯正，清心寡欲，无争无贪，听凭自然，这样就能培养阳气、保养精气，达到防老抗衰的目的。这实际是老庄道家无为思想的养生哲学。《史记·老子徽》谓："老子无为自化，清净自正"。庄子谓："天无为以之清，地无为以之宁，故两无为相合，万物皆化……故曰天地无为也，而无不为也"。老庄道家无为思想的人生观，在一定程度上代表了春秋战国时期没落贵族的消极颓废思想，但是《黄帝内经》是从养生防病、健身益寿的角度出发接受了这一学说，并且把它作为调摄精神的方法。

自《黄帝内经》以后，历代著名医家和养生家，对调摄精神这一独具特色的养生之道，结合自己的实践体会，发表过不少精辟论述，丰富了中医学养生学说的理论内容。如张景岳对上述《内经》中“圣人为无为之事”的解释贴切允当，颇有发挥。其谓：“但能于动中藏静，忙里偷闲，致远钩深，庶乎近矣”。又谓：“镜以察物，物去而镜自镜，心以应事，事去而心自心，此养生之道也。”对老庄道家的无为思想，赋予了积极的思想内涵。《孙真人卫生歌》谓：“世人欲知卫生道，喜乐有常嗔怒少，心正意诚思虑除，顺理修身去烦恼”。

另外，养生之道又离不开养性与养心，培养高尚情操，加强伦理道德观念。《七部要语》谓：“人之察受，性情具焉。性之所感者情也，情之所感者欲也，情出于性，而情违性，欲出于精，而欲害情”。《洗心说》曰：“患生于多欲，祸生于多食，过失于轻慢，罪生于不仁。”《真观论》曰：“人居尘世，难免营求，虽有营求之事，而无得失之心，即有得无得，心常安泰”。《清修妙论笺》又列举百“病”以警人，列举百“药”以抬“病”。其谓“病”，亡义取利是一病；好色坏德是一病；毁人自誉是一病；乘权纵横是一病；以私乱公是一病；轻慢老少是一病；两舌无信是一病；教人作恶是一病等。其谓“药”，动静有礼是一药；起居有度是一药；心无妒嫉是一药；扶持老幼是一药；怜孤恤寡是一药；语言谦虚是一药；不好阴谋是一药；灾病自咎是一药；施不望报是一药；不念旧恶是一药；舍药救疾是一药；随事不慢是一药等。总之，如果把养生分为“心”“身”两大方面的话，养性主要指养心，并指导养身，即“养生首养心、调形先调神”。如果我们把调情志、摄精神、戒嗜欲、重修养的原则作为日常生活中一举一动、一言一行必须遵守的规范，久而久之就会形成高尚的情操，为抗老防衰、延长寿命奠定基础。

（2）意守入静，以神御气——真气运行法：《内经》中“恬淡虚无”“精神内守”，不只指日常生活中要安闲清静，排除杂念妄想，不受外界事物的干扰，万念俱空，而且也是指导中国独具特色的气功练法的理论原则。即练气功时必须运用凝思守神、意守丹田、吐纳胎息、以意导气的方法。这又叫做真气运行法。《素问·上古天真论》谓：“呼吸精气，独立守神，肌肉若一”。对练气功有高度修养的人，练功练到一定程度，就会感到有一股气在身上流动，或出现“内功”“热感”。现在通过实验表明，这时人体气的数量、质量有明显地提高。这即《内经》所谓：“真气从之”，也说明神与气的关系。神可以指挥气，统御气，从而起到强化人体气化功能的效果，达到自控的目的。气功练法在春秋战国时期早已有之，属于老庄道家的养生方法。真气运行法的称呼是甘肃中医学院李少波先生提出来的，它与气功基本没有什么区别，所不同的就是真气运行法在调息方面有其分段进行、定期取效和通督的特点，并且容易掌握，而且见效迅速。气功练法的机制主要在于以意导气，引气下行，息息归根，使气聚丹田，以充实下元，发挥真气的潜能作用。明·冷谦启在《修龄要旨》中把练气功的基本方法总结为16个字：“一吸便提，气气归脐，一提便咽，水火相见”，并强调姿势与呼吸、意念的结合。他指出，“朝夕定心闭目，调息守中”，静中求动，可以达到“通和上下，分理阴阳，去旧生新，充实五脏，驱外感之诸邪，消内生之百症，补不足，泻有余”，祛病延年的效果。近年来，气功对防老的作用日益为世界医学所重视。其对探索人类生命奥秘、促进世界老年医学的发展将起到积极的推动作用。

## 三、传统体育与健康长寿

传统的保健体育主要指武术。我国武术的流派、门类很多，但主要是少林、武当两大派。少林武功的风格大体是以刚为主，刚柔相济，突出勇敢轻捷的特点，有爆发力，常显示出一种对抗的精神。武当则更讲究“气”，以柔为主，外柔内刚，动作较舒缓柔韧。

我们的祖先早就认识到武术有强壮体魄、抗衰防老的作用。如庄子说：“吹嘘呼吸，吐故纳新，熊经鸟伸，为寿而已矣。”东汉华佗以“户枢不蠹，流水不腐”的运动观为理论基础，模仿虎的凶猛、鹿的矫健、猿的敏捷、熊的沉稳、鸟的展翅飞翔创立了五禽戏，这是我国武术的雏形。后来，经过千百年来的发展，我国武术形成了鲜明的民族特色。它既有舞蹈的审美价值，又有体操的健美功效。同时，有防病康复，延长寿命，防身御辱等舞蹈、体操不可替代的作用。另外，武术还具有锤炼意志、陶冶情操、涵养精神的作用。就拿练太极拳来说，在练的时候，必须意志坚强，心情舒缓，凝思守神，以神统气，以意导气，这样方能气随意走，真气充沛，达到锻炼的目的。这些都是与中医理论指导分不开的。老年人或体弱多病的人如能根据自己的年龄、爱好和身体条件，选择一种，持之以恒，长久锻炼下去，对防病健身、抗衰老可以起到意想不到的效果。

## 四、调节饮食五味

古云：“民以食为天”。饮食五味是人类赖以维持生命活动的物质基础，是气血津液生化的源泉。古代医家非常重视对饮食五味的调节，认为这是养生保健的主要方法之一。《素问·生气通天论》谓:“是故谨和五味,骨正筋柔,气血以流,腠理以密,如是,则骨气以精,谨道如法,长有天命”。就是说在日常生活中,若能注意调和饮食五味,则寿命之长,可享有自然寿命,“度百岁乃去”。但是如果调用不当,饮食无节,寒温失调,反而会导致疾病的发生,成为致病的主要因素。可见,饮食五味对人体具有正反两方面的作用。对此,《素问·阴阳应象大论》曰:“味归形”,“味伤形”。《素问·至要大论》曰:“夫五味入胃,各归所喜,故酸先入肝,苦先入心,甘先入脾,辛先入肺,咸先入肾,久而增气,物化之常也,气增而久,夭之由也”。现代老年医学亦认为,人应活到百岁以上,而未活到的一个主要原因,就是饮食调节不当。

中医学有关调节饮食五味的方法,可归纳为如下几个方面:

(1)根据五味入五脏的道理,不论药疗或食养都应五味调用得当,不要久嗜偏食。这就是上文所谓“久而增气,物化之常也,气增而久,夭之由也”。另外,五脏对五味各有宜、忌。要根据五脏的生理、病理情况和宜、忌,有所选择。此即《素问·宣明五气论》所谓:“气病无多食辛”“血病无多食咸”“骨病无多食苦”“肉病无多食甘”“筋病无多食酸”。《灵枢·五味》所谓:“肝病禁辛,心病禁咸,脾病禁酸,肾病禁甘,肺病禁苦。”

(2)日常饮食要多食清淡,不要恣食肥甘厚味与辛辣炙煿之品。因肥性滞,甘性缓,多食之易助湿生热,腻滞生痰,痰浊阻滞脉道,蒙蔽清窍,易患中风、偏枯或消渴之证。《素问·奇病论》谓:“此人必数食甘美而多肥也,肥者令人内热,甘者令人中满,故其气上益,转为消渴”。其他如嗜酒、嗜茶太过，均对身体有一定影响。

（3）要饮食有节，勿过饥、过饱、过冷、过热。过饥则摄食不足，营养缺乏；过饱则增加肠胃负担，易引起消化不良，久之可导致胃病；过食生冷则易损伤脾阳，而致寒湿内生，腹痛、泄泻；饮食过热或贪食辛辣之品，亦可使肠胃积热而致大便干燥，或酿成痔疮下血等证。

归纳起来，在饮食上要少烟多茶，少酒多水，少食多嚼，少盐多醋，少肉多菜，少糖多果。这样的饮食习惯有益于增进健康，防老抗衰。

**附：食疗歌**

谷物蔬菜养身宝，饮食多样任君调。
萝卜消食开脾胃，韭菜补肾暖膝腰。
芹菜能除高血压，驱寒除湿是胡椒。
大蒜杀菌可止泻，葱白姜汤治感冒。
绿豆解暑为上品，健胃补虚吃红枣。
番茄补血美容颜，莲藕除烦解酒好。
花生能降胆固醇，西瓜消肿又利尿。
生津伏蛔数乌梅，益肾强腰吃核桃。
山楂减肥降血压，生梨润肺止咳嗽。
橘子理气能化痰，山楂益肾糖尿消。
海带消瘿通脑栓，木耳抗癌又补血。
猪牛羊肝可明目，蘑菇抑制癌细胞。
蜂蜜润燥又益寿，葡萄悦色会年少。

## 五、生活规律，节制情欲

《素问·上古天真论》谓："饮食有节，起居有常，不妄作劳"就是指人们的生活要有规律，做到饮食有节，起居作息循乎常规。在劳作中，要有劳有逸，循法度，劳逸结合。能够如此，就可以做到："形与神俱，而尽终其天年，度百岁乃去"。《寿世保元·延年良箴》亦谓："坐卧有时，勿令身怠，可以延年。动止有常，言谈有节，可以延年"。

中医学的养生学说特别注意节制情欲，慎劳房。认为纵情色欲不知持满，对防老抗衰极为有害。如《素问·上古天真论》谓："醉以入房，以欲竭其精，以耗散其真，不知持满……故半百而衰也"。《延年却病笺》谓："养生之方，首先节欲"。《阴符经》谓："淫声美色，破骨之斧锯也"。《摄生三要》谓："元精在体，如木之有脂。神依之如鱼得水，气依之如雾覆渊。不知持满，不能保啬，所生有限，所损无穷，未至中年，五衰尽见，面脉俱枯矣。是以养生者，务实其精"。

古代养生家之所以重视对此生殖之精的保全，是因为此精是构成生命活动的基本物质。人之生长发育、生殖繁衍全赖此精发挥作用。因此，通过节欲持满，使精不妄泄，保持充盛。精能化气，气能化神，精盈则气盛，气盛则神全，神全则体健，就能起到防老抗衰的作用。古代养生家称精、气、神为人身之三宝，而此三宝是以精为基础的。当然，节欲持满不是教人们绝对禁欲，而是以"适度不贵"。如《延年却病笺》谓："人年六十，当秘精勿泄，若气力尚壮，不可强忍，久而不泄，致成痈疾。"葛洪《抱朴子·极言卷》亦谓："不欲甚劳甚逸，适度为贵，能中和者必久寿。"由此可见，节制情欲是以适度为贵，不是教人们离开生活，陷入禁欲主义。

总之，中医学关于养生之道的文献，可谓卷帙浩瀚，内容丰富，既有独具特色的理论系统，又有切实可行的养生措施。有人称中医学为“养生医学”是确实有道理的。世界卫生组织认为:“所谓健康，不仅在于没有疾病，而且在于肉体、精神、社会各个方面的正常状态。”这恰恰又给中医防老抗衰的学术观点提供了有力的佐证。综上所述，可以健康长寿的方法很多，在日常生活中，只要我们认真地去身体力行，掌握一种或几种养生健身之术，把握养生之道中心与身、形与神的辩证关系，就一定能够收到防病健身之效，而且能够延年益寿。

# 几个经验方的临床应用

多年来，经常有从事中医的青年登门或来函，索求我取得事业上成功之“秘诀”。回顾涉足杏林近70载的成功经验，总结这“秘诀”二字，似乎除“勤奋读书、不断实践”之外，别无他矣。

读书的关键在于“勤奋”二字。如果说我在中医事业上取得了一些成就，其中主要的原因之一，无非就是“一生精勤不倦，不敢稍懈”罢了。

我15岁时，便辍学开始习医，投拜当时安东名医李景宸、顾德有名下。学习中医仅靠老师指点，而欲窥其全貌是绝对办不到的。俗话说，“师傅领进门，修行在个人”。这初期“修行”，从何入手呢？老师告诫首先必须读书，于是，我便遵从师命，开始攻关克险，砺志苦读。

中医学不愧为一个伟大的宝库，书籍繁多，浩如烟海。在老师的指导下，我开始从《药性赋》《濒湖脉诀》《汤头歌诀》《医学三字经》等启蒙书开始学习。其方法便是熟读强记，在背诵上狠下功夫，直到背得滚瓜烂熟之后，再请老师讲解，以便加深理解。接下来攻读《医宗金鉴》和《温病条辨》。我对《医宗金鉴》最为偏爱，该书共90卷，包括《修订金匮要略注》《修订伤寒论注》《删补名医方论》等内容，它是一部中医内、外、妇、儿、针灸、正骨等各科齐备的中医学全书，且附有图、说、论、方、歌诀附释等。俾学者易考求，便诵习，实用价值极大，实乃学医者必修之重要书籍。这部书对我后来的临证思路的形成产生了深远的影响。

我的体会是书读得多了，久而久之，自然就有了一些体会。初学中医的秘诀在于背诵，不仅要背歌诀，而且还要背经典著作的重要原文。要养成背诵、默读的习惯。背，并不是死记硬背，而是要在熟读深思和理解的基础上背。一篇文章如果能够反复不断地熟读、背诵、深思、联想，不仅能够加强记忆，而且能够悟出其中奥妙所在，领会其精神实质。俗话说，“书读千遍，其义自见”讲的就是这个道理。

初学中医，在读书的过程中，还要注意勤查、勤写、善思。凡遇到古典医籍中的生字，难解之词及文义不明之处，便随时查阅字典、辞典，并参考历代各家注释，务求弄懂文义。对于其中不同的学术见解要进行比较，择优而从，以求领会其精神实质。我还勤于记卡片和心得笔记。每读完一本书、一篇文章或一个病证，都随时把自己的收获和体会，以及见解写下来，不可忽视这只言片纸。俗话说：“好记性不如烂笔头。”它一可帮你记忆，二可帮你理解。更重要的是，通过多写多记，可以开拓思路，有触类旁通之妙。我在以后的治学过程中，之所以能笔耕不辍，著述众多，与这一时期勤读、善记、收集和积累了大量资料是分不开的。在写心得笔记时，切忌不加选择地、机械地抄写，要善于思考，善于归纳分析，并提出个人见解，即使是不成熟的见解也要记录下来。这些做法的目的都是为了锻炼自己的独立思维能力。唯如此，方能不断进步。孔子曰："学而不思则罔，思而不学则殆"。孟轲云："尽信书，不如无书"。此皆指"思"在读书中的重要性，是很有道理的经验之谈。有了一定的中医学基础知识之后，就应当有步骤、有计划地攻读一些中医经典著作。我把重点放在攻读《内经》一书上。最初，只是对《内经》浏览过几遍，未曾深钻。在1960年调入北京中医学院（现为北京中医药大学）担任《内经》课教学之后，由于教学的需要，便开始对《内经》进行系统、全面、深入的研究。随着研究的深入，越发体会到中医学有其自身一整套从基础到临床、从预防到治疗的完整理论体系；从中体会到学习与研究《内经》，就是要研究它的学术思想，研究它认识问题所运用的系统观、整体观、辩证观的思维方法，研究它的理论体系及其对医疗实践具有指导作用的重要理论原则。通过一番勤奋的精钻深究《内经》原著，我眼界大开，为今后《内经》治学上取得成功打下了坚实的基础。有了深究《内经》的基础，我讲解的《内经》课深受学生的赞誉。我还将毕生《内经》的治学经验汇总成《内经类要》和《内经精义》两本著作，并在临床实践中逐渐形成具有自己特点的"复方多法、综合运用、整体调节"的遣方用药原则。这些学术成就的取得，以及科研成果"舒肝消积丸""心痹舒胶囊"的研制成功都与这一时期的勤奋攻读、精钻深究《内经》经旨是分不开的。《内经》是我学术思想形成的渊源。我深刻体会到，攻读《内经》是每个有志于中医事业者的必由之路，也是青年中医取得事业成功的必修课。

青年人很容易看到某些有成就的人成功后的辉煌，但往往忽视他们在成功道路上长途跋涉时的艰辛。从古至今，一些中医药学前辈通过勤奋而取得辉煌成就的例子比比皆是：皇甫谧“耽玩典籍，忘寝与食，时人谓之书瑶”的忘我境界；李时珍写出：“身如逆流船，心比铁石坚，望父全儿志，至死不怕难”的铿锵誓言，以及“长耽典籍，若啖蔗饴，渔猎群书，搜罗百代”的广览博采，无一不向人们证实着知识来源于勤奋，而勤奋孕育着成功。我殷切希望青年朋友们以前贤为榜样，以勤奋为阶梯，刻苦读书，不断进步，努力攀登医学高峰。

读书的目的是领会医理，掌握医技，其实也就是为了临床实践。读书与实践之间具有相互促进和互为因果的密切关系。读书与实践的关系就是理论与实践的关系。读书一方面可以用理论指导实践，另一方面实践又可以验证理论。没有深厚的理论基础，就不可能积累丰富的实践经验。

《内经》一书既有丰富的哲理性，又有很强的实践性。在长期的实践中，我力求以《内经》的理论指导临床实践，并在实践中加深理解。如治疗“再生障碍性贫血”一病就是在《内经》的“阳生阴长”“阳化气，阴成形”“形不足者，温之以气”等经文的启发下，坚守“补阳益气，滋阴养血”，即所谓“甘温除大热”的治疗原则，并取得良好疗效的。又如《素问·举痛论》在解释由于血瘀引起心与背相引而痛的机制时说：“脉泣则血虚，血虚则痛。”这句话将血瘀与血虚之间在病理变化上的辩证关系分析得精辟透彻，真是言简意赅。我认为，若一处血瘀，则血脉凝涩不畅，必然导致另一处血虚，血液供养不足，从而组织失养便引起疼痛。因此，在临床上无论是心绞痛，还是闭塞性脉管炎、肢端血管痉挛症、结缔组织病等，都表现出血瘀与血虚之间相互影响的机制。那么，在治疗上就产生了“血以和为贵”的原则，即通过和营活血来促进微循环，增加血流量，消除瘀血与缺血的病理状态。这又为活血与补血的辩证关系提供了理论基础。

综上所述，读书与临床、理论与实践犹如天平的两端，离开任何一方都会归于失败。如果说读书靠的是“勤奋”，那么实践需要的是“不断”，即持之以恒。这就是我寝馈岐黄近70年以来，在读书、教学、临床、科研诸方面从未敢稍有懈怠的原因，也权作为我事业上之所以取得成就的“秘诀”吧。我希望后学以“勤”为径，以“苦”作舟，刻苦攻读，不断实践，登高远望，乘风破浪，临绝顶，达彼岸，为振兴中华医学事业多做贡献。

下面介绍几个经验方的临床运用。

## 一、舒肝消积丸

药物组成：柴胡、茵陈、板蓝根等。

根据清解、补虚、祛瘀3法合用的治疗原则，并结合自己长期的临床经验，经过药物上的加减化裁，制成通治乙肝和各种肝病的“舒肝消积丸”。经过5万人次的临床观察，服药2个月到1年之内，症状大多消失或好转，肝脾不同程度的回缩或变软，肝功能一般得到恢复或显著好转，亦有抑制乙肝病毒和促使澳抗转阴、滴度下降的效果。

“舒肝消积丸”已于2001年被国家食品药品监督管理局批准为国家级三类中药新药，批准文号国药准字号：Z20010044。

在研制过程中，按照《新药审批办法》规定，曾对“舒肝消积丸”进行药效学实验。结果证明，“舒肝消积丸具有明显地降低血黏度和血浆黏度比值、缩短红细胞电泳时间及抑制血栓形成等作用，可增强血液在肝脏血管中的流动度，改善肝微循环和解除循环障碍，有利于肝细胞的营养和氧的供给，对肝病的恢复具有重要的意义”。具体结论如下：

（1）舒肝消积丸不仅有减轻肝细胞变性、坏死、消退黄疸、利胆等作用，还对预防肝硬化发生具有重要意义。这方面的实验研究结果与“舒肝消积丸”的临床效果一致。

（2）“舒肝消积丸可能是一种良好免疫调节剂，合理应用则有利于肝病痊愈。”

（3）这又从近代科学实验的角度验证了“舒肝消积丸”的有效性以及治疗乙型肝炎所采取的清解、补虚、祛瘀3法合用的组方原则的合理性。这些综合作用是通过中药复方制剂的整体调节而达到的，这也是运用中药治疗乙肝的一大优势。

按照国家卫生部批示进行临床试验所提出的《舒肝消积丸治疗慢性乙型肝炎的临床观察总结报告》表明：舒肝消积丸治疗慢性乙型肝炎具有较好的治疗作用。曾对403例患者经临床和实验室检查确诊为慢性乙型肝炎，根据随机化原则，分为治疗组303例，对照组100例，对照组服用逍遥丸。3个月为1疗程。治疗结果提示，“舒肝消积丸”对改善临床症状、体征及化验检查异常指标向正常转化均有较好的作用。治疗组疗效观察结果，经统计学处理，临床治愈率为30.03%，显效36.63%，好转26.07%，无效7.26%，总有效率92.74%，与对照组对比有显著性差异，而且对乙肝病毒的转化亦有较好作用。其中，HBsAg阴转率为15.59%，HBeAg阴转变率为45.12%，抗–HBe转阳率为42.35%，这表明“舒肝消积丸”对乙型肝炎病毒复制有明显的抑制作用。

（4）这又从临床的角度验证了研制“舒肝消积丸”所采取的清解、补虚、祛瘀3法合用的组方原则及遣方用药的合理性与有效性。

## 二、舒肝化癥汤

组成：柴胡9g，茵陈20g，板蓝根15g，当归9g，丹参20g，莪术9g，党参9g，炒白术9g，黄芪20g，女贞子20g，五味子15g，茯苓9g。

功效：疏肝解郁，活血化癥，清解祛邪，培补脾肾。

主治：各种急慢性病毒性肝炎、早期肝硬化、肝脾肿大、肝功能异常等。

用法：水煎服，每日1剂。头煎、二煎药液相混，早、中、晚分3次服；亦可共碾为末，炼蜜为丸，每丸重9g，日服3丸。

方解：湿热夹毒、邪毒留恋是各种病毒性肝炎致病的主要病因，正气虚损，免疫功能紊乱、低下是发病的重要病机，肝失调达、气滞血瘀又是本病的基本病理变化。因此，本方组成采取解毒化湿、补虚、祛瘀3法合用的治疗原则，通治各种病毒性肝炎。方中以柴胡调达肝气；茵陈、板蓝根、茯苓等清热利湿，抑制病毒；当归、丹参、莪术等养血调肝，和血祛瘀，以扩张肝脏血管，增强肝内血液循环和增加肝脏血流量，从而起到改善肝脏营养及氧气供应，防止肝脏细胞损害、变性和纤维组织增生，以防肝病的发生发展，并促使肝病恢复；党参、白术、黄芪、女贞子、五味子等为扶正补虚之品，参、术、芪健脾益气，有利于血浆蛋白的提高，促进肝功能的恢复；五味子酸收入肝，使转氨酶不致释放出来，从而起到降酶作用。上药配伍，全面兼顾，起到中药处方综合作用和整体调节作用，这是运用中药治疗病毒性肝炎的一大优势。

加减：有湿热证候或瘀胆现象的，方中茵陈可重用40～60g，以利于清利湿热，再加赤芍、栀子是出于祛瘀利胆的目的；虚羸不足严重、偏于阳虚的酌加淫羊藿、仙茅、肉桂以温补肾阳；偏于阴虚者酌加生地、枸杞等以滋补肾阴。对于肝硬化代偿失调、血脉瘀滞、阳虚不化所出现的腹水，根据“去菀陈莝”、温阳利水的治则，在重用补益脾肾和活血祛瘀之品的基础上，尚须酌加理气利水之品，如大腹皮、茯苓皮、泽泻、白茅根等，如此标本兼治，有利于腹水消除，恢复肝脏代偿功能。

按语：“舒肝消积丸”系撷取茵陈蒿汤、四逆散、逍遥散、枳术丸、保元汤、当归补血汤等诸方之长，并结合本人长期临床经验加减化裁而成。

## 三、消癥利水汤

组成：柴胡9g，茵陈20g，丹参20g，莪术12g，党参15g，炒白术20g，炙黄芪20g，淫羊藿20g，醋鳖甲30g，五味子15g，大腹皮20g，猪苓、茯苓各20g，泽泻20g，白茅根20g。

功效：培补脾肾，祛瘀化癥，利水消肿。

主治：肝硬化代偿失调所出现的水肿鼓胀、肝脾肿大。

用法：水煎服，每日1剂，早、中、晚分3次服。

方解：肝硬化腹水的形成表现出“虚、瘀”交错的病理特点。一由脾肾阳虚，水不化津而致水液潴留，此因虚；一由气血瘀滞，血不循经，津液外渗，“血不利则为水”，而致腹腔积液，此因瘀，故方中重用补益脾肾之淫羊藿、参、术、芪和活血祛瘀之丹参、莪术等，以达到温阳化津和祛瘀以利水之目的。同时，活血散瘀之品亦能改善肝微循环和解除循环障碍，而有消瘀散结、回缩肝脾肿大之功效。在此基础上，再用理气利水之大腹皮、猪苓、茯苓、泽泻、白茅根等，更有利于消除鼓胀腹水。方中更用柴胡、茵陈以调达肝气，清利湿毒；鳖甲以软坚消散；五味子以补益肝肾、酸收降酶。如此标本兼顾，各种药效有机结合，共奏消癥利水、恢复肝脏功能之功效。

加减：肝病虚损严重，肝功障碍，絮浊试验、血清蛋白电泳试验异常，可加培补脾肾之品，白术可增至40g，另加仙茅20g，女贞子20g，鹿角胶9g（烊化）。经验证明，重用扶正培本、补益脾肾之品，证候和肝功化验、免疫指标都能得到相应改善，说明扶正补虚是降絮浊和提高血清蛋白的关键。当然，虚与瘀是互为因果的，肝病虚损严重、抵抗力低下、微循环障碍又能因虚致瘀，导致肝脾肿大，形成癥积肿块；故在扶正补虚的同时尚须重用活血祛瘀之品。对此我一般是轻重药并用，加重丹参、赤芍、莪术药之分量。补虚与祛瘀多综合运用，只是有所侧重罢了。

按语：根据病毒性肝炎的症状和体征，我在临床上一般将其分为湿热未尽、肝郁脾虚、气阴两虚、虚瘀癥积4型。肝硬化代偿失调，肝脾肿大，腹水潴留，属于虚瘀癥积型，突出表现出虚瘀交错、虚实夹杂之病理特点。因此，在治疗上，多补虚、祛瘀综合运用，再辅以利水消肿。西医认为，腹水的形成是由于血浆白蛋白减少，且伴有门静脉压力增高，血浆胶体渗透压下降，毛细血管床的滤过压增加，使血管中的水分外渗，形成腹腔积液。这与中医的道理有共同之处。此外，鳖甲在治疗肝硬化腹水方中使用率颇高，值得研究。考《本经》谓其“主心腹癥瘕坚积，寒热，去痞疾息肉”。《别录》谓其“疗湿病，血瘕腰痛，小儿胁下坚”。甄权谓其主“宿食癥块，痃癖冷瘕，劳瘦……下瘀血”。《大明本草》谓其“去血气，破癥结，恶血”。李时珍谓：“鳖甲乃厥阴肝经血分之药，肝主血也……鳖色青入肝，故所主者，疾劳寒热，炫瘕惊痫……皆厥阴血分之病也。”日华子云：“去血气，破癥结恶血”。如此等等，可见本品入肝经，补阴血，去瘀血，消癥瘕；水陆两栖，又能利水，故本品与肝硬化腹水“虚、瘀、癥、水”的病理特点相适应。现代研究表明，鳖甲含有动物胶、角蛋白、维生素D及碘等，能抑制结缔组织增生，起到软化肝、脾的作用，并能提升血浆白蛋白，故对肝硬化腹水有治疗作用。

## 四、生蛭粉

气属阳而主温煦，血属阴而主濡润，两者同源于水谷之精微和肾中之精气。气与血阴阳互根，相互依赖，不可须臾相离。它们的关系被概括为“气为血之帅”“血为气之母”。生蛭粉中水蛭与黄芪相伍，一行血，一益气，一补一通，君臣合参，药味虽少，其功大妙。我根据气血之间的关系和历代医家的用药经验，及现代科学实验研究，将黄芪提纯后与生蛭粉按照一定的比例进行配制，应用于临床，在治疗一些疑难重病时，收到了意想不到的效果，挽救了许多危重患者的生命。

方中黄芪以补为主，水蛭以通为要，二者相和，益气通脉，消癥祛瘀，利水消肿，攻补兼施，通补并用，扶正祛邪。现代研究表明，黄芪有扩张血管、改善微循环、调节免疫、强心、利尿，并对血压有双向调节等作用。水蛭含有水蛭素、组胺样物质、肝素和抗血栓素等成分，具有抗凝、降低血液黏稠度、溶栓、扩血管、促进血液循环等作用。两药合用，在临床上对防治心脑血管、消化、呼吸系统疾病，及肿瘤、妇科病等疾病效果显著。

我行医60余年，用药药谱颇广，但对生蛭粉的应用却有着深厚的感情和体会。我的临床经验证明，生蛭粉不但是治疗一切血瘀证的佳品，且尤长于治疗水瘀互结之证，如肝硬化腹水、心衰水肿、肾功能不全引起的水肿等。据我观察，生蛭粉的利水消肿作用，优于其他一切中药。利水效果比西药慢一些，但效果稳定可靠，无副作用。另外，生蛭粉对血瘀之重证，如肝硬化、冠心病引起的心肌损害、萎缩性胃炎等的治疗效果非常明显。现将临床应用体会分述如下：

## （一）治疗肝病

生蛭粉有益气通脉、消癥祛瘀、利水消肿等功效，对于治疗肝系病证之水瘀互结者疗效极佳，如肝硬化之肝脾肿大、腹水、黄疸等。由于水蛭素有降血脂等作用，故对脂肪肝也有很好的疗效。另外，生蛭粉对于肝癌也有一定的疗效。

### 1. 肝病引起的黄疸

肝病患者出现瘀黄现象时，根据黄因瘀致、治黄先治瘀之理，应用生蛭粉药力强而疗效高。

治疗方法：生蛭粉10g，早、晚分服。配服中药汤剂：虎杖20g，茵陈40g，板蓝根20g，白花蛇舌草20g，土茯苓20g，金钱草20g，郁金20g，栀子9g，赤芍40g，丹参20g，莪术20g，枳实20g，黄芪20g，三七粉5g（分冲）。

**2. 治疗肝硬化腹水失代偿期**

肝硬化之病，虚瘀癥积，血瘀肝硬，水瘀互结，腹鼓脾大，治当扶正祛瘀，消癥利水，此甚合生蛭粉之功效，故临床应用效果极佳。

治疗方法：生蛭粉每次10g，分早、晚冲服。另配中药汤剂：淫羊藿20g，党参15g，炒白术20g，黄芪20g，醋鳖甲30g，五味子15g，茵陈20g，柴胡15g，丹参20g，莪术20g，大腹皮20g，猪苓20g，茯苓20g，泽泻20g，车前子20g。水煎服。

病案举例：见本书专病论治之肝炎后肝硬化的治疗经验。

**3. 治疗肝癌**

治疗方法：生蛭粉10g，早、晚分服。配：半枝莲20g，白花蛇舌草20g，生薏仁20g，丹参20g，当归15g，莪术9g，党参20g，黄芪20g，女贞子20g，淫羊藿20g，鳖甲30g，甘草6g。水煎服。

病案举例：王某，女，56岁，2005年5月24日初诊。患者患乙肝10余年，未坚持治疗，病情时好时坏。今年来，反复发作，逐日加重，在确诊为肝癌后，于2005年4月19日行肝癌手术。证见面色黧黑，形体消瘦，精神萎靡，语气低沉，疲乏不支，脘腹胀满，皮肤松弛，舌偏平瘦小，光滑无苔，脉沉细弱无力。B超提示：肝癌术后，肝硬化代偿期待排。心电图提示：窦性心律，T波异常（前壁心肌缺血），异常心电图。其余化验检查正常。证属气阴两虚，脾肾阳虚，血脉瘀滞，治宜清热解毒抗癌，温阳益气祛瘀，理气软坚散结。处方：虎杖20g，茵陈20g，板蓝根20g，白花蛇舌草20g，生薏仁20g，苦参20g，淫羊藿20g，仙茅20g，仙鹤草20g，党参20g，炒白术9g，黄芪20g，赤芍20g，丹参20g，莪术20g，元胡20g，枳实20g，砂仁9g，制附片9g，鳖甲20g，桂枝9g，干姜6g，甘草6g，生蛭粉10g（早、晚分服），三七粉5g（分服）。水煎服。另配服“舒肝消积丸”，每次45粒，日服3次。

2005年6月27日2诊：服上方30剂，心电图检查正常。有食欲，精神稍好，余证同前，效不更方，守方继服。2006年8月19日复诊，询知从初诊至今16个月，方药略作增减，时断时续服药125剂，于2006年8月14日在当地医院进行B超检查，除见多发性胆结石外，肝、脾、胰、双肾未见异常。生化、肝功检验除转氨酶、黄疸指数略高于正常，其余各项均在正常范围内。甲胎蛋白化验亦正常。诊见患者面色红润有光泽，精神佳，食量正常；舌质淡红，苔薄稍腻，脉细弱，无腹水、浮肿、胁痛、疲乏等症。原方生蛭粉量减半，去板蓝根、元胡、砂仁、桂枝，加半枝莲20g，继服。此例患者目前正在治疗观察之中。

医案评析：此例患者病久邪深，术后正气亏耗，形成虚实错杂的局面。治疗时抓住了邪气久深、脾肾阳虚、血脉瘀滞这一主要病机，采取攻补兼施、综合运用、整体调节之法，将清热解毒祛邪之虎杖、茵陈、板蓝根、白花蛇舌草、苦参等与以培补脾肾之阳为主的淫羊藿、仙茅、仙鹤草、党参、炒白术、黄芪和活血祛瘀、软坚散结之品赤芍、丹参、莪术、元胡、鳖甲、生蛭粉、三七粉等药合用，从而使机体功能正气恢复，抗病能力增强，出现诸证减轻的显象。对于肝硬化患者的治疗，应从全局观念出发，不能见病治病。肝病多有瘀血症状，在活血化瘀的同时用温阳益气药，较先消后补者易于康复。据我临床观察，生蛭粉有较强的抑癌和抗癌作用。

## （二）治疗心、脑血管疾病

我在临床上用生蛭粉治疗心、脑血管疾病疗效颇佳。现代研究也证实：水蛭中所含的组织胺能扩张毛细血管，促进机体在出血的同时改善微循环状况，有抗垂体后叶素造成的心肌缺氧及抗血小板聚集作用；水蛭素对脑血肿能促进吸收，减轻周围脑组织的炎性反应及水肿，缓解颅内压升高，改善局部血液循环，保护脑细胞免遭破坏，并有利于神经功能的恢复；水蛭还可促进脑动脉血流量，减少血管阻力，使血管扩张；水蛭素能阻止凝血酶对纤维蛋白的作用，阻碍血液凝固；能抑制血小板凝集，有抗血栓形成作用；可活化纤维系统，溶解血栓；水蛭的提取液能降低大鼠的全血比黏度和血浆比黏度，缩短红细胞电泳时间。

### 1. 治疗冠心病

生蛭粉治疗冠心病之心绞痛、心梗恢复期。

治疗方法：生蛭粉每次 3g，日 3 次冲服。可配合中药汤剂：瓜蒌 9g，川芎 15g，赤芍 15g，丹参 15g，郁金 15g，元胡 20g，生山楂 20g，广地龙 15g，桂枝 6g，降香 6g，黄芪 30g，淫羊藿 20g，三七粉 5g（早、晚分冲）。水煎服。1 个月为 1 个疗程。注：一般心梗后的患者宜长期服用抗血小板聚集药。

### 2. 治疗肺心病

肺病及心，气虚血瘀，心脉痹阻，患者出现口唇发绀、颜面皮肤青紫，尤以指端为甚，伴心悸、喘促、脉结代、舌紫暗，甚至胁下癥积。或血瘀络损而咯血，或血瘀水停而面肿。治疗上宜攻补兼施，标本兼顾，以活血化瘀为主。在具体用药时，常在培元补虚、益气统血的基础上，复以大队活血化瘀之品，如当归、丹参、赤芍、郁金、红花、虎杖、莪术、三七等，轻重药并用，以促进微循环，推动血液运行，消除血脉瘀滞。

治疗方法：生蛭粉每次5g，分早、晚冲服。另配中药汤剂：党参20g，黄芪20g，茯苓15g，五味子15g，淫羊藿20g，桂枝9g，当归9g，丹参20g，赤芍15g，郁金15g，红花9g，莪术9g，虎杖20g，半夏9g，杏仁9g，炙甘草9g，三七粉5g（分冲）。水煎服。生蛭粉配合抗炎、解痉、祛痰、补液治疗肺心病，效果尤佳。肺心病后期表现气虚血瘀，水气凌心而致喘急、咳逆，不得平卧，心悸、心慌，面目浮肿、肢肿，尿少、腹水诸证，可在上方基础上加炒白术15g，猪苓20g，泽泻20g，车前子20g，制附片9g，川椒目3g，泽兰20g，益母草20g，鳖甲30g，大腹皮20g，葶苈子9g。

**3．治疗脑出血、颅内血肿**

治疗方法：生蛭粉每次3g，日2次冲服，1个月为1个疗程，并配合中药汤剂：夏枯草20g，黄芩9g，桑叶9g，菊花20g，钩藤20g，生地20g，元参20g，生龙骨、生牡蛎各30g，石决明30g，桑寄生9g，怀牛膝9g，何首乌20g，僵蚕9g，白蒺藜15g，槐花15g。水煎服。

**4．治疗脑血栓、脑梗死**

治疗方法：生蛭粉每次3g，日2次冲服，1个月为1个疗程，并配合中药汤剂：何首乌20g，桑椹15g，黄芪30g，当归9g，赤芍20g，丹参30g，川芎20g，广地龙20g，生山楂20g，泽泻9g，红花9g，鸡血藤20g。水煎服。

**5. 治疗中风后遗症偏瘫**

治疗方法：生蛭粉5g，早、晚分服。配黄芪40g，当归9g，赤芍9g，川芎9g，广地龙20g，丹参20g，怀牛膝9g，全蝎6g。水煎服。

### （三）治疗其他病证

**1. 治疗高脂血症、单纯性血黏度增高**

治疗方法：生蛭粉每次3g，日2次冲服。生山楂3g，决明子3g，泡水当茶饮。1个月为1疗程。

**2. 治疗慢性肾炎、肾病综合征、肾功能不全引起的水肿、腹腔积液等**

治疗方法：生蛭粉10g，早、晚分服。配熟地20g，山萸肉20g，丹参20g，泽泻20g，猪茯苓各20g，车前子20g，怀牛膝9g，党参20g，黄芪20g，淫羊藿20g，桂枝9g，制附片9g，益母草20g。水煎服。1个月为1个疗程。

病案举例：见本书专病论治之慢性肾小球肾炎、慢性肾功能不全的治疗经验。

**3. 治疗糖尿病肢体闭塞症、物力模糊等**

治疗方法：生蛭粉每次3g，日服3次，3个月为1个疗程，配合中药可显著提高疗效。

**4. 治疗脉管炎（血栓性静脉炎、血栓闭塞性脉管炎）**

治疗方法：生蛭粉5g，早、晚分服。配桂枝9g，黄芪20g，当归9g，丹参9g，赤芍、白芍各9g，鸡血藤20g，元胡20g，淫羊藿20g，怀牛膝20g，明天麻9g，全蝎6g，党参20g，甘草9g。水煎服。2个月为1个疗程。

**5. 治疗气血虚弱性闭经**

治疗方法：生蛭粉5g，早、晚分服。配党参15g，炒白术9g，黄芪20g，当归9g，熟地9g，炒白芍9g，补骨脂20g，巴戟天20g，淫羊藿20g，桂枝9g，制附片9g，肉桂6g，炙甘草6g。水煎服。

**6. 治疗前列腺增生之尿闭**

治疗方法：生蛭粉5g，早、晚分服，3个月为1个疗程。配服中药（见专病论治之治疗前列腺增生经验）。

**7. 治疗萎缩性胃炎伴有结节隆起和肠上皮化生**

治疗方法：生蛭粉5g，每日早、晚分冲。配党参20g，炒白术9g，黄芪20g，枳实20g，厚朴9g，香附9g，砂仁9g，鸡内金9g，炒白芍20g，郁金15g，延胡索20g，莪术20g，三棱20g，炒山甲9g，海藻15g，五味子9g，乌梅9g，白花蛇舌草20g，制附片9g，甘草6g，三七粉4g（早、晚分冲）。水煎服。

## 五、益气补血汤

组成：党参20g，黄芪20g，黄精20g，山萸肉20g，女贞子15g，淫羊藿15g，巴戟天20g，丹参15g，鸡血藤20g，龟板30g，鹿角胶9g（烊化），大枣10枚，干地黄15g。

功效：培补脾肾，益气养血。

主治：再生障碍性贫血表现为阴阳气血两虚者，也可用以治疗各种贫血症和化疗后骨髓抑制所出现的贫血、白细胞减少、血小板减少等。此可作为临床常用的基本方剂。

用法：水煎，日服3次。另外，人参研粉每服1.5g，早、晚2次吞服。

方解：再生障碍性贫血是严重的血液疾患。西医认为是骨髓造血功能障碍引起严重贫血。中医认为，肾主藏精，脾为气血生化之源，再障贫血主要是由于脾肾虚损，气血化生无源，因致气血虚损不足，故本方的设计，突出培补脾肾、补益气血这一基本原则。根据《内经》“阳生阴长”的理论观点，培补脾肾，补益气血又当以温阳益气为先，故本方把健脾益气之党参、黄芪、黄精与补肾助阳之淫羊藿、巴戟天、山萸肉、鹿角胶等作为基本药，用于疾病治疗之全过程。据临床观察，这类药似对红细胞系统的造血功能有促进作用，这与中医观点是一致的。同时，根据“血以和为补”的原则，加入具有补血、和血作用的丹参、鸡血藤，有改善微循环及清除病损处代谢障碍的作用；加入干地黄滋阴补肾凉血；大枣健脾益气，共奏补脾肾、益气血之功。

按语：再障目前尚无特效药物，中药只能改善症状、纠正西药之副作用，至于中药的选用则以补药为主。本方除重在温补脾肾之外，尚辅以丹参、鸡血藤养血活血，有祛瘀生新之意，与众不同。对指导临床处方用药颇有启示。

## 六、益气通痹汤

组成：瓜蒌 4g，川芎 15g，赤芍 15g，丹参 20g，莪术 15g，元胡 20g，生山楂 20g，广地龙 20g，桂枝 9g，细辛 4g，荜茇 9g，黄芪 30g，淫羊藿 20g。

功效：益气培元，温经宣阳，祛瘀通痹。

主治：气虚血瘀引起的胸痹、心痛、脉结代，包括冠心病、心绞痛、心肌梗死、房颤。

用法：水煎服，每日 1 剂，头煎、二煎药液相混，早、中、晚分 3 次服。亦可共碾为末，炼蜜为丸，重 9g，日服 3 丸。

加减：本方组成体现治疗冠心病通补兼施、综合运用、整体调节的治疗原则，是治疗冠心病的基本方。若证偏阴虚阳亢，或血压偏高，表现烦热、心悸、口干、头晕、耳鸣症状者，可去温经散寒之桂枝、细辛、荜茇和温肾助阳之淫羊藿，加生地、黄连、茺蔚子、首乌藤等品。如果血压偏低，而表现气短、虚弱无力、脉沉细弱、舌质淡嫩等阴虚气脱之象，则原方去桂枝、细辛、荜菱加生脉散以补气养阳，复脉救脱。若病情进一步严重，表现为气虚阳脱，心阳不振，肾阳衰微，证见四肢厥冷、面色苍白、冷汗淋漓、舌质胖淡或暗紫、脉微欲绝等，则在原方基础上加红参 9g，五味子 9g，制附片 15g，干姜 9g，肉桂 6g。

## 七、益胃平萎汤

组成：党参 20g，炒白术 9g，黄芪 20g，陈皮 9g，姜半夏 9g，香附 9g，砂仁 9g，鸡内金 9g，炒白芍 20g，莪术 20g，蒲公英 15g，甘草 6g。

功效：益气和胃，祛瘀止痛，生肌平萎。

主治：萎缩性胃炎，临床以胃脘胀痛、嗳气、纳差、疲乏无力、胃酸减少为特点。

用法：水煎服。

方药浅析：本病以气虚、气滞、胃络瘀滞为多见，故方中以党参、白术、黄芪补中益气，健脾生血，托里生肌。以白芍、莪术等养血祛瘀，以促进胃黏膜血液循环，增加局部营养，起到生肌平萎之功。脾虚不运，胃失和降，故以陈皮、半夏、香附、砂仁、鸡内金等以和胃理气，消胀助运。胃镜所见胃黏膜常有充血、糜烂现象，故佐苦寒清降之蒲公英以助疗效。

加减：伴有肠上皮化生者，加水蛭 9g；伴有胃黏膜粗糙不平、隆起结节者，加炮山甲 9g，王不留行 15g，海藻 15g；伴有胃溃疡或十二指肠球部溃疡加白及 9g，三七粉 5g（分两次服）；胃酸减少或无酸者，加木瓜 9g，乌梅 9g，山楂 15g。

## 八、培元复脉汤

组成：炙麻黄 9g，制附片 15g（先煎），细辛 4g，红参 20g，黄芪 30g，淫羊藿 20g，仙茅 20g，桂枝 9g，肉桂 6g，五味子 20g，当归 9g，丹参 30g，炙甘草 20g。

功能：温肾助阳，和络复脉。

主治：心肾阳虚，脉失统运而致脉象迟缓结代、心慌气憋、疲乏、畏寒，甚至昏厥，包括病态窦房结综合征、窦性心动过缓等。

用法：水煎服，头煎、二煎药液相混，早、中、晚分 3 次服。

方药浅析：本病发生机制主要是脾肾阳虚，心阳不振，不能统运血脉，而致脉迟结代、心悸、怔忡诸证发生，故方中以红参、黄芪、甘草、淫羊藿、仙茅温补心、脾、肾之阳，培补元气，鼓舞生机，统运血脉；复以麻黄附子细辛汤佐桂枝、肉桂等大队辛温之品以助阳升发，升高血压，增加脉速；以五味子益气敛阴。因本病常在冠心病、心肌炎等器质性病变的基础上发生，表现为气虚血瘀，心脉痹阻，故以当归、丹参养心通脉。有房颤者加首乌藤、生龙骨、生牡蛎以安神敛气；胸闷者加瓜蒌、薤白以宣痹通阳；若迟脉持续不复，血压不升，红参、黄芪、麻黄、桂枝、淫羊藿等均可加大药量，复以肉桂研粉 1.5g 冲服，日 3 次。

## 九、益肾壮骨丸

组成：桂枝90g，黄芪200g，当归90g，丹参90g，赤芍、白芍各90g，鸡血藤200g，元胡200g，淫羊藿200g，骨碎补200g，狗脊120g，怀牛膝120g，补骨脂120g，巴戟天120g，明天麻90g，全蝎60g，党参200g，生龙骨、生牡蛎各300g，熟地90g，甘草90g。

功效：温肾助阳，滋肾填髓，强筋壮骨，益气养血，祛瘀通痹。

主治：骨质疏松所致腰膝酸软，疲倦乏力，周身或骨折部位骨痛，肢体活动障碍，肢体某部位骨折，肌肉萎缩等。

辨证施治：本病病位在骨，老年人易患，是由肾精亏乏，不能生髓滋骨，而致腰膝酸软，体倦乏力，骨松易折。此其病本。本方以大队温肾助阳、滋肾填精之品以培补肾元，强筋壮骨，如淫羊藿、补骨脂、巴戟天、骨碎补、狗脊、怀牛膝等。肾元亏损，不能鼓舞生机，温煦气血，而致气血涩少瘀滞，骨痹疼痛，此又由虚而致瘀，是其病机，故本方又以党参、熟地补益气血；以当归、丹参、赤芍、白芍、鸡血藤、元胡等养血和血、祛瘀通痹；又以桂枝温经通脉，以天麻、全蝎祛风疏筋。诸方合用，共奏标本兼顾、虚实兼治之效。

## 十、风湿骨痛方

处方：地鳖虫9g，川牛膝24g，川木瓜24g，杜仲24g，地龙24g，桂枝9g，乳香15g，生地18g，川乌头9g，香附9g。

功效：活血祛瘀，调补肝肾，强壮筋骨，疏风通痹，温经止痛。

主治：由骨质增生引起的四肢或头、肩、腰脊等不同部位酸、麻、疼痛，甚则手不能举，足不能步。

方解：骨质增生是人体常见的一种退行性病变。人到中年以后，肾精渐亏，骨失所养，结合外因由风寒湿之邪阻闭经络，而致骨质增生异常，属中医痹证范畴。在治疗上，宜用活血祛瘀之土鳖虫、丹参、地龙、乳香等，以改善微循环，增加血流量，消除经络之瘀滞，改善骨化周围组织血运。活血祛瘀药中土鳖虫为骨伤科要药，功专走窜通络，且可直达病所，改善骨内血液循环，增进对骨质的营养，故取土鳖虫一味为本组方的君药。肾精亏损，骨失所养，亦为本病的重要病机，故方中以杜仲、牛膝等扶正培本，补益肝肾，强壮筋骨；与活血祛瘀药地龙、丹参、乳香等同用，补虚祛瘀相辅相成，相得益彰，此均可视为本组方的臣药。方中桂枝、川乌头、细辛等温经散寒，开痹止痛；羌活、独活等疏风散寒，通痹止痛，均是针对驱散风寒湿邪而施治，可视为本组方的佐药；木瓜舒筋通络，香附理气消滞，生地养阴润燥，可作为本组方的佐药或使药看待。

## 十一、培元生血胶囊

组成：党参 20g，黄芪 20g，黄精 20g，淫羊藿 20g，补骨脂 20g，巴戟天 20g，山萸肉 20g，枸杞子 20g，女贞子 20g，丹参 15g，鸡血藤 20g，五味子 15g，龟板 30g，鹿角胶 9g，熟地 20g，紫河车 1 具。

制法：上药紫河车、龟板、鹿角胶粉碎成小块，以酒精浸泡提取浓缩成浸膏。其他药水煎取汁，浓缩成浸膏。混合两种浸膏制成。

用法：1次8g，1日3次，饭后服，或遵医嘱。3个月为1个疗程。

功能：温阳益气，补肾填精，养血和营，大补气血。有扶正培本，提高机体免疫力，鼓舞阳气，激发生机，促进气化功能，生精化血，益精填髓，以及改善微循环，扫除病损代谢障碍的作用。

主治：各种原因引起的贫血，包括再生障碍性贫血、白细胞减少症、血小板减少性紫癜，化疗放疗后骨髓抑制引起的贫血、白细胞和血小板减少，以及大病之后引起的身体虚羸、气血虚损不足等。

方药浅析：根据肾主藏精，为精血之源，脾主运化，为气血生化之源的道理，治疗贫血当以调补脾肾气血为主。《内经》谓“阳生阴长”“阳化气，阴成形”，可见阴阳气血生化之机，阳居主位，故调补脾肾气血又当以温阳益气为先。通过温阳益气，以促进气化功能，激发生机。气化功能旺盛，自能无形生有形，促进营血再生，故本方把健脾益气之党参、黄芪、黄精与补肾助阳之淫羊藿、补骨脂、巴戟天、山萸肉、鹿角胶、紫河车等作为基本方药。根据实验观察，这些药品似对红细胞系统的造血功能有促进作用，这是符合中医理论观点的。根据中医“血以和为补”的原理，本处方加入功兼补血与和血作用的丹参、鸡血藤两味，以改善微循环，扫除病损代谢障碍。根据临床观察，本药用以治疗白细胞减少有明显效果。当然，侧重温阳益气，并不是不重视滋补阴血。各种贫血，每出现阴虚内热之候，表现阴阳气血两虚的特点，故本处方亦辅以枸杞子、女贞子、龟板、熟地等滋阴养血、育阴潜阳之品。再予一味五味子酸敛，以敛阴益气、扶正固本，共奏温阳益气、培补脾肾、滋阴养血、扶正培元、促进营血再生之综合作用，用以治疗各种原因引起的贫血疾患。

## 十二、舒胆消炎冲剂

组成：柴胡 30g，茵陈 50g，败酱草 30g，生军 12g，金钱草 30g，青皮 30g，郁金 30g，槟榔 30g，元胡 30g，赤芍 30g，香附 15g，川楝子 15g，枳实 20g，鸡内金 20g，使君子肉 30g，栀子 20g。

制法：上药混匀，共为粗末，水煎浓缩，制成浸膏颗粒冲剂。

用法：口服 1 次 8g，1 日 2 次，饭后服，每服 6 日，停服 1 日，可间断服 30～60 日，进行观察。或遵医嘱。

功效：消炎、利胆、退黄、化石、排石、驱蛔。

主治：急、慢性胆囊炎，胆结石，胆道蛔虫，黄疸（包括胆道梗阻性黄疸、黄疸型肝炎）。

附：舒胆消炎冲剂辅助方剂。

方剂 1 号：金银花 20g，连翘 20g，黄芩 15g，板蓝根 20g，虎杖 20g，丹皮 5g，竹茹 9g。水煎服。

主治：急、慢性胆囊炎，证见往来寒热、胸胁苦满、疼痛、心烦、喜呕等，有清热利胆之功效。

方剂 2 号：金钱草 30g，瓜蒌 9g，半夏 9g，片姜黄 15g，广木香 15g，生薏仁 30g，山甲片 20g。水煎服。

主治：胆结石，有疏肝利胆、排石、化石之功效。

方剂 3 号：乌梅 20g，川椒 9g，川黄连 6g，苦楝皮 15g，广木香 15g，当归 9g。水煎服。

主治：胆道蛔虫，有利胆安蛔、驱蛔作用。

## 十三、贴心护肝康

组成：制马钱子30g，川乌、草乌各20g，制乳香20g，没药20g，三棱20g，莪术20g，生南星20g，川芎20g，丹参20g，肉桂20g，荜茇20g，党参30g，黄芪40g，女贞子30g，淫羊藿40g，地龙30g，紫河车60g，板蓝根40g，茵陈40g，冰片5g，苏合油30g，麝香1.5g，二甲基亚砜适量。

制法：上药共为细粉，掺匀，再以医用凡士林适量，将苏合油、冰片、麝香研粉加入，调成软膏状，再加入适量二甲基亚砜溶液剂即成。

用法：将药薄敷于纱布上，外以胶布固定。将药膏贴于肝区、心区或疼痛部位。

功效：内病外治，益气培元，活血化瘀，软坚散结，散寒止痛。

主治：心、肝系统慢性疾患，如慢性肝炎、肝硬化所致之胁痛、肝脾肿大，冠心病、病毒性心肌炎所致之心前区痛、胸闷气憋等，以及风寒湿痹痛、骨质增生、椎间盘脱出所致之疼痛等。

## 十四、扶康戒毒灵胶囊

人是一个有机的整体，若气血顺畅，三焦通利，五脏安和，则百病不生。阿片乃苦温有毒之品，性涩，味香，长期吸入成瘾，耗损人体气血津液，因苦温而升火，涩而凝滞血瘀，香而耗气，出现气虚火旺、津亏血瘀等证。久吸成瘾，全身脏腑气血全赖吸食毒力以推动。若吸不及时，则毒瘾发作，全身气机升降失调，气为之逆乱，血为之瘀滞，津液为之停聚，脏腑功能为之失和，于是则诸恙蜂起，怪病丛生。

此时可见呵欠频作、涕泪交流、烦躁狂怒、全身痛不可耐、抽搐、震颤、毛孔竖立、彻骨生寒，痛苦不可言状，呕吐、腹泻一齐来。逃遁者、骂詈者、寻死者均有人在。探其病机，不外五脏违和，气机升降失调，而表现气血逆乱、痰闭心窍、火旺扰神的特点。但总以脏腑虚衰、气血耗损，且烟毒致瘾为主。因此在治疗上，当以解毒祛邪、活血化瘀、温经通络、理气止痛、清火安神、扶正培本为大法。

方药：红参 60g，黄芪 60g，淫羊藿 60g，郁金 40g，川芎 60g，元胡 60g，广地龙 60g，白芷 60g，制附片 60g，制草乌 60g，明天麻 40g，黄连 60g，黄芩 60g，枳实 60g，砂仁 40g，罂粟壳 60g，洋金花 60g。

上药合计 960g，研成细粉，装入零号空心胶囊，每粒装 0.5g，共装胶囊 1920 粒。每次服 5 粒，日服 3 次（其中洋金花每粒含 0.03g，每次服 0.15g）。

本方组成根据中医理、法、方、药辨证施治的理论原则，体现复方多法、综合运用、整体调节的特点。因长期吸毒，邪毒内侵，耗损脏腑气血，故吸毒者总以脏腑虚衰、免疫功能低下为本，故在方首以红参、黄芪、淫羊藿等以扶正培本，增加机体免疫功能与抗邪能力。经观察，人参提取物中存在能改变机体对吗啡依赖性的有效成分。由于毒瘾发作导致全身气机逆乱，阴阳失调，血脉瘀滞，彻骨生寒，痛不可耐，故方中以郁金、川芎、元胡、广地龙等活血祛瘀，通络止痛；复以疏风、温阳、散寒之白芷、附片、草乌等疏通表里，温经止痛。如此祛瘀、温经之药并用，冀以解除成瘾患者在戒断期间不可名状的剧痛难忍症状。方中以枳实、砂仁理气和胃，以解除肠胃功能紊乱引起的呕吐、腹泻。以天麻镇肝平眩。由于烟毒苦温升火，火旺扰神，而致出现焦急、烦躁失眠诸证，故以黄连、黄芩清解祛邪，宁神除烦。洋金花为传统常用的中药麻醉止痛剂，对解除阿片类的戒断症状有显著效果。本品与草乌制剂同用，可能会增强麻醉作用，并能互相抵消其不良反应，如草乌生物碱引起的副交感神经系统兴奋现象（如流涎、出汗、腹泻等）均可为曼陀罗制剂所对抗。罂粟壳为阿片类药物，方中以依赖性小的罂粟壳代替依赖强的阿片类毒品，此为普遍应用的替代疗法，即所谓维持疗法，其目的在于减少或停止应用非法麻醉剂，达到消除患者的生理依赖而实现逐渐撤药计划。

评价戒毒药品的疗法，其目的在于减少或停止应用非法麻醉剂。评价戒毒药品的疗效时，不是看其脱瘾率，而是观察其对戒断症状的抑制过程，重点是观察用药1周内是否出现戒断症状。

治疗过程：吸毒者入院后数小时往往毒瘾发作，戒断症状来势凶猛，急切之中，汤药难及，需用有效的脱瘾药物迅速改善症状。可采用盐酸二氢埃托啡片舌下含化，配合静滴氯丙嗪、654–2、肌注安定等，使其迅速安静。接着口服扶康戒毒灵胶囊，每次服5粒，每日2次。配合口服利眠宁10mg，每日3次。或舒乐安定1mg，每日3次。戒断症状多在2～3天减轻或消失，平均可住院6天。以后可服扶正胶囊以巩固治疗，疗程2～4周。

扶正胶囊组方：扶康戒毒灵胶囊减去罂粟壳、洋金花。每次口服6粒，日服3次。

## 十五、回春壮阳冲剂

组成：淫羊藿40g，仙茅40g，韭子40g，菟丝子40g，补骨脂40g，巴戟天40g，五味子30g，枸杞子40g，当归

20g，黄芪 50g，制附子 20g，覆盆子 30g，蛇床子 40g，黄狗肾 1 具，蛤蚧 1 对，紫河车 1 具。

制法：上药狗肾、蛤蚧、紫河车粉碎成小块，以乙醇浸泡提取浓缩成浸膏。其他药水煎过滤浓缩成浸膏。混合两种浸膏制成冲剂，或制成片剂。

用法：口服，1 次 8g，1 日 3 次，饭后服。或遵医嘱。

功效：补肾壮阳，强筋健骨，益精添髓，固精缩尿，防老抗衰。

主治：性功能减退，阳痿不举，遗精滑泄，腰膝冷痛，筋骨痿弱，身体虚羸，精血衰少，男女不育，尿频遗尿。

## 十六、中医美容化妆品验方

### （一）百合抗皱增白霜

组成：甘肃百合 20g，白及 20g，白芷 20g，甘肃丹参 30g，黄芪 20g。

制法：百合、白及碾细粉（120 目以上）或提取，白芷、丹参、黄芪提取。添加的油脂类、防腐与抗氧剂、色素、香精等最好从中药中提取。

用法：敷面。

功效：主要抗皮肤衰老，有护肤、减皱、增白、润燥、祛斑、止痒等功效。

组方依据：本配方的拟定主要博采古今众方之长，并结合自己多年的临床经验设计而成。方中白芷、白及均为美容要药，能润燥爽肌，护肤增白。《神农本草经》谓白芷“长肌肤，润泽颜色，可作面脂”。《药性论》谓白及擅长治疗“面上黑干疱，令人肌滑”。在古代诸多护肤美容方中均二药合用。如《太平圣惠方》一书中的“永和公主药澡豆”方、“七白挺子膏”方、《千金要方》一书中的“千金面脂”方、《必用全书》一书中的“全国宫女八白散”方、《御药院方》一书中的“御前洗面药”方、“皇后洗面药”方等，均载有用白芷、白及洗面、涂面，使人颜色悦泽，神清气爽。黄芪为益气要药，能补益气血，营养皮肤。《千金要方》“玉香散”“千金涂面方”，《外台秘要》“常敷面脂”等方中均列为营养皮肤、抗皱防老的主要药品。百合有养阴润肺之功，常与白及相伍内服，治疗肺痿咯血。本方百合与白及相配，对护肤、抗皱、增白有良效。丹参为中药中活血化瘀常用佳品，前人认为丹参既可行血，又可养血，有“丹参一味顶四物”之说，用于化妆品涂肤，能促进皮肤血液循环，增进皮肤营养，故古今化妆品均列为护肤良药。

治疗原理：中医认为，减缓皮肤早衰老化在用药上，无论内服外涂，其主要治则是滋阴润燥，益气养血，祛瘀生新。本配方的拟定即根据这一治则。肺主皮毛，百合为滋阴润肺的主要药品，故本配方首选百合为养阴护肤药。黄芪为益气佳品，一般谓补药中风药，善走体表卫分，有益气固表止汗之功，作为化妆品，对调柔皮肤腠理、增进皮肤营养有良效，而且取其益气活血之力，以通调皮肤营卫气血，促进皮肤新陈代谢。活血祛瘀为护肤抗皱增白的主要治则，而且独具中医护肤疗法的特点，故本配方丹参用量占全方 2/3 就是为了通过活血祛瘀，以促进皮下毛细血管的血液循环，增进皮肤营养，以达到延缓皮肤过早衰老的目的。白及与白芷，历代中医典籍和宫廷秘方均载为美容要药。白及性黏质滑，能吸浊祛垢，滑润皮肤。与白芷合用，其护肤爽肌、抗皱增白之力更著。综观本配方，是通过多种药物功效的综合作用，以达到延缓皮肤早衰老化的目的。

## （二）还少乌发生发乳

组成：旱莲草20g，侧柏叶20g，何首乌20g，川芎20g。

制法：上药均用提取物。添加的油脂类、防腐与抗氧剂、色素、香精等最好从中药中提取。

用法：涂发。

功效：有生发乌发的功效。涂治须发脱落不生、稀疏斑秃、变白为黑，防止脱发、白发，并治头痒、白屑。

配方依据：本配方的拟定亦是博采古今众方之长，并结合自己多年的临床经验设计而成。方中旱莲草对乌须生发有特效。《新修本草》谓“汁涂眉发，生速而繁”，故在古代众多护发方中，如《太平圣惠方》一书中的“零陵香油方”“摩顶黑发方”“治眉毛脱落方”“令发易长方”，《寿亲养老书》一书中的“牢牙乌发方”，《必用全书》一书中的“金主绿云油”方，《御药院方》一书中的“洗发菊花散”，《外台秘要》一书中的“蔓荆子膏”方等，均列为乌须生发的要药。用侧柏汁涂头以乌须生发，载于《太平圣惠方》一书中的“桑皮柏汁汤”“治发鬓黄赤方”“胡麻膏”等诸方中，是治疗头发不生或变白的良药。《日华子本草》谓：生侧柏叶“烧取液涂头，黑润鬓发”。何首乌能益寿延年，乌须黑发，为古今常用要药，不仅可内服，亦可外用。《本草纲目》谓：“何首乌固精益肾，乌鬓发，为滋补良药”。川芎为活血祛瘀主要药品，亦为护发的必用药物，故古代医学家亦视川芎为护发要药。古典医籍护发药方，如《太平圣惠方》之“零陵香油”方、“胡麻膏”方、《千金翼方》之“瓜子散”、《外台秘要》之“魏文帝用效秘方”、《御药院方》之“洗发菊花散”等诸方中均有记载。

治疗原理：中医谓“肾其华在发”，又谓“发为血之余”。所以中医认为护发药品，无论内服、外涂均宜调补肝肾，活血养血，故本方所配药品，每以调补肝肾、活血养血为主。何首乌、旱莲草为调补肝肾要药，能填补肾精，营养发根，促使头发色素生成，有护发、养发、生发之功。作为化妆品，是一种很好的头发调理剂。川芎与侧柏叶为血分药，且川芎为活血化瘀的理想药品，能扩大头部毛细血管，促进血液循环，增加头皮营养，故可以延缓白发生长，保持头发润滑光泽，防止脱落。侧柏叶用于护发化妆品，亦取其凉血和营之功。有人报道，用鲜侧柏汁涂搽毛发脱落部位，治后均见毛发生长。

## （三）减肥乐

组成：麻黄 20g，薄荷 20g，桂枝 20g，汉防己 20g，生石膏 40g，滑石 30g，大黄 30g，芒硝 30g，苍术 30g，泽泻 30g，茯苓 20g，生山楂 40g，川芎 30g，生姜 20g，茵陈 30g，草决明 30g，二甲基亚砜适量。

制法：诸药提取，加二甲基亚砜适量，生姜挤汁掺入，生石膏、滑石、芒硝研粉掺入。

用法；涂搽身体脂肪肥厚之处，如臂部、腹部等处，每日早、晚涂 2 次。涂后摩擦 5 ～ 10 分钟至皮肤发热为宜。

效用：有宣散湿浊、祛瘀清化、减肥降脂的作用。

治疗原理：肥胖的原因多为血脉不畅、湿浊阻滞、痰浊壅滞脉道，以致脂肪、胆固醇等物质堆积不化所致。因此，本处方以麻黄、桂枝、生姜、薄荷等品辛温宣泄，宣化湿浊；复以苍术燥湿，茯苓、泽泻、滑石渗湿，达到排除皮下壅滞的湿浊；以川芎、莪术、生山楂等通脉祛瘀，促进血液循环，增加新陈代谢；以生石膏、大黄、芒硝等苦寒清泄、消除皮下壅滞物质，共同达到减肥降脂的目的；加入二甲基亚砜溶液剂，以增加药物的溶解与渗透作用，促进皮肤吸收，增强治疗效果。

（四）丰乳疏乳宝

组成：紫河车80g，人参60g，黄芪80g，川芎60g，附子、肉桂、胆南星、半夏、穿山甲、乳香、没药、白芷、木香各30g，鲜仙人掌40g，僵蚕30g，冰片5g，苏合香油30g，二甲基亚砜适量。

制法：诸药提取，鲜仙人掌挤汁掺入，将苏合油、冰片研粉加入搅和，再加入适量二甲基亚砜溶液剂。

用法：外涂乳房部。涂后辅以摩擦，效果更好。乳腺结节，涂后摩擦局部皮肤，至发热为宜，约5～10分钟，每日早、晚两次，以促进药物吸收。乳房弱小平坦，每日在晨起和晚上临睡前涂2次。涂后自行按摩，用双手掌反复揉摩乳房和乳头。顺序是由上而下，周围到乳头，用力均匀柔和，可边捏按边揉摩，最后提拉乳头5次（未婚青年女性可不提拉乳头）。

功效：本化妆品一用于乳房弱小平坦，一用于乳腺增生，乳房结节，有补肾益气、促使乳房发育、祛瘀化痰、消癥散结的功效。另外，用于妇女胸部瘦小扁平，外涂胸部，并辅以自行按摩，也每有使之丰满的效果。

治疗原理：乳房发育隆起丰满，是保持青春女性健美曲线的重要前提，而乳腺增生、乳房结节又是妇女常见的多发疾患。本化妆品对此均有治疗作用。方中紫河车、人参、黄芪等补肾益气之品，能增强内分泌，促使乳房发育。肉桂、附子温阳助火，通阳宣痹，既可鼓舞生机，生长激素，促使乳房发育；又可通阳宣化，辛温散结，消除乳房癥块。有活血祛癥、理气消导作用的川芎、乳香、没药、穿山甲、木香等品，其理气祛癥作用，既可促进血液循环，增加乳房营养，促使乳房发育；又有理气消滞、祛瘀消癥的作用。这种综合性的治疗效果，体现了中药药效学的特点。方中僵蚕、胆南星、半夏等祛瘀散结；白芷祛风消肿；苏合香、冰片芳香宣闭；仙人掌清热解毒、软坚消肿，对消除乳腺癥块有良效。加入二甲基亚砜溶液剂的治疗原理同前。

### （五）芳香透腋宝

组成：枯矾 50g，公丁香 20g，胡椒 5g，龙眼核 20g，川芎 30g，冰片 5g，百部 30g，二甲基亚砜适量。

制法：诸药提取，冰片研粉掺入，加入适量二甲基亚砜溶液剂，制成膏剂或乳剂。

用法：清洗腋下外涂，每日早、晚涂搽。

功效：芳香透腋，辟秽燥湿，和营除臭。

治疗原理：本病多是湿浊浸淫腋下，湿瘀热腐，营卫失调，致如野狐之气，臭秽袭人。另外也与先天遗传有关。本方重用枯矾，为燥湿吸浊要药。丁香芬芳辟秽。冰片芳香透腋，开窍辟浊。龙眼核与胡椒配伍，前者善于燥湿除臭，后者可以通利毛窍，两药配合，相得益彰。川芎有活血祛瘀之功。单用百部一味，抗菌杀虫。诸药合用，以达到芳香透腋、辟秽燥湿、和营除臭之目的。加入二甲基亚砜溶液剂的治疗原理同前。

（六）脚气灵

组成：土槿皮 30g，大枫子肉 30g，地肤子 30g，蛇床子 30g，白鲜皮 30g，苦参 30g，黄芩 30g，硫黄 15g，枯矾 125g，樟脑 15g，普鲁卡因 20mg，50% 乙醇 2000ml，二甲基亚砜适量。

制法：将土槿皮打成粗末，大枫子肉捣碎，硫黄研细，枯矾打松，诸药用 50% 乙醇浸泡，第 1 次加 800ml，浸 2 天后，倾取清液；第 2 次再加 600ml，再浸 2 天，倾取清液；第 3 次加 600ml，去渣取液，将 3 次浸出之药液混合，再把樟脑用 95% 乙醇溶解后，加入药液中，并加入二甲基亚砜及普鲁卡因适量，待药液澄清，倾取上层清液备用制成酊剂。

适应证：适用于脱屑型、水疱型和糜烂型等各种脚气。

用法：涂搽患处，每日 3～4 次。

功效：疏风祛湿，杀虫止痒。

主治：脚气、脚癣、脚臭、脚汗，并可防治香港脚。

（七）皮肤保健浴液

组成：白鲜皮 20g，苦参 20g，赤芍 30g，白芷 20g，桔梗 20g，白及 20g，黄芪 30g，土茯苓 20g，白花蛇舌草 20g，二甲基亚砜适量。

制法：均用提取物，溶解于二甲基亚砜中，加赋形基质。

剂型：霜剂。

用法：洗完澡后，将浴液均匀涂搽在全身各处，搓揉数分钟，再用水冲洗全身。

功效：滋润荣养皮肤，防治一切皮肤病，皮疖、瘙痒，清洁卫生解毒，并有抗皱增白防晒、抗癌和防治性病等作用。

治疗原理：本处方的治则是疏风祛湿，清热解毒，益气和营，荣养皮肤。方中白鲜皮、苦参有清热利湿、祛风止痒之功效，以善治各种皮肤病见长，如湿疹、疥癣、疮癞等。土茯苓、白花蛇舌草为清热解毒之要药，有清洁皮肤、预防皮肤疖疮感染之功效。土茯苓有凉血排毒之功，是防治梅毒之要药，且有解汞毒之效。白花蛇舌草有抗肿瘤的作用，制成沐浴液化妆品，有预防某些癌症的可能，而且有滑润皮肤、使皮肤细腻的效能。白及与白芷历代中医典籍和宫廷秘方均载为美容要药。白及性黏质滑，能吸浊祛垢，滑润皮肤。与白芷合用，其护肤爽肌、抗皱增白之力更著。桔梗有祛痰作用，用于化妆品可作为增白剂。黄芪为益气之佳品，一般谓补药中风药，善走体表卫分，有益气固表止汗之功。作为化妆品，对调柔皮肤腠理、增进皮肤营养有良效，而且取其益气活血之力，以通调皮肤营卫气血，促进皮肤新陈代谢。活血祛瘀为荣养皮肤的主要治则，故本配方赤芍用量较多，就是为了通过活血祛瘀，以促进皮下毛细血管的血液循环，增进皮肤营养，以达到荣养皮肤的目的。赤芍用于化妆品，亦可作为增白剂。

# 几个常用药的应用心得

## 一、黄芪

黄芪有补益元气、扶正培本之功。我在临床上凡是遇到缠绵难愈的慢性疾患，且表现出正气虚损不足，如神疲体倦、气短懒言、体质瘦弱、面色不华等，均首选黄芪。另外，临床常见的虚实夹杂病证，如各种肝炎所致的肝脾肿大、肝硬化腹水；各种心脏病所致的血脉瘀滞、唇绀舌暗、血瘀肝大、心衰水肿；肾病水肿等因其均系脏腑代谢功能衰退，而致病理代谢产物留滞为患，表现虚实夹杂、本虚标实的特点，故在祛瘀利水以泻其实的同时，均宜辅以扶正益气之品，以治其本。扶正益气之品我一般亦是首选黄芪。如治疗冠心病的“益气通痹汤”、治疗病态窦房结综合征的“培元复脉汤”、治疗再生障碍性贫血的“益气补血汤”、治疗肝硬化的“消癥利水汤”等均选用黄芪。此外，我在治疗中风后遗症偏瘫时亦常喜重用黄芪，如处方：黄芪 40g，当归 9g，赤芍 9g，川芎 9g，广地龙 20g，丹参 20g，怀牛膝 9g，全蝎 6g。水煎服。临床应用效果颇佳。

## 二、淫羊藿

淫羊藿为补肾扶正之品。凡慢性疾患，须补肾扶正、增强免疫功能，我一般必用淫羊藿。医书记载，淫羊藿辛温偏燥，凡阴虚而相火易动者忌用。根据我的临床体会，淫羊藿之性味应是甘温而偏平，温而不燥，升中有降，无升阳动火之不良反应。对一切虚证，或虚实夹杂之证，表现阴阳气血两虚，而需补肾培本者，均可选用。近代药理实验表明，淫羊藿还具有降血压、降血脂、降血糖和扩张冠脉治疗心绞痛的作用。可见，对淫羊藿的性味、功能的认识，在传统的基础上应另有新意和补充。如“培元复脉汤”“消癥利水汤”“益气补血汤”等均选用淫羊藿。另我用淫羊藿配伍黄芪、地龙、降香等治疗冠心病虚实夹杂，表现胸闷、心痛、疲乏、脉结代为特点者，常可收桴鼓之效。用药为淫羊藿 20g，党参 20g，黄芪 20g，赤芍 20g，丹参 20g，元胡 20g，郁金 15g，生山楂 20g，广地龙 20g，瓜蒌 9g，桂枝 9g，降香 6g。

## 三、水蛭

水蛭有祛瘀消癥、通利水道之功。我在临床上主要用于瘀水互结引起的病证，如肝硬化腹水、心衰水肿、肾功能不全引起的水肿等。另外，也用于血脉瘀滞引起的一些病证，如肝病出现的肝脾肿大、冠心病心绞痛、缺血性脑卒中、萎缩性胃炎等。我使用水蛭一般是晒干研粉，装入胶囊吞服。每次服 2 ～ 3g，日 3 次。根据我的临床经验，水蛭与有扶正培本作用的淫羊藿、党参、白术、黄芪等合用可在增强机体自身免疫功能的同时，利于水蛭破血消癥利水功能的发挥。下面列数方说明我用水蛭的心得体会。

处方 1：口服生水蛭粉（装入胶囊），1 日 2 次，每次 2g，15 天为 1 个疗程。

配伍药物；黄芪 40g，当归 9g，赤芍 9g，川芎 9g，丹参 20g，广地龙 20g，怀牛膝 9g，全蝎 6g，桑寄生 10g。水煎服。

主治：中风后遗症偏瘫。

处方2：口服生水蛭粉（装入胶囊），1日2次，每次2g，30天为1个疗程。

配伍药物：黄芪20g，淫羊藿20g，瓜蒌9g，川芎15g，赤芍15g，丹参20g，元胡20g，广地龙20g，生山楂20g，桂枝9g，细辛4g，降香6g。水煎服。

主治：冠心病表现胸闷、心痛、疲乏、脉结代。

处方3：口服生水蛭粉（装入胶囊），1日2次，每次2.5g，30天为1个疗程。

配伍药物：消癥利水汤。

主治：肝硬化腹水。

处方4：口服生水蛭粉（装入胶囊），1日2次，每次2.5g，30天为1个疗程。

配伍药物：熟地20g，山萸肉20g，丹参20g，泽泻20g，猪苓、茯苓等各20g，车前子20g，怀牛膝9g，党参20g，黄芪20g，淫羊藿20g，桂枝9g，制附片9g，益母草20g。水煎服。

主治：慢性肾炎、肾病综合征，肾功能不全引起的浮肿、腹水等。

## 四、附子

附子有温阳散寒、温经止痛之功。我一般用于治疗风寒湿痹所致之周身关节疼痛、冠心病心绞痛、病态窦房结综合征、肝硬化腹水、慢性肾炎、肾病综合征、肾功能不全所致之浮肿、腹水，慢性胃肠炎阴寒内盛所致之腹痛、腹泻等。但必须表现肢冷畏寒、脉象弦紧或迟缓、疼痛急剧、喜温喜按等阳虚阴盛的证候特点方可使用该药。附子含乌头碱，辛热有毒性，必须炮制使用。用量首次从9g开始，服药5～7天后无明显不良反应，可逐渐加大用量，我临床一般是加至30g为止。然用量大时，处方中必须标明“另包先煎”，即开水浸泡先煎1小时。我的经验方“培元复脉汤”“消癥利水汤”都选用了附子。我治疗慢性肾炎等引起的浮肿、腹水时亦喜用附子（参看水蛭单味药处方之4的配伍药物）。

处方1：制附片15g（先煎），桂枝9g，麻黄9g，黄芪20g，当归20g，赤芍、白芍各9g，丹参20g，片姜黄20g，元胡20g，桑枝20g，羌活、独活各9g，海桐皮20g，淫羊藿20g，怀牛膝9g，甘草6g。水煎服。

主治：风寒湿痹所致之周身关节疼痛。

处方2：制附片9g，桂枝9g，细辛4g，瓜蒌9g，赤芍20g，丹参20g，川芎15g，广地龙20g，元胡20g，生山楂20g，黄芪20g，淫羊藿20g，生水蛭粉5g（早、晚2次冲服）。水煎服。

主治：冠心病、心绞痛。

## 五、莪术

莪术有行气破血、消积止痛的作用。我一般用于治疗肝病出现肝脾肿大、肝硬化腹水、冠心病心绞痛、萎缩性胃炎、镜检胃黏膜结节隆起、肠上皮化生、血瘀痛经、经闭、肿瘤疼痛等病证。按医书记载，莪术为行气破血之品，仅适用于气滞血瘀所致之实证。根据我的临床经验，莪术性味平和，既有攻坚消积之功，而又有保肝、护心和增强人体免疫功能的作用，故临床不仅适用于气滞血瘀引起的实证，而且适用于气虚血瘀、癥瘕积聚所表现的虚实夹杂病证，如上所述的肝硬化腹水等。

处方 1：莪术 20g，丹参 20g，醋鳖甲 30g，淫羊藿 20g，党参 15g，炒白术 20g，黄芪 20g，五味子 15g，茵陈 20g，柴胡 15g，大腹皮 20g，猪苓、茯苓各 20g，泽泻 20g，车前子 20g（包煎），生水蛭粉 5g（早、晚分服）。水煎服。

主治：肝硬化腹水。

处方 2：莪术 20g，赤芍 15g，川芎 15g，丹参 20g，元胡 20g，生山楂 20g，广地龙 20g，桂枝 9g，细辛 4g，荜茇 9g，黄芪 20g，生水蛭粉 4g（早、晚分冲）。水煎服。

主治：冠心病、心绞痛、胸痛彻背。

处方 3：莪术 20g，三棱 15g，当归 15g，川芎 15g，赤芍 15g，桂枝 9g，小茴香 9g，香附 9g，乌药 9g，益母草 20g，桃仁 9g，红花 9g。水煎服。

主治：血瘀痛经、经闭。

## 六、三七

三七除化瘀止血、活血消肿止痛功能外，又是一味补血、益气的补虚强壮佳品。近年来，我在临床上根据久病必虚、久病必瘀的病理特点，凡治疗一些久病不愈、虚实夹杂、气虚血瘀的慢性疾患多使用三七，均收到满意效果。如治疗各种病毒性慢性肝炎、肝硬化腹水、胃及十二指肠溃疡出血、萎缩性胃炎、冠心病、心绞痛、高脂血症等。我使用三七一般是晒干研粉，每次 2 ～ 3g，日服 2 次。根据我的临床经验，三七与有扶正培本作用的党参、白术、黄芪及活血化瘀之丹参、赤芍、莪术等相伍为用，具有一补一散、相互制约、相互为用、补而不滞、散而不耗、益气活血、通补兼施、相得益彰之效。清代《本草新编》提出三七能补虚，通过临床应用，又据现代药理研究表明，三七含有大量人参皂甙，具有类似人参样药理效应，能增加巨噬细胞的吞噬能力，增强人体的新陈代谢和免疫功能。其作用主要表现在补血益气两个方面。可见对三七的功能认识，在传统的基础上应另有新义和补充。下面仅列数方，说明我用三七的临床体会。

处方1：党参15g，炒白术9g，黄芪20g，当归9g，炒白芍20g，丹参15g，元胡15g，三七粉4g（早、晚分服），海螵蛸30g，白及015g，黄连6g，吴茱萸6g，鸡内金15g，砂仁9g，香附9g，甘草9g。水煎服。

主治：消化性溃疡。

处方2：白及粉3g，三七粉3g，乌贼骨3g，黄芪粉3g，混匀调成糊状装入胶囊吞服，日服3次，每次服2g。

主治：消化性溃疡日久不愈、大便潜血。

处方3：党参20g，炒白术9g，黄芪20g，陈皮9g，姜半夏9g，香附9g，砂仁9g，鸡内金15g，炒白芍20g，莪术20g，三七粉5g（早、晚分服），蒲公英15g，乌梅9g，甘草6g。水煎服。

主治：萎缩性胃炎伴有肠化增生者。

处方4：瓜蒌9g，川芎15g，赤芍15g，丹参20g，郁金15g，元胡20g，生山楂20g，广地龙20g，桂枝9g，细辛4g，荜茇9g，黄芪20g，淫羊藿20g，三七粉5g（早、晚分服）。水煎服。

主治：冠心病病势缠绵，时轻时重而表现本虚标实者。

处方5：黄芪20g，党参20g，淫羊藿20g，桂枝9g，降香6g，赤芍15g，丹参20g，广地龙20g，当归15g，元胡20g，制附片9g，三七粉5g（早、晚分服）。水煎服。

主治：心肌梗死，呈现持续性心绞痛，胸闷、憋气、心律失常、舌质紫暗等症状。

处方6：何首乌20g，黄精20g，生山楂20g，草决明20g，桑寄生20g，三七粉5g（早、晚分服）。水煎服。

主治：冠心病、高血压病、脑动脉硬化伴有血脂及胆固醇增高者。

处方7：夏枯草20g，黄芩9g，桑叶9g，菊花20g，钩藤20g，生地20g，元参20g，生龙骨、生牡蛎各30g，石决明30g，桑寄生9g，怀牛膝9g，何首乌20g，僵蚕9g，白蒺藜15g，槐花15g，三七粉4g（早、晚分服）。水煎服。

主治：肝风内动，风阳上扰，气血上壅，痰火壅盛之络损血溢，中风昏厥。

处方8：党参20g，黄芪20g，茯苓15g，淫羊藿20g，桂枝9g，当归9g，丹参20g，赤芍15g，广地龙20g，红花9g，莪术9g，虎杖20g，半夏9g，杏仁9g，三七粉5g（早、晚分服），炙甘草9g。水煎服。

主治：肺源性心脏病，证系瘀血阻络型（弥漫性血管内凝血）。呈现颜面口唇青紫、喘促、心悸、脉来结代，伴肢冷，皮肤色青，肢端尤甚，或胁下瘀积，血瘀水停面肿，或血瘀络损而咯血，舌紫暗，脉涩。

处方9：党参15g，黄芪20g，炒白术9g，熟地15g，益母草20g，乌贼骨30g，川断15g，补骨脂20g，五味子20g，阿胶9g（烊化），艾叶炭9g，陈棕炭9g，侧柏炭9g，仙鹤草20g，三七粉5g（早、晚分服）。水煎服。

主治：崩漏。适于中虚气陷、月经过多、持续期长、体倦乏力、面色㿠白等。

处方10：党参20g，炒白术20g，黄芪20g，淫羊藿

20g，仙鹤草 20g，女贞子 20g，鳖甲 30g，赤芍 20g，丹参 20g，三棱 15g，莪术 15g，鹿角胶 9g（烊化），大腹皮 20g，猪苓、茯苓各 20g，泽泻 20g，白茅根 20g，车前子 20g（包煎），益母草 20g，三七粉 5g（早、晚分服）。水煎服。

主治：肝硬化腹水，证属虚瘀癥积型。

# 谈谈养生之道

老年有健康的身心是人生最大的幸福，要争取活到 90 岁，跨过 100 岁的高龄。其养生之道，归纳起来有 4 点：①运动气血。②涵养精神。③调节饮食五味。④生活规律，老有所为。

## 一、运动气血

东汉华佗言："户枢不蠹，流水不腐"。同样，生命也在于运动，运动可以促进人体气血流通、新陈代谢，起到增强体质和防老抗衰的作用。每个人一生中都要养成良好的运动习惯，特别是到了老年，健康的身体更与积极的运动密不可分。

传统的武术是健身运动的最好形式，练武术要学会"用气"与"发劲"，要气发丹田（脐下三寸），由内达外，气运全身，以意统气，气随意走，做到"意到气到，气到劲到，以气运身，以意统气，神气合一，形神并养"。这就是所谓的"内练一口气，外练筋骨皮"。中国武术有着数千年的历史，它既有舞蹈的审美价值，又有体操的健美功能，同时还能锤炼意志，健全体魄，防病健身，防身御辱，是舞蹈、体操所不及的。不论年轻人还是老年人，能够根据自身条件选择一种武术套路，如老年人可选择太极拳，长期练下去，对强身健体、防老抗衰是大有好处的。

除武术外，每天坚持步行、慢跑或骑自行车等，也是很好的运动形式。但有一点，就是每次运动都要达到一定的质量要求，其标准就是脉搏的跳动要达到 90 次以上，不超过 100 次。时间长短要根据自身所能承受的时间和习惯而定，一般不少于半小时，这样才能起到运动气血和促进新陈代谢的作用。

## 二、涵养精神

一是指在日常生活中，要善于培养乐观情绪和豁达开朗的精神状态，即老有所乐。《内经》认为，“百病生于一气”，此一“气”即指情志失调而言。《内经》提出：“怒则气上，喜则气缓，悲则气消，恐则气下，惊则气乱，思则气结”。此气上、气缓、气消、气下、气乱、气结等，即指气机、情志失调而引起的体内生理机能失调所出现的病理变化。《内经》曰：“精神不散，亦可以百数”，即言善于涵养精神的人，可以活到百岁以上，并提出养生学说的至理名言，即“恬淡虚无，真气从之，精神内守，病安从来”。可见，涵养精神、培养乐观情绪是防病健身、延长寿命的重要方法。二是通过修真养性的方法，即气功的方法、静坐的方法来调摄精神，培养体内的元真之气，达到防病健身、延年益寿的目的。静坐，即要求平身端坐，以意领气，意守丹田，默念安静，达到意念静止、恬淡虚无的境界。现在来说，这样做可使因工作繁忙等因素所造成的紧张的心态得到松弛平静，这对防老抗病健身是非常有益的。静坐的方法实际上源于《内经》。两千多年前《内经》所讲的静坐的方法、修真养性的方法是很质朴的，没有什么玄妙之处，与现在社会上流传的已经神化了的气功是截然不同的。在涵养精神上，要注重如下几个方面：

在调摄精神方面，要乐观，豁达开朗，爱好广泛。尤其在晚年的时候，更应想方设法扩大爱好范围，寻找生活乐趣，培养乐观情绪。每天抽出一定时间坚持练书法，实际是一种很好的涵养精神、陶冶性情的养生方法。练书法时要头身端正，要运腕、运笔、运气，意念要集中于笔下，并要排除杂念与外界的干扰。在运笔书写过程中，讲究意到气到，气到劲到，神气合一。这实际是一种气功运动、气功疗法，符合中医“意守”的养生之道，同时也起到了一定的运动作用。将调摄精神与运动形体二者兼顾，“神形并养”一举两得。长期从事写字、作画职业的人易长寿。把它作为一种养生的方法，陶冶性情的方法，长期坚持下去，对于防病健身、延年益寿是大有裨益的。

京戏是一种古老而完美的中国传统文化艺术，博大而精深。通过演唱，可以陶冶性情，培养人的乐观情绪。每当引吭高唱之时，悠然自得，其乐融融，任何忧郁烦闷的情绪均化为乌有。但是在唱的过程中，发声行腔也应讲究。要气发丹田，由下达上，通过肺，出于喉咙、口鼻。这样的用气和发声行腔，底气十足，悦耳动听，韵味隽永深厚。这种发声的方法，又能起到培养体内的元真之气、增强肺活量、促进血液循环的作用。这实际又属于中医呼吸吐纳的养生方法，亦可称呼吸疗法、气功疗法。由此看来，学唱京戏是神气合一，既运动形体，又涵养精神，符合《内经》“形神并养”

的养生原则，是值得重视的。

由于我能集中医、京剧、武术、书法这“四大国粹”的养生之道于一身，故能健康不老。另外，每天我也抽一定时间练练气功。其方法简单易行，叫1分钟练功法，即平身端坐，莫起一念，以意导气，引气下行，息息归根，意守丹田，默念安静，切勿间断。如此1分钟即可，亦可作至5分钟，每天可作几次，若夜间为失眠而练，可将坐式改为卧式。此法能调节呼吸，排除杂念，涵养精神，培养体内元真之气。

## 三、调节饮食五味

《内经》提出：“饮食有节，起居有常”。调节饮食五味是很重要的养生方法。饮食五味要食用得当，合理调配，不可偏嗜，偏则为病。如偏嗜甘、偏嗜咸、偏嗜肥都可引起体内的不良反应，甚至引起动脉硬化，导致心脑血管疾病的发生，使衰老加快。日常饮食要多食清淡，多食蔬菜水果，不要贪食肥甘厚味，饮食要少而精，吃八分饱，微饿长寿，主食最好是粗细粮合理搭配。

在过去，饮食不节所引起的疾病多为营养不足、饥饿劳役所致。而今，饮食不节引起的疾病主要因营养过剩，如临床常见的老年病，如动脉硬化、高血压、高血脂、心脑血管病、糖尿病等，多由于体内营养过剩引起，包括糖过剩、盐过剩，甚至蛋白过剩。步入老年，我每餐喜饮少量自配的保健药酒，主要由枸杞、生山楂、女贞子、淫羊藿4味药组成，有防老抗衰、软化血管、扶正抗癌之功效。饮这种药酒既可起到防老抗衰的养生保健作用，又可解决酒瘾问题，乃一举两得。为了养生保健，延缓衰老，我还每日口服自制的抗衰粉（主要成分水蛭）5g，装入胶囊，每日早、晚分两次口服，此药有较好的降血脂和抗血管硬化作用。

## 四、生活规律，老有所为

老年人要注意起居有常，生活规律。这就是《内经》所谓的“起居有常，不妄作劳”。日常生活，起居作息，餐饮睡眠都要有规律。老年人退休后，终日无所事事、消闲游荡、散漫无序的生活方式与心理状态对身体健康是非常有害的。

在生活起居方面，《内经》特别强调要“因时之序”，即顺应四时节气的变化，而调节人的生活方式。我退休后，一般是早晨6时起床，7时30分户外晨练。若在秋冬寒冷季节，必待阳光升起，9时许，户外晨练。这就是《内经》所谓的“去寒就温，勿扰手阳，早卧晚起，必待日光”。要知道，老年人进入冬季，要特别注意保护人体阳气，趋避寒气，谨防感冒。因为伤风外感为百病之首，特别是老年人，每因冬季不慎为风寒所感，而致病情恶化，或诱发其他疾病。到了春夏季节，随着气候转暖，阳气升发，可多做一些户外活动。这就是《内经》所谓的“夜卧早起，广步于庭”，使“所爱在外”。在春夏季节，我特别爱好游山玩水，野餐观景。此季节常偕同老伴及子女，去周边诸山游玩揽秀。

老年人身体老化是自然规律，是无法抗拒的，但心理不能老化。老年人最怕心理老化，意志消沉，无所作为，精神空虚，无所寄托。老有所为是很重要的养生方法之一。我在临床、科研以及著书立说方面所取得的成就，很多是在步入花甲之年以后完成的。这段时间，我曾编写出版7部著作，发表学术论文近百篇，研制出国家级中药新药“舒肝消积丸”和“心痹舒胶囊”。目下，仍在继续工作，做一些有益于人民的事情，除每天坚持应诊治病外，还肩负着培养后学的重任。老有所为是老年人最重要的防老抗衰的养生之道。

养生、保健、防老抗衰，从年龄上讲，不单是老年人的事情，从青壮年起，在身体尚未出现衰老的异样变化之前就应讲求养生之道，进行预防措施。这就是《内经》所谓“智者察同，愚者察异，愚者不足，智者有余”。“察同”是指在身体尚未出现衰老的异样变化之时，就晓得讲求养生，故智者的身体虽然到了老年还是健康有余的。这对养生学来讲，是非常切合实际的至理名言。

我喜欢的古代养生著作有《素问·上古天真论》《延年却病笺》《清修妙论笺》，最喜欢的养生格言是：《素问·上古天真论》的“恬淡虚无，真气从之，精神内守，病安从来”和东汉华佗的“户枢不蠹，流水不腐”。养生格言是：“运动气血，涵养精神”。

# 年谱

1921 年 2 月 19 日，出生于山东省牟平县。

1935 年，投拜当时安东名医李景宸、顾德有门下系统学习中医学。

1941 年 9 月，日本统治下的伪满政府实行汉医（当时日伪称中医为汉医）考试，应试合格，获得《汉医认许证》，取得中医师资格。

1941 年 11 月，在安东市（今丹东市）开设汉医诊疗所挂牌行医，至 1949 年 5 月。

1949 年 10 月，换领东北人民政府卫生部发给的《中医师证书》。此证于 1953 年 5 月，经中央卫生部审核并批准换发为国家级《中医师证书》。

1949 年 6 月，于安东市信竹药房挂牌行医，至 1952 年 9 月。

1949年3月，被选为安东市中医师公会会长。

1951年2月，被选为安东市中医界卫生协会主任委员。

1952年，响应党的号召，于安东市组织创办联合中医院，并先后任安东市第一联合中医院和第三联合中医院院长，至1956年。

1953年11月，在首届全国民族形式体育大赛中，以东北区第一名的优异成绩，获得“武术表演优秀奖”。

1953年11月，在辽宁省中医进修班学习西医，至1954年5月。

1954年3月，当选为安东市第一届人民代表大会代表、市人民委员会委员。后又连续两届（第二、第三届）担任此职。

1956年，任安东市第二人民医院中医科主任，从此正式参加工作。

1957年8月，在辽宁省中医师资集训班学习马列主义哲学，至同年11月。

1958年9月，在北京中医学院（今北京中医药大学）教学研究班进修学习，至1960年1月。

1960年1月，在北京中医学院（今北京中医药大学）内经教研室任教，至1970年1月。

1964年2月，参与主编全国高等中医院校二版试用教材《内经讲义》，上海科学技术出版社出版。

1970年1月，任甘肃省临夏市人民医院和临夏自治州人民医院中医临床医生，至1973年3月。在此期间，兼任当地西医学习中医班的中医基础理论、中医内科、中医妇科的教学工作，以及赤脚医生和临夏自治州卫校的教学任务。

1973年3月，调到甘肃省新医药研究所从事中医临床、科研和二年制西医离职学习中医班的教学工作，至1979年3月。

1979年4月，调入甘肃中医学院，任内经教研室主任。

1979年始，先后连续被选为甘肃省中医学会常务理事、中医学会理事会顾问委员会副主任、名誉理事等。

1980年，被选为甘肃省武术协会副主席，继任顾问。

1981年6月，经甘肃省大专院校教学人员职称评审委员会评审通过，获得教授任职资格。

1981年8月，任甘肃中医学院教务处副处长，后任处长，至1985年6月。

1981年11月，获甘肃中医学院优秀教师奖。

1982年10月，编著的《内经类要》一书，由甘肃人民出版社出版。

1982年12月，获甘肃中医学院优秀教师奖。

1983年4月，当选为中国人民政治协商会议甘肃省第五、第六届委员会委员。

1983年10月，被聘请为甘肃省委科技领导小组规划办公室专家组成员，参与全省科技及长远规划的编制、咨询、论证工作。

1984年10月，获甘肃省人民政府颁发的从事中医药工作30年以上《荣誉证书》。

1984年11月，被聘为张仲景国医大学名誉教授。

1984年11月，被聘为光明中医函授大学顾问。

1985年4月，任甘肃中医学院学术委员会副主任。

1986年6月，被聘为甘肃省高校教师职务评审委员会医学学科评议组成员。

1986年，获甘肃中医学院优秀教师奖。

1987 年 1 月，被聘为甘肃省中医药技术人员高级职务评审委员会委员。

1987 年 2 月，被聘为甘肃省出版专业高级职务评审委员会委员。

1987 年 5 月，被聘为甘肃省中医药人员高级职务评审委员会中医内科学科（专业）评议组成员。

1987 年，被选任甘肃省中医学会中医基础理论研究会主任委员。

1987 年，评为甘肃中医学院"优秀共产党员""优秀教师"。

1987 年 7 月，参与主编《中医内科急症证治》一书，由人民卫生出版社出版。该书曾作为国家卫生部举办的"全国中医内科急症进修班"教材使用，填补了全国中医内科急症教材的空白。

1987 年 9 月，参与主编《老年保健》一书，由甘肃人民出版社出版。该书被选为全国老年大学试用教材。

1987 年，《冠心病的辨治体会与心痹舒胶囊的研制》一文，获"首届国际民族医药科技研讨会及展览会"论著一等奖，并载入《世界学术文库》第一集。

1988 年，获甘肃中医学院园丁奖。

1988 年 4 月，编著的一部突出中医特色的诊治疑难急症专著——《决生死秘要》，由甘肃科学技术出版社出版。该书后经台湾改为繁体字，更名为《诊断生死秘要》，在台湾再版发行。

1989 年 5 月，被聘为甘肃省高等学校教师高级职务评委会中医学科评议组成员。

1989 年 10 月，《治疗再生障碍性贫血的体会》一文，被载入《当代名老中医临证荟萃》一书。2003年9月，入选《新时期中国共产党人·理论成果汇编》一书。

1989年11月，《中国传统康复医学关于抗衰老途经的认识》一文，作为在北京召开的“第一届国际传统康复医学学术会议”大会交流论文，刊载于《美国中华健康卫生杂志》和台湾《华佗医药》诸书中。

1989年12月，获甘肃中医学院优秀教学成果奖。

1989年，任全国内经专业委员会顾问。

1990年始，连续三批任全国继承老中医药专家学术经验继承工作指导老师和甘肃省继承老中医药专家学术经验继承工作指导老师。

1992年2月，在甘肃省卫生厅举办的“庆祝‘五老’行医五十周年座谈会”上受到表彰。

1992年2月，编著的《内经精义》一书由中国中医药出版社出版。该书1995年12月，获甘肃省普通高等学校优秀教材一等奖。

1992年10月，获国务院批准、颁发的政府特殊津贴。

1993年3月，获甘肃省卫生厅颁发的“甘肃省皇甫谧中医药学金奖”一等奖。

1994年6月，在“全国中医药治疗疑难病症人才交流选聘会”上，被选聘为对乙型肝炎、肝硬化和冠心病临床治疗有专长的中医专家。治疗肝病的独特经验，被选入北京市昌平区医药信息问询中心《中国疑难病慢性病特效疗法信息库》中。

1994年，筹建甘肃中医学院中国医学史博物馆，获国家级优秀教学成果二等奖、省级一等奖。

1995年，学术论文《慢性乙型肝炎的辨治体会与舒肝消积丸的研制》获“第二届世界传统医学优秀成果大奖赛”国际优秀成果奖。该文后多次再刊：1995年刊于《第二届世界传统医学大会暨“超人杯”世界传统医学优秀成果大奖赛获奖作品荟萃》（中英文版）一书；1995年载入《肝炎学术大典》；1996年8月，载入《中国当代成果大典》，同年刊于《跨世纪国际名人名作·中国卷》诸书中；2005年，全文载入《建党八十五周年经典记录·优秀成果汇编》一书，并荣获金奖。

1998年8月，与邓铁涛、任继学等8位老中医致信朱镕基总理，反映中医药存在的一些问题，被称为“八老上书”，对推动中医药学术的发展起到了良好作用。

2000年12月，撰写的《周信有临床经验辑要》一书，由中国医药科技出版社出版。

2001年，研制出对治疗病毒性乙型肝炎和肝硬化疗效显著的国家级三类中药新药“舒肝消积丸”。同年研制出治疗冠心病的药品“心痹舒胶囊”。

2001年，被中国老年人体育协会、中国老龄协会等单位授予“全国健康老人”荣誉称号。

2002年，中国武术协会颁发了“中国武术八段”的《中国武术段位证书》。

2004年5月，周信有事迹刊载于《当代世界传统医学杰出人物》一书，由世界科学出版社出版。

2004年12月，获甘肃省政府颁发的“甘肃省名中医”荣誉称号。

2004年12月，获兰州市民政局、老龄办与兰州报社颁发的“才艺长寿星”荣誉称号。

2006年8月，获甘肃科技鑫报等单位颁发的“甘肃中医名家大型义诊特别贡献奖”。

2006年9月，书法作品在“纪念长征胜利70周年中国书法美术大展”中荣获铜奖。

2006年12月，获中华中医药学会授予的“首届中医药传承特别贡献奖”。